TRAITÉ

DES

OPÉRATIONS USUELLES

PAR

LOUIS THOMAS
Chirurgien en chef de l'hôpital de Tours
Professeur à l'École de Médecine
Membre correspondant de la Société de Chirurgie, etc.

SUIVI D'UN

PRÉCIS DES OPÉRATIONS DENTAIRES USUELLES

Par le docteur **CRUET**
Ancien interne des hôpitaux de Paris

AVEC 80 FIGURES INTERCALÉES DANS LE TEXTE

PARIS
ADRIEN DELAHAYE ET EMILE LECROSNIER, ÉDITEURS
PLACE DE L'ÉCOLE-DE-MÉDECINE
1883

TRAITÉ

DES

OPÉRATIONS USUELLES

Motteroz, Adm.-Direct. des Imprimeries réunies, B, Puteaux.

TRAITÉ

DES

OPÉRATIONS USUELLES

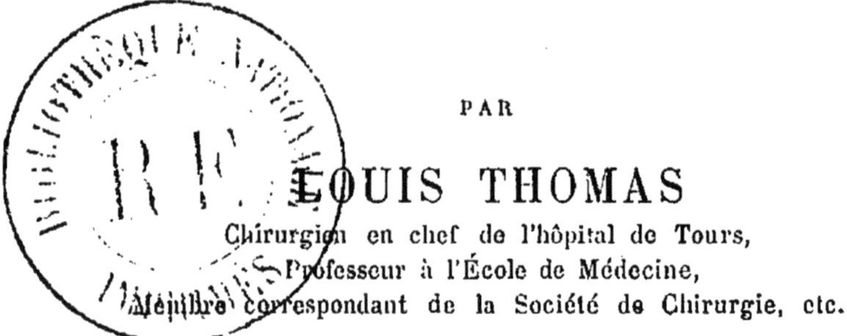

PAR

LOUIS THOMAS
Chirurgien en chef de l'hôpital de Tours,
Professeur à l'École de Médecine,
Membre correspondant de la Société de Chirurgie, etc.

SUIVI D'UN

PRÉCIS DES OPÉRATIONS DENTAIRES USUELLES

Par le Docteur **CRUET**
Ancien interne des hôpitaux de Paris

AVEC 80 FIGURES INTERCALÉES DANS LE TEXTE

PARIS
ADRIEN DELAHAYE ET ÉMILE LECROSNIER, ÉDITEURS
PLACE DE L'ÉCOLE-DE-MÉDECINE
1883

A

MON CHER MAITRE

M. LE PROFESSEUR VERNEUIL

L. T.

PRÉFACE

Ce livre a été écrit dans le but de former, avec le Traité des Opérations d'Urgence, paru antérieurement et parvenu à sa seconde édition, la Médecine Opératoire du praticien.

J'ai entrepris sa publication pour répondre au désir d'un certain nombre de confrères, exerçant à la campagne, qui, à diverses reprises, m'avaient exprimé le regret de n'avoir pas trouvé, sous forme d'appendice, à la suite du Traité des Opérations d'Urgence, la description des Opérations dont les indications se rencontrent le plus fréquemment, qui ne présentent pas une très grande difficulté d'éxécution, et que par suite ils peuvent et, même dans certaines circonstances, doivent entreprendre.

J'ai donc fait dans la médecine opératoire le choix, un peu arbitraire, des opérations réunissant ces deux conditions, indications fréquentes et exécution relativement facile et je les ai rangées sous le titre d'Opérations Usuelles. J'ai toutefois enfin passé sous silence les opérations à la fois urgentes et usuelles, telles que le Cathétérisme, la Kélotomie, la Trachéotomie, etc., qui ont trouvé place dans le Traité des Opérations d'Urgence, dont ce volume n'est que le complément.

Cet ouvrage a été conçu dans le même esprit que le premier, c'est-à-dire que je me suis appliqué à lui donner un caractère essentiellement pratique, décrivant minutieusement les opérations et tout ce qu'il est utile de savoir au lit du malade et faisant aux indications une place plus large que celle qui leur est accordée dans les traités de médecine opératoire.

Un des élèves les plus distingués de l'École de médecine de Tours, M. le docteur Cruet, ancien interne des hôpitaux de Paris, qui exerce avec distinction la spécialité des maladies de la bouche, a consenti à écrire pour cet ouvrage un chapitre sur la chirurgie dentaire usuelle. Je lui en exprime mes sincères remerciements. Cette addition émanant d'un chirurgien aussi compétent sera, j'en suis certain; vivement appréciée par les médecins exerçant loin des grands centres et obligés de se livrer à la pratique de l'art dentaire, dont l'étude est si négligée dans nos Facultés et nos Écoles de médecine.

Je dois également des remerciements à l'éditeur M. Lecrosnier pour le soin qu'il a apporté à cette publication.

L. T.

OPÉRATIONS USUELLES

I

DE L'OUVERTURE DES ABCÈS[1]

A. — ABCÈS FROIDS

Les abcès froids doivent être ouverts dès qu'ils sont le siège d'une fluctuation manifeste. Leur résorption, même lorsqu'ils sont de médiocre volume, est un fait trop exceptionnel pour qu'on puisse compter sur cette heureuse terminaison, et la temporisation n'est pas sans inconvénient. Abandonné à lui-même, l'abcès froid augmente de volume et aboutit, après un temps variable, à l'ouverture spontanée par usure progressive de la peau; de là des ulcérations rebelles, à bords décollés et amincis, bourgeonnantes, fongueuses, quelquefois multiples et séparées par des ponts cutanés, sous lesquels persiste la suppuration. Lorsque la guérison survient, ce qui peut se faire longtemps attendre, elle laisse alors après elle des cicatrices irrégulières froncées, quel-

1. Nous ne nous occuperons dans ce chapitre que des abcès froids et des abcès ossifluents chroniques. Pour ce qui concerne les abcès chauds, nous renvoyons le lecteur au *Traité des opérations d'urgence* dans lequel cette question a été traitée.

quefois déprimées, d'autres fois saillantes, d'une coloration plus foncée que celle des parties voisines et toujours plus disgracieuses que si l'abcès eût été ouvert par le chirurgien.

L'évacuation du pus ne constitue pas la seule indication que comportent les abcès froids. Une simple ponction est en effet promptement suivie de la reproduction du liquide. Là donc ne doit pas se borner l'intervention chirurgicale, il faut encore agir sur la paroi de la cavité, source de la suppuration. Cette obligation a été bien mise en lumière par M. Lannelongue, dans un récent et remarquable travail sur les abcès froids.

Il résulte des recherches de ce chirurgien distingué, qu'un abcès froid est une néoformation tuberculeuse, dont la partie centrale se ramollit et se liquéfie, tandis que la partie périphérique s'organise en membrane. Celle-ci, qui contient dans son épaisseur des nodules tuberculeux, est le siège d'une prolifération active. Les éléments de nouvelle formation situés à sa face externe s'organisent et poussent dans les tissus voisins des prolongements qui contribuent à l'accroissement de l'abcès. Ceux de la face interne, au contraire, se désagrègent, se détruisent et augmentent ainsi le volume du contenu. La paroi des abcès froids joue, comme on le voit, un rôle prépondérant, et ce n'est qu'après son exfoliation ou sa destruction que la cicatrisation peut être obtenue. Évacuer le pus et détruire sa paroi, telles sont les deux indications à remplir, pour obtenir la guérison d'un abcès froid.

On a recommandé de se servir de préférence des caustiques pour ouvrir les abcès froids. On leur attribuait la propriété de combattre l'atonie des parois et d'exciter un mouvement inflammatoire favorable à la guérison. Ils sont aujourd'hui à peu près complètement abandonnés. Pour être efficace, l'action du caustique devrait en effet porter, non pas seulement sur un point de la paroi, mais sur toute son étendue. Les caustiques n'offrent donc, pour l'ouverture des abcès froids, aucune supériorité sur le bistouri et présentent l'inconvénient sérieux, surtout lorsque l'abcès siège dans une région habituellement découverte, de donner lieu à des cicatrices irrégulières et plus apparentes que celles produites par l'instrument tranchant.

Une exception doit être faite toutefois en faveur de la cautérisation avec le fer rouge. Pour certains abcès peu volumineux, à foyer anfractueux, fournissant des produits de déchéance incessamment renouvelés et par suite une suppuration interminable, elle permet d'obtenir, en même temps que l'évacuation du pus, la destruction de la paroi. On la pratique soit avec le thermocautère, ce qui est préférable, soit avec un cautère à boule à pointe effilée, qu'on plonge dans le foyer, en l'y poussant hardiment contre ses parois. Ce procédé, recommandé par M. Verneuil pour les abcès tuberculeux du testicule, donne, dans ce cas particulier, d'excellents résultats. Lorsque l'abcès a été ouvert ou s'est ouvert spontanément et qu'il reste un trajet fistuleux, on en peut obtenir également la cicatrisation par ce procédé.

L'*incision*, admise sans contestation pour les abcès petits ou de volume moyen, a été considérée comme dangereuse, lorsqu'il s'agit d'abcès volumineux, à cause de l'inflammation de la surface étendue de la cavité, qui peut en être la conséquence. On a conseillé alors de la faire précéder de ponctions successives destinées à amener le retrait des parois de l'abcès et la diminution de sa cavité. L'emploi des moyens antiseptiques offre des garanties bien supérieures et doit faire renoncer à ces opérations préliminaires, d'un résultat du reste fort incertain.

L'étendue et le nombre des incisions doivent varier suivant les dimensions et surtout la disposition du foyer purulent. Pour les abcès petits ou moyens, c'est-à-dire ne dépassant pas le volume d'un œuf, une seule incision, pratiquée suivant le grand diamètre de la collection, est généralement suffisante. Lorsqu'il s'agit d'abcès plus volumineux, une seule incision, pratiquée à la partie déclive, peut encore quelquefois suffire, en y associant le drainage à l'aide d'un tube en caoutchouc de gros calibre, qu'on pousse profondément dans la cavité : c'est la conduite qu'on doit tenir dans le cas de suppurations profondes lorsqu'on ne peut traverser de part en part la collection purulente.

Le plus souvent il est possible de multiplier les incisions, et cela est nécessaire, lorsque l'abcès présente des anfractuosités et des culs-de-sac. Il en faut faire alors assez pour assurer au pus une évacuation complète et facile. On donne à la première incision une étendue suffisante pour permettre l'exploration de la cavité avec la sonde de femme ou mieux avec le doigt. On juge alors de l'opportunité de nouvelles ouvertures, et si, comme il arrive assez souvent, le liquide de l'abcès tient en suspension des grumeaux et des amas caséeux ou des débris membraneux, dont quelques-uns atteignent quelquefois le volume d'une amande ou même d'une noix, ceux-ci trouvent ainsi une issue facile. Les contre-ouvertures reconnues nécessaires sont pratiquées, soit de dehors en dedans sur la sonde cannelée, dirigée à travers la cavité et dont on fait saillir le bec au niveau du point où l'on doit inciser, soit de dedans en dehors avec un trocart conduit sur le doigt dans l'intérieur de l'abcès. A moins qu'on ne pratique la décortication, comme nous le dirons plus loin, un ou plusieurs tubes à drainage sont ensuite passés, avec un stylet aiguillé, sur la sonde cannelée ou à travers la canule du trocart, d'une ouverture à l'autre et assurent l'écoulement du liquide. Les ouvertures qui livrent passage aux tubes doivent être assez grandes pour ne pas les comprimer; il y a donc lieu de les agrandir si le tube paraît étranglé à leur niveau.

La seconde indication du traitement est la destruction de la paroi : on peut l'obtenir soit par la décortication ou l'abrasion, soit par des injections pratiquées dans la cavité de l'abcès.

La *décortication* exige, pour être pratiquée facilement et d'une façon complète, que l'abcès soit ouvert dans toute ou presque toute son étendue, de telle sorte que tous ses points sans exception soient accessibles à l'instrument. Elle est assez douloureuse et d'une durée assez longue, si l'abcès est tant soit peu volumineux, pour justifier l'emploi des anesthésiques.

On l'exécute de la façon suivante :

Après avoir lavé la région avec la solution phéniquée, on pratique une incision d'une étendue suffisante pour mettre à nu tous les points de la cavité de l'abcès. Cette incision ne peut toujours être exécutée en un seul temps à cause de l'affaissement de la paroi qui suit l'évacuation du pus; on fait donc d'abord une ponction, puis on complète l'incision sur la sonde cannelée. Si l'abcès présente des diverticules et qu'une incision unique ne suffise pas pour atteindre tous les points de la cavité, on en pratique deux ou plusieurs s'il est nécessaire. Lorsque l'abcès a été débarrassé de son contenu, on procède avec une rugine ou une cuiller tranchante (fig. 1) au grattage de toute sa surface interne, sans en oublier un seul point. Lorsque la poche présente une ou plusieurs cavités secondaires, on agit sur elles comme sur la cavité principale et l'on veille avec soin à l'extirpation totale de ces bourgeons envahissants qui sont des éléments de propagation.

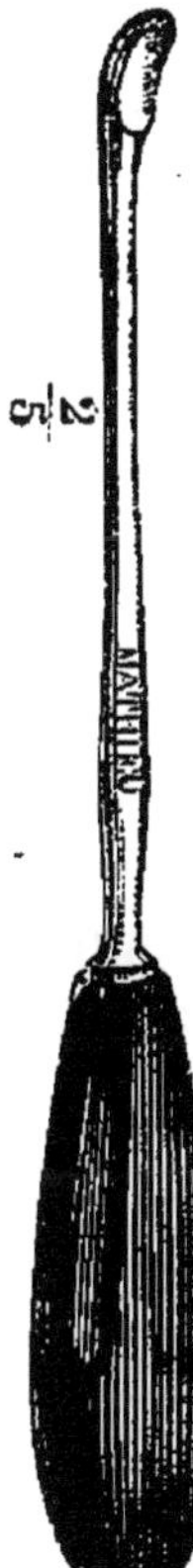

Fig. 1.

On enlève ainsi toute la paroi interne de l'abcès jusqu'aux tissus sains. Par le fait de cet avivement la cavité de l'abcès se trouve transformée jusque dans ses points les plus reculés en une plaie saignante. On fait alors un lavage avec la solution phéniquée forte[1] et l'on réunit, par la suture entrecoupée, avec des fils d'argent ou de soie phéniquée, les lèvres de l'incision ou des incisions. Entre les points de suture, on place, pour l'écoulement des liquides, debout, de la surface de la plaie à la profondeur, un ou plusieurs tubes à drainage de petit calibre, suivant l'étendue de l'incision et la disposition plus ou moins anfractueuse du foyer. On recouvre d'un pansement antiseptique et l'on exerce, avec deux fragments d'éponge fine, imbibés de solution phéniquée et bien exprimés, une compression douce de chaque côté de la suture pour favoriser le recollement des parois.

Le pansement est renouvelé tous les deux jours. A chaque pansement, on retire, on lave, on raccourcit

1. 50 grammes pour 1000, solution forte.
25 grammes pour 1000, solution faible.

et l'on replace les tubes à drainage, qu'on supprime lorsque la plaie ne fournit plus qu'un écoulement insignifiant. Du quatrième au cinquième jour, on enlève les sutures et, du douzième au quinzième au plus tard, la guérison est généralement complète.

Ce mode de traitement convient aux abcès de petit ou de moyen volume et ne saurait être appliqué à ceux qui présentent un très grand développement. C'est surtout lorsqu'ils siègent au cou ou à la face que son emploi est indiqué. Il permet en effet d'obtenir, quand les téguments ne sont pas trop amincis et présentent une vitalité satisfaisante, la guérison au prix d'une simple cicatrice linéaire peu apparente. Elle est en outre beaucoup plus prompte que par aucun autre procédé.

Le point important est de ne négliger aucune partie de la paroi de l'abcès et de faire porter le raclage sur toute son étendue jusqu'à ce qu'on ait mis à nu les tissus sous-jacents, reconnaissables à leur aspect. La paroi de l'abcès présente une mollesse qui rend ce temps de l'opération d'une exécution facile. A défaut de la curette spéciale dont nous avons parlé, on pourrait aussi bien faire usage d'une spatule à bords un peu tranchants, de l'extrémité de ciseaux mousses ou d'une rugine quelconque, mais la curette, qui s'adapte mieux aux anfractuosités de la cavité, est d'un maniement plus commode.

Lorsque l'abcès siège aux membres, l'application préalable de la bande d'Esmarch rend l'opération plus facile en supprimant l'écoulement sanguin. Celui-ci, qui se fait en nappe, n'est jamais du reste bien abondant et il suffit de quelques lavages à l'eau phéniquée froide pour y mettre un terme.

Les *injections*, associées au drainage, constituent

le traitement par excellence des grands abcès froids. Après avoir pratiqué autant d'incisions qu'il est nécessaire, placé un ou plusieurs tubes à drainage en séton, de façon à ouvrir au pus une libre issue et à prévenir sa stagnation, on débarrasse la cavité de son contenu par des injections phéniquées faibles, puis, lorsque le liquide s'écoule propre, on pousse une injection assez abondante pour que le liquide arrive au contact de tous les points de l'abcès, soit avec la solution phéniquée forte, soit avec une solution de chlorure de zinc au dixième. Ce dernier liquide est plus actif que le premier et exerce sur les parois une action plus énergique; à ce titre, il convient mieux pour les abcès anciens, dont la paroi a subi une organisation plus avancée.

Après l'écoulement du liquidede l'injection, l'on recouvre la région d'un pansement antiseptique. Si l'on craint que, malgré la présence des tubes le pus ne vienne à séjourner en quelque point, on exerce une compression à ce niveau avec une éponge fine, imbibée d'eau phéniquée et exprimée, qu'on introduit entre les différentes pièces du pansement.

Chaque jour ou tous les deux jours, suivant l'abondance de l'écoulement, on renouvelle le pansement et l'on fait, par l'intermédiaire des tubes, une injection dans la cavité avec la solution phéniquée faible. Les tubes sont maintenus jusqu'à ce que l'abcès ne soit plus représenté que par leurs trajets et que l'écoulement soit devenu tout à fait insignifiant. On les retire alors et, par une compression exercée avec une éponge, on favorise l'adhésion des parois du trajet.

Ce mode de traitement est également applicable aux abcès de moindre volume. Après l'incision, on fait, avec un pinceau imbibé de solution phéniquée forte ou de solution de chlorure de zinc, un badigeonnage de tous les points de la cavité, purgée de son contenu : la plaie peut être ensuite réunie par des points de suture entrecoupée, entre lesquels on dispose un ou plusieurs tubes à drainage. Mais la décortication, que nous recommandons spécialement pour les abcès de la face et du cou, est plus sûrement suivie de la réunion de la plaie et de l'adhésion des parois de l'abcès.

B. — ABCÈS CHRONIQUES OSSIFLUENTS

1. *Sessiles.* — Ces abcès réclament le même traitement que les abcès froids. Leur guérison est, il est vrai, subordonnée à celle de la lésion osseuse qui a été le point de départ du travail ayant abouti à l'abcès ; mais, comme le fait remarquer M. Lannelongue, cette lésion osseuse n'est pas l'unique cause de l'existence de l'abcès. La paroi de celui-ci intervient pour une nouvelle part qui s'ajoute à la précédente dans la formation du pus. On doit donc ouvrir ces abcès de bonne heure et les traiter par l'incision, suivie soit de la décortication de la paroi, soit du drainage et des injections. Sous l'influence de ce traitement, l'abcès diminue de volume et se réduit bientôt à un trajet fistuleux dont la guérison est sous la dépendance de celle de la lésion osseuse. Quelquefois, quand la lésion osseuse est superficielle, elle se trouve si avantageusement modifiée par le traitement de l'abcès, qu'on obtient leur guérison simultanée. L'incision permet du reste de se rendre compte de la nature et de l'étendue de la lésion osseuse, quelquefois moindre qu'on ne l'avait supposé tout d'abord, et de diriger contre elle le traitement qu'elle réclame. Dans tous les cas, la guérison se trouve donc hâtée par cette intervention qui n'expose à aucun

danger, si l'on s'entoure des précautions antiseptiques.

II. *Par congestion.* — Jusque dans ces derniers temps, il était de règle, pour la plupart des chirurgiens, de retarder autant que possible l'ouverture de ces abcès et de ne la pratiquer que lorsque leur rupture spontanée était imminente. Cette conduite était commandée par la crainte de l'inflammation de la cavité, de l'altération du pus au contact de l'air, et de la fièvre hectique. Pour prévenir la distension de la poche, l'amincissement et la désorganisation des téguments, on avait alors recours aux évacuations répétées. On pratiquait celles-ci avec un fin trocart, de préférence avec l'aspirateur, en un point où la peau n'avait subi encore aucune altération et présentait son épaisseur normale, de façon que l'ulcération de la piqûre fût moins à craindre. Cette opération, purement palliative, était promptement suivie de la reproduction du pus; la cavité ne tardait pas à se remplir, et une nouvelle ponction devenait nécessaire. Malgré ces évacuations, la peau s'amincissait néanmoins, et la rupture de l'abcès, avec les conséquences que nous avons signalées, finissait par se produire.

L'avènement de la méthode antiseptique a modifié les indications relatives à l'ouverture des abcès par congestion, et les partisans d'une intervention active dans le traitement de ces abcès sont devenus plus nombreux. Les dangers résultant de l'inflammation de la cavité, de la stagnation et de la décomposition du pus se trouvant écartés, on conçoit qu'il y ait avantage à prévenir l'accroissement de la cavité de l'abcès et les décollements étendus qui ne laissent plus tard que bien peu de chances de guérison. Aussi ne doit-on pas être surpris de voir des chirurgiens autorisés affirmer qu'on doit pratiquer l'ouverture d'un abcès par congestion aussitôt qu'il apparaît dans une région accessible. Il ne s'agit plus alors d'une simple ponction, comme dans le cas précédent, mais d'une incision suffisante pour permettre l'écoulement facile du pus. On la pratique à la partie déclive de l'abcès et, autant que possible, en un point où le pansement antiseptique est facilement applicable. Après l'écoulement du pus, on introduit dans la plaie un tube à drainage de gros calibre, ou mieux une sonde molle de caoutchouc rouge qu'on pousse profondément dans la cavité; puis on lave celle-ci avec la solution phéniquée. Enfin, on recouvre la région d'un pansement antiseptique qu'on renouvelle, ainsi que l'injection, soit tous les jours, soit tous les deux jours, suivant l'abondance de l'écoulement. Si la lésion osseuse, point de départ de l'abcès, est guérie, celui-ci se comporte comme un abcès froid, et sa guérison ne se fait guère attendre. Dans le cas contraire, la cavité de l'abcès se réduit à un trajet fistuleux allant de l'os malade à la peau, et fournissant un écoulement presque séreux. On continue le pansement antiseptique jusqu'à sa guérison. Quelquefois vingt-quatre ou quarante-huit heures après l'incision, on observe une réaction générale intense : la température monte à 39 degrés et même 40, mais cette élévation dure seulement quelques jours et va ensuite en décroissant. Le plus souvent l'élévation de température et les phénomènes généraux sont moins accusés ; dès le soir de l'opération, la température monte d'un degré et, pendant deux ou trois jours, oscille entre ces limites ; puis l'état fébrile tombe. Dans aucun cas cette réaction ne présente de gravité.

En résumé, en ouvrant les abcès par congestion antiseptiquement, l'évacuation du liquide n'est pas suivie de l'inflammation de la poche. Il continue à se faire un écoulement séro-purulent. La poche se réduit à une fistule étroite, et la lésion primitive peut, après élimination des séquestres, se guérir spontanément. Ce mode de traitement offre, comme on le voit, des avantages sérieux et incontestables; mais il faut être prévenu que le traitement est long, qu'il demande une rigueur extrême dans son application, car autrement on peut voir survenir des accidents entraînant une terminaison fatale, comme dans les cas où l'on ouvre ces abcès sans les précautions antiseptiques. Avant l'incision, la région doit donc être lavée avec la solution phéniquée; autant que possible, l'incision et les pansements consécutifs doivent être pratiqués dans l'atmosphère phéniquée, et l'on choisit pour l'ouverture de la poche un point éloigné d'un orifice naturel ou d'un foyer de suppuration ouvert. Si l'on ne peut réunir les conditions que nous avons énumérées, et exercer sur le malade la surveillance nécessaire, il est préférable alors de s'en tenir à la temporisation, aux ponctions répétées, et de n'en venir à l'incision du foyer que lorsque sa rupture est imminente. Celle-ci est alors pratiquée en se conformant autant que possible aux règles de la méthode antiseptique.

II

PHLEGMON DIFFUS

Le phlegmon diffus réclame une intervention chirurgicale prompte et énergique. Des divers moyens qui ont été conseillés : émissions sanguines locales, applications émollientes, onctions mercurielles, vésicatoires, etc., aucun n'exerce sur la marche de cette redoutable affection une action aussi favorable que les incisions, qui ouvrent une voie aux liquides infiltrés. Elles doivent être pratiquées à toutes les périodes de la maladie, mais c'est surtout dès le début, alors qu'il n'existe pas encore de suppuration, que leur efficacité est incontestable ; le plus souvent, en effet, elles réussissent alors à enrayer la marche progressive des accidents. Plus tard, lorsque le pus est formé et collectionné, elles sont encore nécessaires pour permettre son écoulement, et l'élimination du tissu cellulaire mortifié ; mais le mal a pris alors une extension que des incisions pratiquées plus tôt ne lui auraient pas permis d'atteindre. Le traitement du phlegmon diffus diffère, comme on le voit, de celui du phlegmon circonscrit et des abcès chauds, dans lesquels on attend, pour agir, la formation d'une collection fluctuante. Ici, toute temporisation est préjudiciable.

Aussitôt que le diagnostic est établi, et il ne saurait être longtemps douteux, car le phlegmon diffus présente des caractères nettement tranchés, il faut donc intervenir. Dans le doute, il vaut mieux se conduire comme si l'on avait affaire à la terminaison la plus fâcheuse ; car l'inconvénient d'incisions faites inutilement ne peut être mis en comparaison avec le danger de laisser la région exposée à une désorganisation considérable. C'est un point sur lequel tous les chirurgiens sont d'accord.

Mais cette unanimité relative à l'opportunité des incisions cesse d'exister, en ce qui concerne l'étendue à leur donner. Les uns, fidèles à la pratique de Hutchinson et de Dupuytren, sont partisans de grandes incisions, et, par ces mots, il faut entendre des incisions mesurant six à sept centimètres, et même plus, qu'on fait en nombre variable, suivant l'étendue de la région malade, et à une distance de quatre ou cinq centimètres les unes des autres. D'autres, au contraire, parmi lesquels nous citerons M. Verneuil, estiment qu'on a abusé des grandes incisions et qu'elles doivent être abandonnées. De petites incisions mesurant un centimètre, associées au traitement antiseptique, donnent, disent-ils, d'excellents résultats et procurent une guérison plus prompte. Les grandes incisions au contraire offrent de sérieux inconvénients: elles donnent lieu à une perte sanguine parfois très abondante, laissent à leur suite des cicatrices étendues et une gêne dans les fonctions du membre, d'assez longue durée.

Cette dernière opinion, à l'appui de laquelle nous pourrions citer des succès tirés de notre pratique personnelle, nous semble cependant trop absolue; à notre avis, la pratique des grandes incisions ne doit pas être complètement abandonnée, et trouve son indication dans quelques cas particuliers. Une même règle ne saurait être, en effet, applicable à toutes les variétés de phlegmon diffus : ainsi, dans le phlegmon sous-aponévrotique, le moins fréquent il est vrai, des incisions d'un centimètre seraient insuffisantes, et il est nécessaire de leur donner plus d'étendue pour amener le dégorgement des parties, et permettre l'issue du pus et des tissus sphacélés.

Dans le phlegmon diffus sus-aponévrotique, qui a pour siège le tissu cellulaire sous-cutané, il faut encore distinguer deux cas, suivant que les mailles du tissu cellulaire sont infiltrées simplement de sérosité, ainsi qu'on l'observe au début, ou, au contraire, sont envahies par un exsudat fibrineux, épais, devant entraîner le sphacèle étendu du tissu cellulaire. Dans le premier cas, de petites incisions peuvent suffire; dans le second, de plus grandes incisions sont nécessaires.

Voici en résumé la conduite que nous conseillons de suivre : Lorsqu'on est appelé dès le début de la maladie, faire dans toute l'étendue de la région envahie de petites incisions mesurant chacune environ 1 centimètre et distantes de 6 à 8 centimètres. Au niveau de la partie déclive de la région, elles doivent être un peu plus rapprochées. Elles sont pratiquées de préférence sur les points présentant une teinte rouge plus foncée et une tension plus grande, et doivent s'étendre jusqu'aux limites de la rougeur et de la tuméfaction. Si elles sont suivies d'un écoulement séro-purulent abondant, généralement on constate, dès le lendemain, sinon une amélioration et une diminution de la tension, tout au moins un arrêt dans la marche du mal, qui n'a pas franchi les limites qu'il occupait la veille. On doit alors attendre. Si au contraire l'amendement n'est que partiel, on fait de nouvelles incisions, de même dimension que les premières, là où l'inflammation n'a rien perdu de son acuité.

Quand les incisions précédentes n'ont amené aucune détente, que le mal a fait de nouveaux progrès, ou bien encore lorsque, aussitôt après les avoir pratiquées, on reconnaît à la coupe du tissu cellulaire que ses mailles sont infiltrées d'un exsudat épais et consistant, il faut leur donner, d'emblée et sans hésitation, des dimensions plus étendues et ne pas craindre de les multiplier, car dans ces conditions une mortification étendue du tissu cellulaire est inévitable et de larges voies seront nécessaires à son élimination. Mais même alors des incisions mesurant 5 centimètres peuvent être considérées comme suffisantes et ce serait de l'exagération que de leur donner une plus grande longueur.

Lorsque, à une période plus avancée, les téguments présentent des parties mortifiées, c'est en ces points que doivent être pratiquées les incisions. On leur donne alors une étendue au moins égale à celle des parties sphacélées.

Quand le pus est collectionné, c'est au niveau des points fluctuants qu'on fait des incisions, suffisantes pour livrer au pus un écoulement facile. Si la collection est vaste, on associe le drainage aux incisions et l'on se comporte comme lorsqu'il s'agit d'un phlegmon circonscrit.

Une règle importante, qui ne souffre pas d'exception, que les incisions soient petites ou grandes, est de diviser le tissu cellulaire dans toute son épaisseur, jusqu'à l'aponévrose si le phlegmon est sous-cutané, jusqu'aux muscles si le phlegmon est plus profond. C'est à cette condition seulement qu'on obtient des incisions tout le résultat qu'on en peut attendre. Les incisions multiples, que nécessite le phlegmon diffus, constituent une opération assez douloureuse pour justifier l'administration du chloroforme. S'il existe quelque contre-indication à son emploi on a recours à l'anesthésie locale.

Assez souvent ces incisions donnent lieu à un écoulement sanguin abondant, qu'il est nécessaire de surveiller. Les auteurs du *Compendium* citent deux faits dans lesquels la mort eut lieu par hémorrhagie, chez des malades dont les membres avaient été placés dans un bain chaud immédiatement après les incisions et qu'on avait laissés sans surveillance. Le danger résulte de la densité du tissu cellulaire qui s'oppose au retrait des vaisseaux, dont le calibre reste béant à la surface des plaies. On ne doit donc pas quitter le malade avant que l'écoulement sanguin ait cessé. S'il ne s'arrête pas spontanément, on a alors recours, soit à la forcipressure, lorsque le sang est fourni par une artériole ou une veine d'un certain calibre, dont les orifices sont visibles à la surface de la plaie, soit à la compression, lorsque l'écoulement sanguin a lieu en nappe. On interpose alors, entre les lèvres de l'incision, de la charpie sèche ou imbibée d'eau de Pagliari, ou encore des plaques d'amadou, et l'on comprime avec le doigt jusqu'à ce que l'hémorrhagie ait cessé. On abandonne ensuite la charpie ou l'amadou dans la plaie et l'on attend sa chute spontanée.

Aux incisions multiples il faut, dans le traitement du phlegmon diffus, associer les bains antiseptiques. Aussitôt que l'écoulement sanguin a cessé, on plonge le membre dans un bain d'eau tiède additionnée d'acide phénique, dans la proportion de 1 gramme pour 200, et on l'y laisse séjourner pendant une heure, en réchauffant le bain de temps en temps. A défaut d'acide phénique, on peut imiter la pratique de M. Trélat, qui ajoute au liquide du bain un verre d'eau-de-vie camphrée. Ces bains sont renouvelés deux ou trois fois dans les vingt-quatre heures. Dans l'intervalle le membre est recouvert de cataplasmes, ou de ouate et de taffetas gommé, après avoir fait à la surface une onction de vaseline, ou bien encore on l'entoure simplement de compresses imbibées du liquide du bain et recouvertes de mackintosh ou de taffetas gommé, pour prévenir l'évaporation et le refroidissement.

Lorsque le phlegmon diffus siège au membre inférieur, le bain antiseptique n'est guère applicable. M. Verneuil conseille de le remplacer par des pulvérisations d'eau phéniquée, qu'on répète fréquemment. Il est plus simple et aussi efficace d'entourer le membre de compresses phéniquées tièdes qu'on protège avec une étoffe imperméable et qu'on renouvelle aussi souvent qu'elles se refroidissent ou se sèchent.

Pendant le bain ou lorsqu'on renouvelle le pansement, on favorise l'écoulement du pus ou de la sérosité par des pressions exercées au voisinage des incisions ; mais il est prudent de procéder avec douceur et méthodiquement, car, en agissant avec violence, on pourrait amener des ruptures vasculaires et par suite une hémorrhagie.

III

ANTHRAX

L'anthrax est une affection très variable dans sa marche et qui peut nécessiter un traitement très différent. Tandis que certains anthrax guérissent à l'aide de simples applications émollientes, d'autres au contraire réclament une action chirurgicale énergique. On ne saurait donc admettre une méthode unique de traitement de cette maladie et se déclarer partisan exclusif, ainsi que le font à tort, suivant nous, quelques chirurgiens, soit de l'expectation, soit de l'intervention. Les indications de celle-ci sont fournies par la marche du mal et l'intensité de la douleur qu'il provoque.

L'incision prématurée, pratiquée dans le but de faire avorter l'anthrax, n'est pas d'une efficacité suffisamment démontrée pour que nous engagions à y avoir recours.

Lorsque l'anthrax est superficiel, nettement circonscrit, de petit volume ou même atteignant celui d'un œuf, toute intervention chirurgicale est inutile et l'on doit se borner à des applications émollientes.

Cette règle souffre cependant quelques exceptions : ainsi, quand l'anthrax s'accompagne d'une douleur extrêmement vive, tensive, brûlante, l'incision est indiquée pour faire cesser l'étranglement, cause de la douleur. Une autre exception est relative aux anthrax qui siègent à la face. On a vu en effet, par suite de la présence des riches plexus veineux de cette région, qui s'abouchent dans la veine faciale, celle-ci s'enflammer,puis la phlébite gagner la veine ophthalmique, avec laquelle la faciale s'anastomose, de là les sinus caverneux et causer la mort. Pour prévenir cette complication, il faut inciser l'anthrax, si surtout il ne suit pas une marche régulière et s'accompagne de rétention du pus et des parties mortifiées. Son petit volume ne doit pas, en ce cas, empêcher d'agir, car on a observé la phlébite faciale à la suite de très petits anthrax et même de simples furoncles de la face.

Dans l'anthrax diffus, à marche envahissante, l'intervention chirurgicale est impérieusement indiquée. Cette variété se montre plus fréquemment chez des sujets épuisés, dans la convalescence de certaines maladies aiguës par exemple, ou encore chez les diabétiques. L'examen des urines ne doit donc pas être négligé chez les malades atteints d'anthrax, puisque la présence du sucre dans l'urine peut exercer une influence sur la conduite du chirurgien et imprime au pronostic une gravité plus grande. Cependant, même chez les diabétiques, si l'anthrax est nettement circonscrit et ne détermine qu'une douleur modérée, on est autorisé à s'abstenir.

L'incision de l'anthrax doit être large et profonde et dépasser les limites du mal tant à la circonférence qu'en profondeur. L'incision sous-cutanée, recommandée par M. A. Guérin, qu'on pratique en enfonçant au centre de la tumeur et en poussant sous la peau jusqu'aux limites de l'inflammation un bistouri, dont on tourne ensuite le tranchant vers les parties profondes, n'est pas d'une efficacité suffisamment démontrée. Il en est de même du procédé de Huter qui consiste à faire à la périphérie de la tumeur des ponctions multiples avec un ténotome aigu, et à introduire, par ces petites solutions de continuité, un ténotome courbe, dont on se sert pour sectionner les brides qui unissent la peau et l'aponévrose. Ces opérations, imaginées pour éviter les délabrements auxquels donnent lieu les incisions à ciel ouvert, exercent sur la marche des accidents locaux et généraux une action infiniment moins prompte et moins sûre.

L'incision peut être unique, lorsqu'il s'agit d'un très petit anthrax siégeant dans une région, comme la face, où l'on doit éviter une cicatrice trop apparente, mais elle n'est qu'exceptionnellement suffisante. Elle doit être cruciale et même rayonnée. On se base, pour le nombre des incisions à pratiquer, sur l'étendue de l'anthrax, sur la tension et la consistance des parties. Plus l'anthrax est volumineux et plus les tissus divisés sont denses, plus les incisions doivent être nombreuses. On fait alors avec le bistouri une étoile, dont les branches plus ou moins rapprochées débordent les limites de la tuméfaction inflammatoire.

Cette opération est trop douloureuse pour qu'on n'ait pas recours à l'emploi du chloroforme ou tout au moins à l'anesthésie locale.

On a conseillé de faire suivre l'incision de l'anthrax de la cautérisation avec la pâte de Vienne ou le chlorure de zinc ; nous préférons les badigeonnages des surfaces de section avec la teinture d'iode, suivant la méthode de Boinet.

Pour éviter la perte de sang souvent abondante et toujours fâcheuse chez un sujet épuisé, M. Verneuil a renoncé à l'emploi du bistouri pour inciser les anthrax et fait exclusivement usage du thermo-cautère. Le malade étant anesthésié, il fait, à la périphérie de l'anthrax, des débridements multiples en rayons, qui empiètent d'un centimètre sur les parties saines et n'atteignent pas le centre. Entre ces rayons il fait ensuite de l'ignipuncture profonde. C'est, à ses yeux, le moyen le plus sûr de mettre fin rapidement aux phénomènes généraux graves.

L'incision de l'anthrax doit être pratiquée aussitôt qu'on a reconnu sa marche envahissante, et l'action doit être d'emblée énergique. Mais, même à une période avancée, on ne doit pas hésiter à y recourir, car elle a donné des succès dans des cas en apparence absolument désespérés.

On la fait suivre des pansements antiseptiques et on institue le traitement général que comporte l'état du malade.

IV

DES TUMEURS ÉRECTILES

Tantôt les tumeurs érectiles de la peau ou des muqueuses se présentent sous forme d'une simple tache rouge ou rosée, tantôt au contraire elles constituent une véritable tumeur, saillante à la surface des téguments et dépassant en profondeur l'épaisseur du derme. Elles réclament un traitement différent suivant qu'elles appartiennent à l'une ou à l'autre de ces variétés.

Un grand nombre de procédés ont été proposés pour la cure des tumeurs érectiles. Nous décrirons seulement les plus employés et les plus efficaces.

A. — TACHES VASCULAIRES

Quand elles sont petites et stationnaires elles n'exigent aucun traitement, à moins cependant qu'elles ne siègent à la face. Mais il faut être prévenu que fréquemment on rencontre, sur le visage des nouveau-nés, de petites taches rouges ou rosées, qui souvent disparaissent d'elles-mêmes au bout de quelques semaines ou de quelques mois, on ne doit donc pas en pareil cas se trop presser d'agir. C'est seulement lorsque ces taches ont une certaine étendue, si surtout elles affectent une marche envahissante, qu'il y a lieu d'intervenir. On en obtient généralement la guérison, soit par de simples applications extérieures, soit par la vaccination pratiquée à la surface du nævus.

APPLICATIONS EXTÉRIEURES

Des différentes substances qu'on a conseillé d'employer en badigeonnage à la surface des taches vasculaires, la plus active est le perchlorure de fer. On accroît encore son activité en faisant précéder son application de la dénudation du derme (Broca). Voici comment on procède : Avec une compresse imbibée d'ammoniaque, on frotte doucement la surface de la tumeur, jusqu'à ce qu'elle soit dépouillée de son épiderme ; sur le derme dénudé on passe alors un pinceau imbibé de perchlorure de fer à 20 degrés (une solution plus concentrée pourrait produire une eschare). Aucun pansement n'est nécessaire. Il se forme une croûte brunâtre, mince, qui se détache sans suppuration vers le cinquième ou le sixième jour. La peau conserve seulement une teinte brunâtre qui disparaît en quelques semaines. Cette opération s'accompagne d'une douleur assez vive, qui dure quelquefois plusieurs heures. Si une première application est insuffisante, on en peut faire une seconde quelques semaines plus tard.

VACCINATION

Ce procédé n'est applicable que sur les sujets qui déjà n'ont pas été vaccinés.

L'inoculation se fait ordinairement avec une lancette ou une aiguille chargée de vaccin, à l'aide de laquelle on pratique des piqûres en nombre variable suivant l'étendue de la tache sanguine. Elles doivent être distantes de six à huit millimètres, de manière que les pustules vaccinales soient confluentes ou tout au moins cohérentes.

L'aiguille ne doit intéresser que la couche superficielle du derme. La pénétration à une plus grande profondeur peut entraîner, outre un écoulement sanguin gênant et compromettant pour le succès de l'opération, l'inflammation du tissu cellulaire sous-cutané et un phlegmon érysipélateux. Les pustules du vaccin se développent et se comportent comme si l'inoculation avait été faite partout ailleurs, et lorsque les croûtes tombent, on trouve à la place de la tache les cicatrices ordinaires de la vaccine.

Si l'inoculation vient à manquer sur quelques points, il en peut résulter des lacunes dans les cicatrices et l'opération est en partie manquée. M. Contantin Paul a communiqué récemment à l'Académie de médecine un procédé de vaccination qui offrirait sous ce rapport plus de garantie que les simples piqûres. On couvre d'abord la tache sanguine d'une couche de vaccin, puis on dessine sous le liquide, au moyen d'une aiguille tranchante, des incisions superficielles. Ces incisions doivent être faites avec une extrême légèreté et être aussi superficielles que possible, autrement on provoque une hémorrhagie gênante pour l'opération et compromettante pour l'inoculation. Il suffit de voir suinter sous l'incision de la sérosité sanguinolente pour savoir que les vaisseaux sont ouverts et que l'absorption est possible. Comme les vaisseaux sont ouverts sous le liquide vaccinal, le contact avec celui-ci est fatal et immédiat.

Au lieu d'appliquer le vaccin sur la peau intacte et de la scarifier seulement au deuxième temps de l'opération, M. Blot fait ces deux temps dans l'ordre inverse. Il commence par pratiquer sur toute la surface malade une série *d'éraillures superficielles*, analogues par leur disposition à ces lignes qu'en dessin on appelle des hachures, il laisse le sang qui s'en écoule se tarir *presque* complètement, et alors que tous les petits sillons sont encore parfaitement *humides* et à vif, il pratique le second temps en appliquant une abondante quantité de liquide vaccin; au bout de quelques minutes tout est parfaitement sec. De cette façon on évite l'entraînement du liquide vaccin par le sang.

Chez les sujets vaccinés, on peut obtenir la guérison par un procédé analogue, en provoquant à la surface de la tache une éruption pustuleuse par des frictions stibiées, ou bien en faisant, avec une lancette ou une aiguille chargée de solution stibiée ou d'huile de croton, un certain nombre de piqûres à la surface et autour de la tache. Au niveau de chaque piqûre se montre une pustule. L'inflammation assez vive qui l'accompagne commence à décroître vers le troisième jour. Aux pustules succèdent des ulcérations qui se détergent et se cicatrisent promptement. Ce moyen présente une efficacité moindre que l'inoculation vaccinale, mais comme il n'offre aucun inconvénient on y peut avoir recours avant d'en venir aux procédés plus actifs de la variété suivante.

B. — TUMEURS ÉRECTILES PROPREMENT DITES

Nous décrirons seulement les trois méthodes suivantes : les injections coagulantes, la cautérisation interstitielle et la ligature.

INJECTIONS COAGULANTES

Ce procédé est peu douloureux et ne laisse aucune cicatrice apparente.

On pratique ces injections avec la seringue de Pravaz. Une précaution indispensable est d'interrompre la circulation dans la tumeur pendant dix minutes environ, autrement le liquide de l'injection pourrait être emporté dans la circulation et produire des caillots dans un point plus ou moins éloigné du système veineux. On exerce donc une compression circulaire autour de la tumeur. Lorsqu'elle repose sur un plan osseux, rien n'est plus facile ; un anneau métallique quelconque, une clef par exemple, permet de remplir cette indication. Si la tumeur siège aux joues, aux lèvres ou aux paupières, on la comprime entre deux anneaux symétriquement placés l'un sur la muqueuse, l'autre sur la peau. Les anneaux d'une pince à pansement, dont les branches se démontent, conviennent parfaitement pour cet usage. Broca s'est servi des anneaux d'un amygdalotome démonté. Aux paupières on se sert des pinces à chalazion de Desmarres (fig. 3) ou de Snellen (fig. 5).

On a proposé plusieurs formules de liquides pour ces injections. Il faut éviter de se servir de liquides trop concentrés qui pourraient produire une eschare. Si l'on emploie le perchlorure de fer pur, il ne doit pas, pour cette raison, marquer plus de 12 à 15 degrés à l'aréomètre de Baumé ; on évite la formation d'une eschare et l'action coagulante est encore suffisante ; au bout de trois ou quatre minutes, la coagulation commence à se manifester.

Il en est de même du liquide suivant :

Perchlorure de fer à 30°	15	grammes.
Eau	15	—
Chorure de sodium	2	—

On injecte deux gouttes de liquide par centimètre cube de la tumeur. On fait plusieurs injections de deux gouttes chacune, à une certaine distance les unes des autres, et en nombre variable, suivant les dimensions de la tumeur. On les fait dans la même séance ou à quelques jours d'intervalle, si elle est trop volumineuse, en ayant soin de faire pénétrer la pointe de l'aiguille de la seringue au milieu de son tissu.

Si la tumeur ne se trouve pas transformée en une masse dure et n'est le siège que d'une coagulation partielle, on répète ces injections dans les parties restées perméables au sang, lorsque toute inflammation a disparu.

On peut faire encore usage pour ces injections d'une solution de chloral à parties égales ou d'une solution d'acide tannique au dixième.

CAUTÉRISATION INTERSTITIELLE

Lorsque, par suite du siège de la tumeur érectile, la migration des caillots est impossible à empêcher, la méthode des injections coagulantes ne saurait être appliquée. On peut alors demander la guérison à la cautérisation interstitielle.

On la pratique, soit avec des aiguilles portées sur une pince et qu'on fait rougir à la flamme d'une lampe à alcool, soit avec un cautère à boule terminé par une pointe très effilée, ou mieux encore avec le thermocautère, qu'on plonge dans la tumeur de façon à la traverser dans toute son épaisseur. On applique ainsi des pointes de feu, en nombre proportionné aux dimensions de la tumeur et à une distance variable, suivant le diamètre des aiguilles ou de la pointe du cautère. Si la tumeur est très étendue, on peut, dans une même séance, n'agir que sur une de ses parties et répéter la même opération à quelques jours d'intervalle sur des points différents.

La guérison a lieu par la coagulation du sang résultant de l'inflammation et par la rétraction cicatricielle consécutive à la chute des eschares. Si le résultat obtenu n'est pas complet, on pratique plus tard entre les cicatrices de nouvelles cautérisations.

On peut, pour éviter la douleur, faire l'anesthésie locale soit avec le mélange réfrigérant de glace et de sel marin, soit avec le bromure d'éthyle pulvérisé avec l'appareil de Richardson. On ne doit pas se servir d'éther, qui s'enflammerait au contact du cautère.

LIGATURE

Lorsque les moyens précédents ont échoué, il ne reste alors d'autre ressource que de détruire la tumeur érectile par la ligature.

Ce procédé peut même être appliqué d'emblée lorsque la tumeur siège en une région où l'existence d'une cicatrice n'offre pas d'importance, ou encore lorsqu'elle est pédiculée. Rien n'est plus simple en pareil cas que d'obtenir sa chute par la ligature. Il suffit d'étrangler le pédicule au moyen d'un lien circulaire qu'on place sur la peau saine. Mais ce moyen est rarement applicable. Le plus souvent en effet les tumeurs érectiles sont étalées en nappe. Il faut alors faire *la ligature sous des épingles*.

Lorsque la tumeur est petite, on place au-dessous d'elle deux épingles en croix dont les ouvertures d'entrée et de sortie sont situées sur la peau saine, et au-dessous des épingles on applique un lien circulaire fortement serré. On protège les téguments en glissant au-dessous des épingles un peu de charpie ou de coton et l'on attend la chute de la ligature. Quand celle-ci a lieu, il reste une plaie bourgeonnante peu étendue dont la cicatrisation ne tarde pas à se faire.

Si la tumeur occupe une plus large surface, on a recours alors, pour la ligature, au procédé de Rigal (de Gaillac) (fig. 2). On introduit, au-dessous de la tumeur, des épingles, en nombre variable, suivant son étendue. Ces épingles sont disposées parallèlement, distantes d'un centimètre environ, et leurs ouvertures d'entrée et de sortie sont situées à un demi-centimètre de la base de la tumeur. Dans l'intervalle des épingles, on place ensuite, à l'aide d'aiguilles droites ou courbes, des fils doubles, qu'on peut choisir de couleurs différentes pour éviter de les confondre. Les deux chefs du fil voisin de l'épingle, correspondant à l'une des extrémités de la tumeur, sont noués au-dessous de celle-ci. Les deux chefs du fil situés à l'autre extrémité de la tumeur sont noués à leur tour sous l'épingle correspondante. Au-dessous des épingles placées à la partie moyenne, on noue successivement les chefs des fils placés de chaque côté d'elles et l'on étrangle ainsi successivement et partiellement toute la tumeur. On sépare alors les fils de chacun des nœuds précédents et, en les nouant deux à deux, on forme une seconde

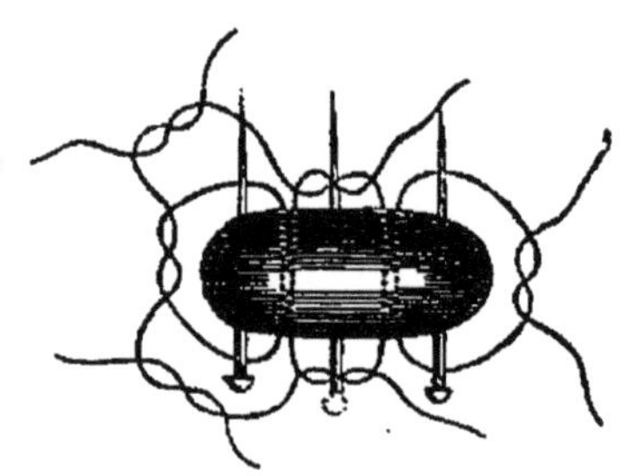

Fig. 2. — Ligature de Rigal.

série, dans laquelle les nœuds correspondent aux intervalles, séparant ceux de la première série.

Généralement trois ligatures partielles sont suffisantes, mais on peut fractionner la tumeur en un plus grand nombre de parties. Il vaut mieux multiplier les étranglements partiels que d'enserrer des parties trop volumineuses. Les fils doivent être solides et les épingles assez résistantes pour ne pas plier sous l'effort de la striction que les ligatures exercent au-dessous de leur tige.

La tumeur ainsi étranglée tombe immédiatement en sphacèle. Les tissus normaux sont profondément crispés dans une zone étendue. Le travail inflammatoire d'élimination se propage dans toutes les ramifications du système capillaire, et, quand la partie mortifiée se détache, les affluents vasculaires sont déjà oblitérés de toutes parts.

Ce procédé est applicable aux tumeurs érectiles reposant sur une large base.

La douleur qui accompagne la striction des fils disparaît promptement. On peut du reste, surtout chez les enfants, avoir recours à l'anesthésie. Les cicatrices sont ordinairement fermes, mobiles et nullement saillantes.

Appréciation. — De ces différents procédés, le plus simple dans son exécution est assurément la cautérisation interstitielle, pratiquée avec le thermo-cautère. Elle est plus sûre que les injections coagulantes, qui offrent en revanche l'avantage de ne laisser aucune cicatrice apparente, mais ne sont pas applicables dans toutes les régions. A la face, on doit les essayer d'abord, puis en cas d'échec pratiquer la cautérisation interstitielle. La ligature est réservée pour les cas très rares où ce dernier moyen a également échoué.

Quant à la vaccination, c'est à tort qu'on y aurait recours pour les véritables tumeurs érectiles. Ce procédé doit être exclusivement réservé, comme nous l'avons dit, aux taches vasculaires.

V

EXTRACTION DES SÉQUESTRES

On ne doit procéder à l'extraction d'un séquestre qu'autant qu'il est complètement mobile.

Rien n'est plus simple que de constater la mobilité d'un séquestre, lorsqu'il est superficiel et libre ou simplement recouvert par les parties molles. L'exploration pratiquée avec le doigt ou un stylet ne peut guère laisser de doute. On sent que le corps dur sur lequel appuie le stylet se déplace quand on le repousse. Mais la question n'est plus aussi facile à résoudre quand tout ou partie de l'épaisseur d'une diaphyse osseuse est nécrosée et que le séquestre est invaginé c'est-à-dire entouré par un os nouveau. Le temps, qui s'est écoulé depuis le début de la maladie, ne fournit que des présomptions; un an, quinze mois chez les adultes, un peu moins chez les enfants, constituent le terme au delà duquel on peut supposer que le travail d'isolement du séquestre s'est accompli. Mais il existe sous ce rapport d'assez grandes différences, et c'est seulement par l'exploration directe qu'on peut acquérir la certitude nécessaire.

On reconnaît que le séquestre est mobile, lorsque la pression, exercée sur lui à l'aide d'un stylet, fait refluer le pus au dehors, ou encore que les mouvements imprimés à une de ses extrémités, sont transmis à l'extrémité opposée. Pour la constatation de ce signe, on conduit sur le séquestre, par les deux trajets fistuleux les plus distants, deux stylets. On se borne simplement à maintenir le premier au contact de l'os, tandis qu'avec le second on cherche à lui imprimer des mouvements. Ceux-ci sont transmis au premier stylet, si le séquestre est mobile. On doit répéter, à plusieurs reprises et alternativement avec chacun des stylets, cette exploration assez délicate, pour se mettre à l'abri d'une erreur.

Lorsqu'on n'a pas acquis la certitude que le séquestre est mobile, on doit s'abstenir. Une exception peut être faite cependant, lorsque la suppuration est si abondante, qu'elle épuise le sujet et compromet l'existence, et qu'il y a lieu de supposer, par la longueur du temps écoulé depuis le début de la nécrose, que l'isolement du séquestre est un fait accompli.

L'extraction d'un séquestre est une opération qui se présente dans des conditions très différentes, suivant que l'os nécrosé est superficiel ou invaginé.

Lorsque le séquestre est libre à la surface de l'os, il suffit quelquefois, s'il est de petit volume, d'introduire des pinces à travers le trajet fistuleux, pour le saisir et l'attirer au dehors. Si, au contraire, l'ouverture des parties molles présente trop d'étroitesse, on la dilate avec une tige de laminaire ou un cône d'éponge préparée, ou plus simplement encore on l'agrandit avec le bistouri, dans une étendue suffisante pour saisir le séquestre et l'amener à l'extérieur.

Quand le séquestre est invaginé, l'opération est beaucoup plus laborieuse : il faut agrandir, non seulement les orifices fistuleux des parties molles, mais aussi les ouvertures de l'os nouveau, qui livrent passage à la suppuration, quelquefois même diviser l'os nouveau dans une étendue presque égale à celle du séquestre pour pouvoir le mettre à nu. Lorsqu'on entreprend l'opération, on n'est généralement pas exactement fixé sur l'étendue du séquestre, on ignore en outre sa configuration, et il peut se faire que son extraction présente des difficultés plus grandes qu'on ne pouvait le croire et nécessite des délabrements plus considérables qu'on ne l'avait supposé. Voici sur quelles données on peut se baser pour établir approximativement l'étendue du séquestre. S'il existe une seule fistule ou plusieurs fistules rapprochées les unes des autres, on doit supposer que la nécrose est limitée; lorsqu'au contraire les fistules sont multiples et éloignées les unes des autres, c'est que le séquestre est étendu, parfois même que la diaphyse entière est nécrosée.

Si l'on suppose que le séquestre est peu étendu, on cherche à l'entraîner par un des trajets fistuleux situés au voisinage de l'une de ses extrémités. On agrandit celui-ci assez pour le saisir avec des pinces, et l'on essaye de l'attirer au dehors. Si l'on échoue, on prolonge alors successivement la division de l'os nouveau jusqu'à ce qu'on réussisse.

Quand le séquestre mesure une assez grande longueur, au lieu de chercher à découvrir l'une de ses extrémités, on produit moins de délabrements en mettant à nu sa partie moyenne, s'il existe à ce niveau un trajet fistuleux. Lorsqu'on a agrandi suffisamment l'ouverture de l'os nouveau, pour permettre le passage des instruments, on divise alors le séquestre et l'on fait l'extraction isolément de chacune de ses moitiés.

Cette opération s'accompagnant souvent d'un écoulement sanguin assez abondant pour masquer le champ opératoire et gêner l'opérateur, il est préférable, quand il s'agit de l'extraction d'un séquestre des membres, de la faire précéder de l'application de la bande d'Esmarch.

L'incision des téguments se fait, au-dessus et au-dessous du trajet fistuleux, suivant la direction du séquestre, en s'éloignant autant que possible des vaisseaux et des nerfs de la région. Une incision unique est rarement suffisante. Si le séquestre est peu étendu, on fait une incision en croix ; s'il présente une certaine longueur, aux deux extrémités de l'incision principale, dirigée suivant l'axe de l'os, on fait deux incisions transversales, perpendiculaires, de façon à circonscrire deux lambeaux quadrilatères, qu'on rabat de chaque côté. S'il existe plusieurs trajets fistuleux, on doit faire autant que possible qu'ils soient compris dans les incisions. Celles-ci doivent aller jusqu'à l'os, qu'on met à nu en décollant le périoste avec une rugine dans toute l'étendue des lambeaux. La vascularisation du périoste et de l'os sous-jacent est le plus souvent assez prononcée pour rendre ce temps de l'opération facile.

On procède alors à l'agrandissement de l'ouverture de l'os nouveau. On l'exécute avec un fort bistouri ou la gouge à main, si l'os est peu consistant, dans le cas contraire avec la gouge et le maillet. Si le séquestre doit être découvert dans une plus grande étendue, on limite, dans l'os nouveau, par deux sections parallèles, distantes d'un centimètre, une bande osseuse, d'une longueur variable suivant l'étendue du séquestre, et on la fait ensuite sauter avec la gouge lorsque l'os a été sectionné dans toute son épaisseur. On creuse ainsi une tranchée au fond de laquelle se trouve le séquestre. Ces sections se font soit avec la gouge à main, soit avec la gouge et le maillet, soit avec une petite scie, la scie à crête de coq par exemple (fig. 3). On peut de la même manière réunir deux ouvertures en enlevant une bande osseuse intermédiaire.

Il n'est généralement pas nécessaire de mettre le séquestre à nu dans toute son étendue pour pouvoir l'extraire. On doit donc procéder par tâtonnements et, avant de poursuivre la division de l'os nouveau, tenter, de temps en temps, d'amener le séquestre au dehors. Si l'on n'y réussit pas, quoiqu'une de ses extrémités soit libre, on continue alors à diviser l'os nouveau qui les recouvre. Lorsque les deux extrémités du séquestre sont encore engagées, on en fait la section et l'on cherche à extraire chacune de ses moitiés isolément. La section du séquestre se pratique soit avec la pince de Liston, soit avec une scie à chaîne, qu'on passe en arrière de lui.

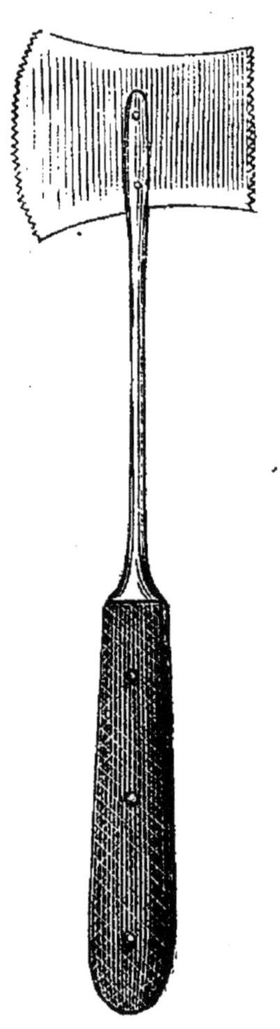

Fig. 3.

Si après la division du séquestre, l'extraction est encore impossible, on continue alors à découvrir chacune de ses moitiés, avec la gouge et le maillet, jusqu'à ce qu'elles puissent être amenées au dehors. Cette manière de procéder est celle à laquelle on a recours d'emblée lorsque le trajet fistuleux correspond à la partie moyenne du séquestre et non plus à l'une de ses extrémités.

En résumé, on agrandit l'une des ouvertures osseuses et l'on cherche à dégager l'une des extrémités du séquestre, lorsqu'on suppose qu'il n'est pas très étendu et, si l'on réussit, on l'extrait en totalité. Si dans le cours de l'opération, on reconnaît que le dégagement de l'une des extrémités du séquestre doit entraîner une section trop étendue de l'os nouveau, on le divise et l'on cherche à extraire isolément chacune de ses moitiés. Cette opération exige parfois une section étendue, mais il est préférable de lui donner toute la longueur nécessaire plutôt que d'agir avec trop de violence.

Après l'extraction du séquestre, on ne doit pas négliger d'explorer, soit avec le doigt si cela est possible, soit avec une sonde de femme, la cavité dans laquelle il était logé, de façon à s'assurer qu'elle ne renferme aucune autre portion osseuse mortifiée. Si l'on ne rencontre pas d'autres parties nécrosées et si la cavité est tapissée par une membrane bourgeonnante d'un rose vif, l'opération est terminée. Mais fréquemment il arrive, surtout dans la nécrose des os courts, que les parois de la cavité osseuse sont fongueuses et ramollies, il faut alors, avec une gouge à main, faire l'évidement de la cavité, enlever toute la portion ramollie, jusqu'à ce qu'on soit arrivé sur l'os sain, qu'on reconnaît à sa dureté et à sa blancheur.

Après avoir lavé la plaie avec la solution phéniquée forte, on réapplique les lambeaux ou même on les réunit par la suture entrecoupée, si l'incision présente une certaine étendue. Entre les points de suture, on dispose alors, de distance en distance, debout et allant de la surface à la profondeur, des tubes à drainage, pour assurer l'écoulement des liquides, puis on recouvre d'un pansement antiseptique. Aux membres le pansement ouaté rend de réels services en assurant l'immobilité. Il est en effet nécessaire de maintenir, pendant quelque temps, au repos et dans une bonne attitude le membre auquel l'extraction du séquestre a enlevé une partie de sa solidité. On s'oppose ainsi aux déformations osseuses, qui pourraient se produire sous l'influence du poids du corps ou même simplement par le fait des contractions musculaires, lorsque l'os nouveau ne présente encore qu'une faible résistance. On se trouve bien alors de l'application d'un bandage inamovible, sur lequel on ménage une fenêtre au niveau de la plaie. On le supprime seulement lorsqu'on juge que l'os a acquis une résistance suffisante.

VI

DES KYSTES

A. — KYSTES SÉBACÉS

Les kystes sébacés s'observent le plus fréquemment au cuir chevelu, où ils sont désignés sous le nom de *loupes*.

Ils réclament une intervention chirurgicale, lorsque, par leur situation et leur volume, ils deviennent gênants, ou encore lorsqu'ils s'enflamment, suppurent et déterminent des fistules intarissables.

Leur extirpation peut être pratiquée avec le bistouri ou avec les caustiques.

On a accusé l'emploi du bistouri d'être fréquemment suivi d'érysipèle du cuir chevelu, et l'on a attribué aux caustiques cette supériorité de ne jamais donner naissance à cette complication. Cette assertion est trop absolue. On a vu l'érysipèle survenir à la suite de l'emploi des caustiques, et même nous croyons que son apparition est fort à craindre, si l'on ne se conforme pas exactement aux règles que nous indiquerons plus loin. L'érysipèle ne succède pas, en outre, à l'extirpation des loupes par le bistouri, aussi souvent qu'on s'est plu à le dire. Ainsi, nous ne l'avons jamais observé à la suite d'un nombre assez considérable d'ablations de loupes que nous avons pratiquées avec l'instrument tranchant. En revanche, deux fois nous l'avons vu survenir après des tractions exercées prématurément sur des loupes cautérisées.

L'extirpation par le bistouri donnant une guérison beaucoup plus prompte, nous n'hésitons pas à lui accorder la préférence, quand le sujet est placé dans de bonnes conditions hygiéniques, en dehors des hôpitaux, et qu'on fait suivre l'opération du pansement antiseptique. Nous décrirons néanmoins les deux procédés.

Extirpation par le bistouri. — Cette opération n'est pas assez douloureuse pour justifier l'administration du chloroforme. L'emploi de l'anesthésie locale réussit du reste à supprimer la douleur ou du moins à la rendre très supportable. Le froid que détermine l'anesthésie locale a en outre cet avantage d'augmenter la consistance du contenu du kyste et de faciliter son énucléation.

Si la tumeur est dure et qu'on puisse supposer qu'elle présente des parois résistantes et d'une certaine épaisseur, l'opération peut être pratiquée d'une façon très expéditive. Après avoir rasé le cuir chevelu on soulève la tumeur de la main gauche, et avec un bistouri droit, très étroit, on la transperce de part en part au niveau de sa base; dirigeant alors le tranchant de l'instrument en haut, on divise la loupe et les téguments, qui la recouvrent, en deux parties égales; puis, avec une pince, on saisit la paroi du kyste et on l'attire à soi en détachant, avec une spatule ou la pointe des ciseaux mousses fermés, les adhérences, généralement très lâches, qui l'unissent aux parties voisines.

Lorsque le kyste est mou, fluctuant, que son contenu est par conséquent liquide ou presque liquide et sa paroi mince, son ouverture en rendrait l'ablation difficile. Il faut, par la dissection, l'isoler des parties voisines, en évitant avec soin de le perforer. On tend, avec le pouce et l'index gauches, la peau qui le recouvre, et l'on fait, à la surface et sur la ligne médiane, une incision mesurant toute l'étendue de la tumeur et même en dépassant les limites. Puis, saisissant avec une pince la lèvre cutanée de l'incision, on procède à l'isolement du kyste, dont on favorise le dégagement en faisant presser de chaque côté par un aide, pour attirer la peau en arrière et faire saillir la tumeur. La laxité des adhérences rend ce temps de l'opération généralement facile.

Si la tumeur est très volumineuse, au point que les téguments qui la recouvrent, formeraient, après son ablation, deux lambeaux plus étendus qu'il n'est nécessaire pour arriver au contact, au lieu d'une simple incision à la surface de la tumeur, on en pratique deux circonscrivant un lambeau elliptique qu'on enlève avec le kyste. On agit de la même manière lorsque la tumeur est ouverte et fistuleuse. On circonscrit l'ouverture par deux incisions elliptiques et on fait l'ablation de la partie intermédiaire.

Lorsque la loupe est enflammée, il est préférable de

faire des applications émollientes; c'est seulement lorsque l'inflammation a disparu qu'on procède à l'opération. Celle-ci pratiquée sur des tissus enflammés exposerait à l'érysipèle.

Après l'extirpation par le bistouri d'une loupe du cuir chevelu, on ne doit pas réunir par la suture les lèvres de la plaie. On s'exposerait en agissant ainsi à voir survenir un érysipèle. On lave la plaie avec la solution phéniquée faible et l'on réapplique les lambeaux qu'on recouvre de gaze antiseptique ou d'une compresse fine imbibée de solution phéniquée, d'un carré de tissu imperméable, puis de ouate qu'on soutient en exerçant une compression modérée à l'aide d'un bandage approprié. A chaque renouvellement du pansement, on doit éviter avec soin de tirailler la plaie et de la faire saigner, car ce sont ces petits traumatismes qui sont le plus souvent la cause de l'érysipèle. En une semaine généralement, à moins que la plaie ne présente de trop grandes dimensions, la guérison est complète.

Extirpation par les caustiques. — On fait, avec la pâte de Vienne, à la surface de la loupe, suivant son grand diamètre et dans toute l'étendue de celui-ci, une eschare d'une largeur de 3 à 4 millimètres. Au bout de quelques jours, l'eschare ardoisée se sépare de la peau saine, un sillon intermédiaire se creuse et met à nu la surface du kyste qui se dessèche au contact de l'air. Puis le sillon devenant de plus en plus profond, le kyste ressemble à une croûte aplatie et, quand l'eschare se détache, elle entraîne avec elle la loupe complètement momifiée.

Ce travail d'élimination s'accomplit généralement sans suppuration dans un temps qui varie de quinze jours à trois mois. Quelques chirurgiens conseillent, pour hâter la guérison, de décoller la tumeur avec une spatule, lorsque l'eschare est séparée de la peau et que la paroi du kyste est mise à nu. C'est une conduite à ne pas imiter. Il faut attendre patiemment la chute de l'eschare, sans chercher à hâter par des tractions son élimination. La plus légère déchirure, suivie d'un écoulement sanguin même insignifiant, ouvre une porte à l'érysipèle. Deux fois, pour n'avoir pas su résister aux instances de clients trop impatients, j'ai vu se développer un érysipèle à la suite de pareilles manœuvres.

Au lieu de pâte de Vienne, on peut se servir d'acide nitrique monohydraté. Voici comment alors on procède : on fait sur le sommet de la loupe une eschare linéaire avec un morceau de bois, un bout d'allumette taillé en pointe par exemple, et imbibé d'acide; on le fait ensuite pénétrer à la partie médiane de l'eschare jusque dans la cavité du kyste. Les choses se passent dans ce procédé comme dans le précédent; le kyste se momifie et tombe avec l'eschare, dont il faut attendre la séparation complète.

L'extirpation par les caustiques, des loupes du cuir chevelu, doit être réservée pour les sujets pusillanimes qui reculent devant l'instrument tranchant ou sur lesquels on ne peut exercer de surveillance, ni pratiquer les pansements que commande l'opération avec le bistouri. On se borne alors à leur recommander d'attendre patiemment la chute de l'eschare et de ne faire aucune manœuvre dans le but de la provoquer.

Lorsque les kystes sébacés siègent dans une autre région que le cuir chevelu, et notamment au visage, on doit recourir exclusivement à l'instrument tranchant qui présente l'avantage, non seulement de fournir une guérison beaucoup plus rapide, mais encore de ne donner lieu qu'à une cicatrice très peu apparente.

L'extirpation avec le bistouri est également la seule opération qui convienne aux *Kystes dermoïdes*, d'origine congénitale, qu'on observe quelquefois au crâne, mais plus fréquemment dans la région du sourcil. L'ablation de la paroi du kyste doit être dans ce cas absolument complète. Il suffit qu'il en reste une petite portion pour donner naissance à une fistule. On doit donc procéder avec soin à la dissection de la poche, en évitant de l'ouvrir, de façon à acquérir ainsi la certitude qu'on l'a enlevée en totalité. Quelquefois, sa face profonde adhère au périoste sous-jacent, il ne faut pas craindre alors de mettre l'os à nu en décollant le périoste dans l'étendue nécessaire à une ablation complète.

B. — KYSTES TENDINEUX

Ces kystes s'observent principalement à la face palmaire du poignet. Le plus souvent ils sont bridés par le ligament annulaire du carpe et affectent la disposition en bissac. Tantôt ils sont purement séreux, tantôt ils contiennent des grains riziformes, ce qu'on reconnaît à la crépitation particulière qu'ils présentent.

Quand ils sont peu volumineux et n'apportent qu'une gêne minime dans les mouvements, ils peuvent être abandonnés à eux-mêmes, ou bien on ne leur oppose que des moyens simples, tels que les badigeonnages à la teinture d'iode ou les vésicatoires, mais on obtient rarement ainsi leur guérison. Quelquefois ils restent stationnaires pendant un temps fort long; le plus souvent ils s'accroissent graduellement et finissent par occasionner une gêne notable des mouvements. Dans ces conditions une intervention chirurgicale est nécessaire.

La ponction, suivie de l'injection iodée, est un moyen infidèle, qu'on est souvent dans l'obligation de répéter plusieurs fois. Lorsqu'il réussit, il est en outre bien peu souvent suivi du rétablissement complet des mouvements et, dans les cas les plus heureux, celui-ci se fait longtemps attendre. Malgré ces imperfections, ce procédé était cependant, il y a quelques années encore, généralement adopté par suite de la crainte qu'inspirait l'incision du kyste.

La suppuration du kyste était alors considérée comme une condition nécessaire à la guérison. On faisait suivre l'incision de l'interposition de charpie entre les lèvres de la plaie. La guérison avait lieu par bourgeonnement des parois et agglutination des bourgeons charnus. Mais cette manière de faire exposait à des accidents sérieux : le phlegmon diffus, les fusées purulentes, la pyohémie; et dans quelques cas la mort a été la conséquence de ces complications.

Grâce à l'emploi de la méthode antiseptique de pareils dangers ne sont plus à craindre. La suppuration, qui n'est nullement nécessaire à la guérison, ainsi qu'on le croyait à tort, peut être évitée et la guérison obtenue, sans exposer le patient aux complications redoutables que nous avons signalées. L'incision du kyste, associée à la méthode listérienne, donne en outre une guérison plus rapide et assure mieux le retour des mouvements. Lorsqu'un kyste tendineux a atteint un assez grand développement pour être un obstacle ou même simplement une gêne aux fonctions du membre, c'est donc à l'incision qu'il faut avoir recours, mais en s'astreignant à appliquer dans toute leur rigueur les procédés de la méthode antiseptique, qui seuls peuvent assurer à cette opération une innocuité complète.

Voici comment on procède : le malade étant anesthésié ou l'insensibilité de la région ayant été obtenue par l'anesthésie locale, on applique sur le membre la bande d'Esmarch, pour n'être pas gêné par l'écoulement sanguin, qui, du reste, est ordinairement peu abondant. La région étant désinfectée par un lavage avec la solution phéniquée forte, on fait dans l'atmosphère phéniquée, sur la partie la plus saillante de la tumeur, une incision de 2 à 3 centimètres et on divise, couche par couche, jusqu'à ce qu'on ait pénétré dans la cavité. On évacue son contenu et on fait l'excision des grains riziformes appendus à sa face interne, puis on procède au lavage avec une solution phéniquée au vingtième. Un tube à drainage court est placé entre les lèvres de l'incision, dont les extrémités peuvent ou non être réunies par un ou plusieurs points de suture. Et l'on termine en recouvrant la région d'un pansement antiseptique et en immobilisant le membre. Le pansement ouaté trouve ici son indication.

Pour les kystes du poignet en bissac, on incise dans la paume de la main et au-dessus du ligament carpien, puis on place un tube à drainage dans chacune des incisions.

Le lendemain, on renouvelle le pansement, on enlève les tubes à drainage, s'ils sont obstrués, on les nettoie dans la solution phéniquée et on les remet en place. Vers le quatrième jour la plaie ne fournit guère qu'un écoulement séreux peu abondant et les tubes à drainage peuvent être supprimés. On continue le pansement antiseptique, qu'on renouvelle seulement alors tous les trois ou quatre jours, jusqu'à ce que la cicatrisation ait lieu. L'immobilisation est maintenue encore quelques jours, après lesquels la guérison peut être considérée comme complète.

Les pansements, comme l'opération, doivent de préférence être pratiqués dans l'atmosphère phéniquée.

Cette opération autrefois si redoutée est en procédant de la sorte d'une innocuité parfaite. Mais nous croyons devoir recommander encore, en terminant, de ne négliger, dans son exécution ainsi que dans les soins consécutifs, aucune des règles de la méthode antiseptique. C'est à ce prix seulement que tout danger se trouve conjuré.

C. — KYSTES SYNOVIAUX FOLLICULAIRES

Ces kystes, longtemps désignés sous le nom de ganglions, prennent naissance, ainsi que l'a démontré le professeur Gosselin, dans des follicules des synoviales articulaires. On les observe principalement à la face dorsale du poignet. Ils ne constituent souvent qu'une difformité sans importance. Mais quelquefois ils atteignent un volume assez considérable pour entraver les mouvements.

On peut alors tenter d'obtenir leur guérison par l'écrasement qu'on pratique en comprimant le kyste avec les deux pouces ou un fort cachet. Lorsqu'on réussit à écraser le kyste, on exerce, pendant quelques jours, à son niveau, une compression un peu forte avec des rondelles d'amadou et un bandage roulé pour obtenir le retrait et l'adhésion des parois de la poche. Ce moyen n'est pas toujours suivi de la guérison, et il arrive assez fréquemment que les parois du kyste présentent une résistance qu'on ne peut surmonter. Dans ces conditions, il faut avoir recours à l'incision suivie ou non de l'excision d'une partie des parois.

Tout ce que nous avons dit précédemment, à propos des kystes tendineux, trouve ici son application.

Tous les procédés recommandés pour la guérison des kystes synoviaux doivent être abandonnés pour l'incision, réputée autrefois très redoutable et rendue aujourd'hui par l'emploi de la méthode antiseptique d'une innocuité parfaite.

Le kyste est incisé sur sa partie saillante dans presque toute son étendue et l'on évacue son contenu. S'il est volumineux, on saisit entre les mors d'une pince sa paroi, on l'isole, avec la sonde cannelée ou la pointe du bistouri, des parties voisines avec lesquelles elle est lâchement unie, puis on l'excise avec des ciseaux courbes. On lave alors la plaie avec la solution phéniquée au vingtième et l'on interpose un tube à drainage entre les lèvres de l'incision dont on réunit les extrémités par deux ou plusieurs points de suture. On termine enfin en recouvrant la région d'un pansement antiseptique et en immobilisant le membre sur une attelle.

Le pansement est renouvelé le lendemain, puis ensuite tous les deux ou trois jours. Le tube à drainage est supprimé lorsque l'écoulement de la plaie est devenu séreux et minime, c'est-à-dire le troisième ou le quatrième jour. Vers la fin de la semaine, la plaie est cicatrisée ; on continue à immobiliser le membre pendant quelques jours encore, par mesure de précaution, et ensuite la guérison peut être considérée comme complète et définitive. Nous avons obtenu par ce procédé la guérison de deux kystes synoviaux de la face dorsale du poignet, présentant le volume d'une noix et causant de la gêne des mouvements et de la douleur. Une semaine a suffi dans chacun de ces cas à la guérison. Mais, comme nous le recommandons, nous avions suivi scrupuleusement dans l'opération et les pansements toutes les règles de la méthode antiseptique (atmosphère phéniquée, désinfection de la région, etc.).

D. — HYGROMA

L'hygroma réclame le même traitement que les kystes tendineux et les kystes synoviaux. La ponction suivie de l'injection iodée doit être abandonnée. Souvent elle ne réussit qu'après plusieurs tentatives ou même échoue complètement, quand la maladie est ancienne et que les parois de la cavité ont acquis une certaine épaisseur. Elle n'est pas du reste sans danger, s'il existe, ainsi qu'il peut arriver, une communication entre la bourse séreuse et une articulation. L'incision, associée à la méthode antiseptique, n'expose à aucun danger et donne une guérison infiniment plus prompte et plus sûre.

On peut se borner à faire une incision simple, lorsque la collection est peu volumineuse et que ses parois sont minces. Autrement il est préférable de faire, après avoir ouvert la cavité et évacué son contenu, l'excision d'une portion de ses parois hypertrophiées. On procède ensuite comme dans les cas précédents, on pose un ou deux tubes à drainage, suivant l'étendue de la plaie, qu'on réunit dans l'intervalle par des points de suture entrecoupée.

L'obligation de se soumettre à toutes les règles de la méthode antiseptique est aussi absolue, dans cette circonstance, que pour les kystes dont nous nous sommes occupés précédemment.

VII

OPÉRATIONS QUI SE PRATIQUENT SUR LES PAUPIÈRES

A. — CHALAZION

Des diverses tumeurs qu'on observe aux paupières, le chalazion est sans contredit la plus fréquente.

Considérée à tort, jusque dans ces derniers temps, comme d'origine glandulaire, comme un kyste par rétention, cette tumeur ne possède pas, c'est un fait aujourd'hui parfaitement démontré, de paroi kystique qui l'isole des parties voisines. Elle est constituée par une masse demi-molle, quelquefois complètement ramollie à son centre, formée de tissu embryoplastique analogue à celui des bourgeons charnus. Ce tissu prend naissance dans l'épaisseur même du cartilage tarse, au voisinage mais en dehors des glandes de Meïbomius, puis proémine ou sous la peau, *chalazion externe*, ou sous la conjonctive, *chalazion interne*, ou enfin, ce qui est plus rare, sur le bord de la paupière, *chalazion marginal.*

D'une nature essentiellement bénigne, le chalazion ne réclame l'intervention du chirurgien que parce qu'il apporte, à cause de son volume, atteignant dans certains cas celui d'une noisette, une gêne plus ou moins grande dans le jeu des paupières et défigure le sujet qui en est porteur, ou encore, lorsqu'il est saillant à la face interne de la paupière, provoque et entretient l'irritation de la conjonctive.

Le chalazion disparaît quelquefois spontanément; mais c'est seulement lorsqu'il est récent et encore peu volumineux que peut se montrer cette terminaison favorable, assez rare du reste. A une époque plus éloignée du moment de l'apparition du chalazion, plusieurs mois par exemple, elle n'est plus guère à espérer et il faut demander la guérison à un traitement chirurgical. On ne doit pas en effet compter alors sur l'efficacité, toujours très contestable, des diverses pommades recommandées contre le chalazion et qui ne peuvent être prescrites, avec quelques chances de succès, qu'à une date rapprochée du début du néoplasme, alors que sa disparition spontanée est encore possible.

Le professeur Le Fort dit avoir obtenu de nombreuses guérisons de chalazion, en piquant la tumeur et en la broyant sous la peau avec une aiguille à cataracte. Peu à peu le chalazion se résorbe et finit par disparaître. Ce moyen très inoffensif peut être employé pour les chalazions peu volumineux et de date récente. En cas d'insuccès on a recours à un traitement plus radical.

Un seul procédé opératoire est applicable à la cure du chalazion, l'*incision* suivie soit de la *cautérisation*, soit du *raclage* du tissu néoplasique.

L'extirpation, qu'on jugeait nécessaire lorsque l'on considérait le chalazion comme une tumeur kystique, est une opération souvent laborieuse, exigeant une dissection minutieuse et prolongée. Elle n'est en outre guère applicable qu'au chalazion externe. L'infiltration du tissu néoplasique dans l'épaisseur du cartilage tarse rend l'opération difficile, et il arrive souvent qu'en procédant à la dissection de la face profonde on perfore d'outre en outre la paupière.

L'incision est d'une exécution infiniment plus prompte et plus facile. Elle convient également à toutes les variétés de chalazion et, lorsqu'on la fait suivre de la cautérisation ou du raclage, elle met aussi sûrement que l'extirpation à l'abri de la récidive. Pour toutes ces raisons elle mérite la préférence.

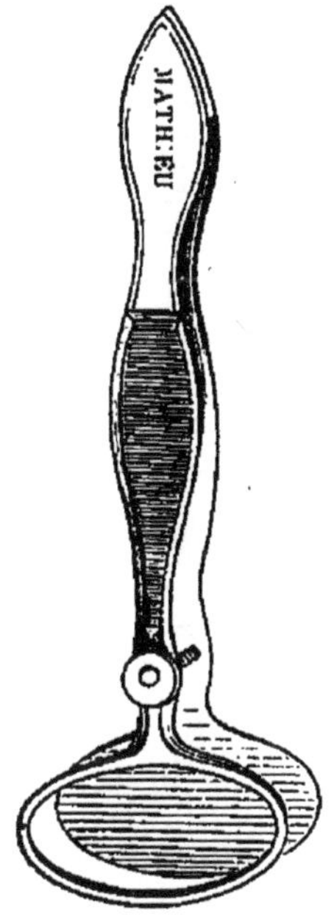

Fig. 4. — Pince de Desmarres.

Dans l'opération du chalazion, quel que soit le procédé qu'on emploie, il est prudent de protéger le globe de l'œil, et plus commode de supprimer l'écoulement sanguin, en suspendant la circulation dans la tumeur et les parties voisines. Ce double but est atteint à l'aide de la *pince de Desmarres*.

Elle consiste (fig. 4) en une pince ordinaire dont les mors sont remplacés par une plaque et un anneau qu'une vis de rappel tient rapprochés à volonté. On engage, entre les mors de la pince, la paupière sur laquelle siège le chalazion. Si celui-ci fait saillie sous la peau, la plaque est introduite à la face interne de la paupière, tandis que la branche fenêtrée est appliquée sur la peau bien tendue, de telle sorte que la tumeur corresponde au centre de l'anneau. On serre alors la vis, de manière à exercer autour du chalazion une compression assez énergique pour interrompre la circulation. Quand il s'agit d'un chalazion interne, c'est la branche fenêtrée qu'on engage sous la paupière, et la plaque est appliquée sur la peau (fig. 5). Après s'être assuré que le chalazion correspond au centre de l'anneau, on serre la vis, puis on fait basculer la paupière, de façon à découvrir sa face conjonctivale.

La pince de Snellen (fig. 16), dont on peut faire

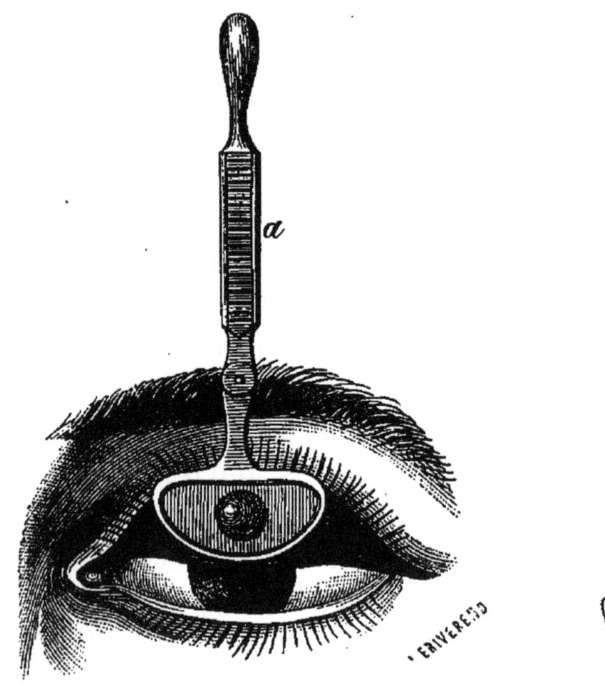

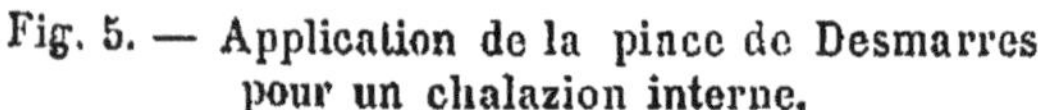
Fig. 5. — Application de la pince de Desmarres pour un chalazion interne.

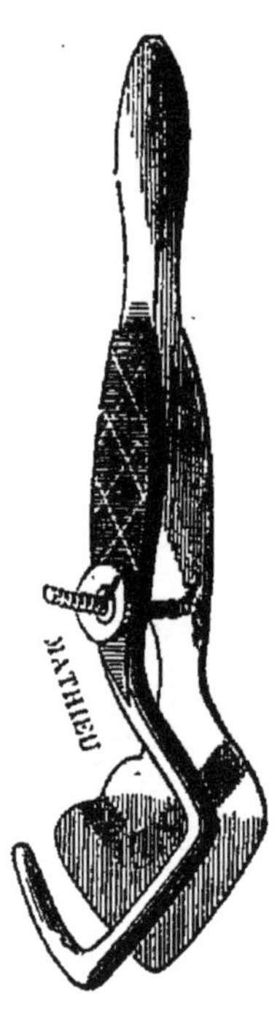

Fig. 6. — Pince de Snellen.

également usage, diffère de la précédente en ce qu'elle ne forme pas un anneau complet. Elle est préférable lorsque la tumeur est très volumineuse, et pour les opérations qui se pratiquent sur le bord palpébral.

En l'absence de ces pinces spéciales, on protège le globe de l'œil soit avec une plaque d'ivoire ou de corne, soit simplement avec le pavillon d'une sonde cannelée. On peut même avec ces instruments obtenir, lorsqu'il s'agit d'un chalazion externe, une hémostase sinon complète, du moins suffisante. Il suffit, après avoir introduit l'instrument sous la paupière, jusque dans le cul-de-sac conjonctival, de presser sur son extrémité libre, que l'on confie à un aide, de façon à tendre fortement en avant la paupière qui se trouve ainsi comprimée.

On peut inciser le chalazion à travers la peau ou à travers la conjonctive palpébrale; mais il est préférable, lorsqu'on a le choix, d'inciser à travers la peau. L'incision des téguments, pratiquée parallèlement au bord libre de la paupière, ne laisse aucune trace apparente, et l'on évite ainsi, comme il peut arriver après l'incision de la face interne de la paupière, la formation d'une cicatrice irritante pour le globe de l'œil. La déformation de la paupière peut même être la conséquence de la rétraction d'une cicatrice étendue de la conjonctive palpébrale. On attaque donc par la peau non seulement le chalazion externe, mais encore le chalazion interne, lorsqu'il fait également saillie, même légèrement, sous les téguments.

L'incision à travers la muqueuse est réservée pour le chalazion interne proprement dit, sans saillie appréciable sous la peau.

Après avoir placé, comme il a été dit plus haut, soit la pince de Desmarres ou celle de Snellen, soit une plaque d'ivoire ou le pavillon de la sonde cannelée, on fait, avec un bistouri à lame étroite et courte, sur la peau ou la muqueuse, suivant la variété de chalazion, une incision parallèle au bord libre de la paupière et dépassant en dedans et en dehors les limites de la tumeur. On divise ainsi successivement la peau et le muscle orbiculaire ou la muqueuse et le tissu cellulaire sous-conjonctival, puis le tissu néoplasique dans toute ou presque toute son épaisseur. L'incision est généralement suivie de l'issue de la partie centrale du chalazion, qui est le plus souvent ramollie, quelquefois même complètement liquide. On favorise par des pressions répétées son évacuation, si elle n'a pas lieu spontanément.

Même lorsqu'elle est suivie de l'issue d'une notable partie du tissu néoplasique, l'incision simple ne peut fournir, d'une façon certaine, une guérison définitive. Pour se mettre à l'abri de la récidive, il faut terminer l'opération soit en détruisant par la cautérisation le reste de la tumeur, soit en en complétant l'extirpation par le raclage.

Il n'est pas nécessaire de recourir pour la cautérisation à un agent très énergique. Un crayon de nitrate d'argent taillé en pointe effilée est parfaitement suffisant. Plusieurs fois, à défaut de nitrate d'argent, nous nous sommes servi d'un crayon de sulfate de cuivre et nous avons obtenu la guérison. Le point important, surtout lorsqu'on a attaqué le chalazion par la face interne de la paupière, est de limiter au tissu néoplasique l'action du caustique et de respecter les lèvres de l'incision conjonctivale, dans la crainte de voir se produire une cicatrice irritante pour le globe de l'œil. Pour la même raison, la neutralisation du caustique en excès ne doit jamais être négligée.

On a imaginé, pour protéger la conjonctive, des porte-caustiques plus ou moins ingénieux. On y peut réussir à moins de frais en faisant entre-bâiller les lèvres de l'incision, à l'aide d'une pince fine à disséquer, qu'on introduit fermée jusque dans la plaie et dont on cesse ensuite de maintenir les branches rapprochées. M. Warlomont conseille de faire usage du tube corné d'une plume d'oie, ouvert à ses deux extrémités, qu'on introduit dans la cavité débarrassée en partie de son contenu et qui sert de gaine à un stylet, qu'on a préalablement chargé de nitrate d'argent, en en plongeant à plusieurs reprises l'extrémité dans cette substance fondue.

Toujours, après la cautérisation, il faut, avec l'eau salée, neutraliser le caustique en excès, qui, lorsqu'on abandonnerait la paupière, cautériserait les lèvres de l'incision et, versé dans le cul-de-sac de la conjonctive, irriterait cette membrane. On passe donc, dans le fond de la plaie, un petit pinceau soit de charpie, soit mieux de poils de blaireau, imbibé d'eau salée, on fait ensuite quelques lavages à l'eau froide, après quoi on enlève la pince de Desmarres.

Le pansement consiste simplement en l'application permanente, à la surface de la paupière, de compresses froides qu'on renouvelle de temps en temps. Le lendemain la paupière est le siège d'un gonflement plus ou moins prononcé. Vers le troisième ou quatrième jour, l'eschare résultant de la cautérisation est détachée et peut être enlevée avec des pinces, si elle n'est pas tombée spontanément. Quelques jours après, la cicatrisation est complète, mais le plus souvent il persiste une induration cicatricielle, qui met un certain temps à disparaître, plusieurs semaines par exemple.

La cautérisation ne laisse pas, comme on le voit, que de présenter quelques inconvénients : inflammation et tuméfaction consécutives de la paupière, cicatrisation retardée jusqu'à la chute de l'eschare, et enfin induration cicatricielle assez longue à disparaître. On peut avec avantage lui substituer le raclage qui permet d'extraire immédiatement le tissu néoplasique qu'on se propose de détruire par la cautérisation.

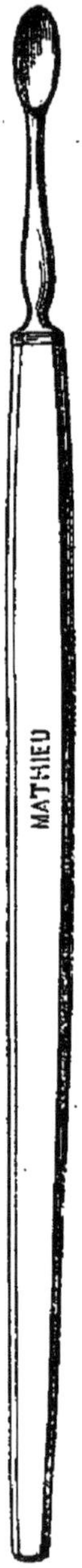

Le chalazion ayant été incisé, comme il a été dit plus haut, et ses parties centrales ramollies évacuées, on introduit dans la plaie une petite curette à bords tranchants (fig. 7), avec laquelle on racle les parois et le fond de la cavité, jusqu'à ce qu'on ait ainsi complètement enlevé le tissu néoplasique. Si le chalazion a été incisé à travers la peau, on réunit ensuite la plaie par un ou deux points de suture. On maintient sur les paupières une compresse imbibée d'une solution d'acide borique (4 p. 100) pendant trois à quatre jours. On enlève alors les sutures et la guérison est obtenue. Si l'incision a été faite à travers la conjonctive, on abandonne la plaie sans réunion.

Ce procédé met, aussi sûrement que la cautérisation, à l'abri d'une récidive. Nous l'avons fréquemment employé et toujours avec succès, aussi avons-nous depuis lors complètement abandonné la cautérisation, sur laquelle le raclage offre les avantages de ne déterminer ni irritation ni gonflement des paupières, de procurer une cicatrisation infiniment plus prompte, sans laisser à sa suite d'induration, dont la disparition peut exiger plusieurs semaines. On n'a pas en outre autant à craindre, lorsqu'il s'agit d'un chalazion interne, la formation d'une cicatrice irritante pour le globe.

MATHIEU

Fig. 7. — Curette de Wecker.

Quelquefois le chalazion interne amène la perforation de la muqueuse, soit par amincissement et distension, soit plutôt par envahissement de cette membrane par le tissu néoplasique. On voit alors des masses bourgeonnantes plus ou moins volumineuses faire saillie à la face interne de la paupière. En pareil cas, il faut, après avoir appliqué la pince de Desmarres, exciser les masses bourgeonnantes et procéder au raclage du tissu néoplasique à travers l'ouverture de la conjonctive, qu'on agrandit si elle est insuffisante pour permettre l'introduction et le jeu de la curette.

Le chalazion siégeant sur le bord palpébral et formant à son niveau une tumeur saillante (chalazion marginal), réclame une intervention différente de celle que nous venons de décrire. D'un coup de ciseaux on excise sa portion saillante de façon à égaliser le bord palpébral, puis avec la curette on évacue le tissu néoplasique infiltré dans l'épaisseur de la paupière. Il faut, en pareil cas, ne pas avoir recours à la cautérisation qui pourrait entraîner à sa suite une cicatrice vicieuse et une déformation du bord libre de la paupière.

Si, après l'excision de la portion saillante du chalazion, il reste, dans l'épaisseur de la paupière, une partie de tumeur trop volumineuse pour être extraite, avec la curette, par l'ouverture étroite résultant de l'excision, on divise alors celle-ci perpendiculairement au bord libre de la paupière, on racle soigneusement, avec la curette, les lèvres de l'incision et, lorsqu'on a ainsi extrait tout le tissu néoplasique, on réunit la plaie par deux points de suture, en commençant par le bord palpébral, dont la coaptation doit être parfaite pour éviter la formation d'une encoche. Un bandeau légèrement compressif, en immobilisant les paupières, favorise la réunion.

Assez fréquemment plusieurs chalazions se montrent sur la même paupière et la transforment en un bourrelet irrégulier. On se borne alors à opérer les plus volumineux par l'incision et le raclage, et l'on essaye d'obtenir la résorption des autres, soit par la piqûre et le broiement, suivant le procédé de Le Fort, soit en combattant l'irritation palpébrale, qui a été la cause de leur apparition. Après l'opération du chalazion, il faut en effet s'assurer que les paupières ne sont le siège d'aucune irritation et la combattre, lorsqu'elle existe, par l'usage de collyres appropriés.

B. — BLÉPHARO-PHIMOSIS. — CANTHOPLASTIE

Fréquemment, à la suite des blépharites chroniques simples ou granuleuses, on rencontre le blépharo-phimosis ou étroitesse de la fente palpébrale. Les liquides sécrétés par la conjonctive enflammée détruisent l'épiderme de la commissure externe, et les bords palpébraux ainsi avivés contractent entre eux des adhérences. Lorsqu'on écarte les paupières de façon à étaler la commissure, on s'aperçoit alors que ses bords sont réunis par une mince cicatrice.

Le blépharo-phimosis est souvent la cause d'ulcérations ou d'opacités de la cornée, par suite du contact permanent et des frottements, à la surface de cette membrane, des aspérités, granulations ou cicatrices, que présente la face interne des paupières. La guérison des lésions de la cornée ne peut être obtenue qu'autant qu'on met un terme à ce contact irritant; on atteint ce but par le débridement de la commissure.

Cette opération, à laquelle on donne le nom de

canthoplastie, se pratique de la façon suivante : Un aide, placé derrière le patient, écarte et tend les lèvres de la commissure externe; le chirurgien introduit derrière elles l'une des branches d'une paire de ciseaux droits mousses, qu'il pousse dans le prolongement de la fente palpébrale, jusqu'au contact du rebord orbitaire. Il rapproche alors les branches des

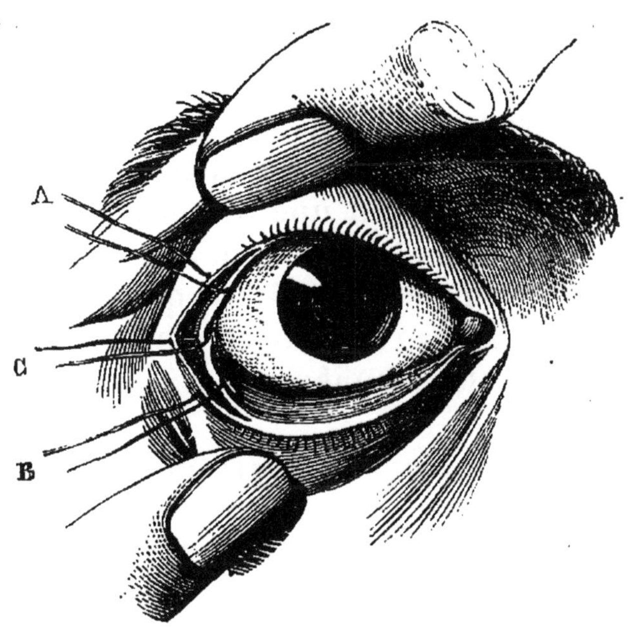

Fig. 8. — Canthoplastie.

ciseaux et divise la commissure dans toute son épaisseur. L'aide tend de plus en plus les lèvres de l'incision, de telle sorte que celle-ci prenne la forme d'un losange à grand axe vertical. Il ne reste plus alors qu'à affronter la muqueuse et la peau par trois points de suture (fig. 8).

Le chirurgien saisit, avec des pinces fines, la muqueuse au milieu de l'incision et la traverse, ainsi que la peau, avec une aiguille fine armée d'un fil de soie ciré et portée sur une pince. Deux points de suture sont passés de la même manière aux deux extrémités de l'incision, et lorsque les sutures sont réunies par un double nœud, on a ainsi une nouvelle commissure bordée de conjonctive dans toute son étendue.

Après quarante-huit heures, on peut enlever les fils, la réunion est obtenue. Cependant si, comme nous l'avons recommandé, on s'est servi de fils très fins, on peut laisser les sutures en place jusqu'au quatrième jour, la réunion se trouve ainsi mieux assurée. Le pansement, qu'on doit continuer pendant à peu près une semaine, consiste simplement en une compresse fine, pliée en plusieurs doubles et imbibée d'une solution d'acide borique (4 grammes pour 100), qu'on maintient par un bandeau assez serré pour comprimer modérément et immobiliser les paupières.

C. — TRICHIASIS

Le trichiasis, ou déviation des cils en dedans (fig. 9), se distingue de l'entropion, dont nous parlerons plus loin, en ce que les paupières conservent leur rectitude et ne s'enroulent pas sur elles-mêmes. Il provoque et entretient une irritation de la cornée, qui altère sa transparence et compromet ainsi la vision. En présence d'une affection chronique et rebelle de la cornée, il faut donc s'inquiéter de la direction des cils et ne pas oublier que parfois ceux-ci sont si fins, que leur déviation peut échapper à un examen superficiel.

L'*épilation* n'est qu'un moyen palliatif. Les cils arrachés repoussent et présentent une direction aussi vicieuse. Il faut, toutes les deux ou trois semaines, procéder à un nouvel arrachement.

L'*ablation* de la portion du bord palpébral qui supporte les cils déviés, est un procédé radical qui a l'inconvénient de priver le globe de l'œil du rôle protecteur que jouent les cils à son égard et de donner à la paupière un aspect disgracieux.

La *destruction des bulbes* des cils par les caustiques est passible des mêmes reproches. De plus, elle expose

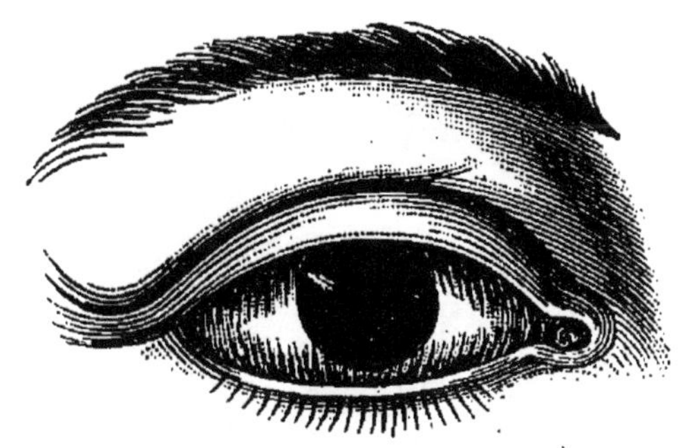

Fig. 9. — Trichiasis.

à la formation de cicatrices dures, irrégulières et irritantes pour le globe de l'œil.

C'est à la création, au voisinage du bord palpébral, d'une cicatrice, dont la rétraction luttera contre le renversement des cils, qu'il faut demander la guérison. On a conseillé de faire simplement l'excision d'un lambeau cutané voisin du bord de la paupière (fig. 10), mais la déviation que l'on obtient ainsi est généralement insuffisante; ce procédé n'est du reste guère applicable que lorsqu'il s'agit d'un trichiasis partiel. On atteint bien plus sûrement le but qu'on se propose par un procédé d'une extrême facilité d'exécution, dû à Gaillard (de Poitiers), les *ligatures cutanées*.

Voici en quoi il consiste : Entre les mors d'une pince à verrou, on saisit, à la face externe de la paupière et aussi près que possible de son bord, un pli comprenant la peau et les fibres du muscle orbiculaire et mesurant une hauteur d'environ un demi-centimètre. A la base de ce pli et très près des cils déplacés, on conduit, en rasant le cartilage tarse, une aiguille courbe portée sur une pince et armée d'un fil de soie ciré un peu fort. On passe ainsi, à une distance de 4 à 5 millimètres les uns des

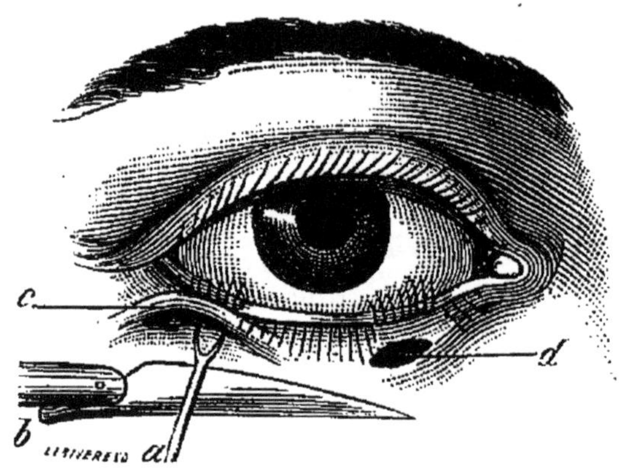

Fig. 10. — Trichiasis. Excision d'un lambeau cutané.

autres, d'autres fils, en nombre variable suivant l'étendue du trichiasis. Les fils ainsi placés et la pince retirée, on les serre fortement et on les arrête par un double nœud en étreignant, dans les anses qu'ils forment, la peau et les tissus sous-jacents (fig. 11). Si les ligatures donnent lieu, ainsi qu'il arrive le plus souvent, à un gonflement modéré, on se borne alors à faire sur la paupière des applications froides. Si la paupière est au contraire très tuméfiée et douloureuse, on fait à sa surface quelques applications émollientes. Vers le huitième jour généralement les tissus sont divisés et les fils tombent, laissant après leur chute des cicatrices linéaires, perpendiculaires au bord palpébral et dont la rétraction attire et maintient en bonne direction les cils déviés.

Ce procédé remédie très heureusement au trichiasis. Le seul reproche qu'on puisse lui adresser est de laisser à la face externe de la paupière des nodosités cicatricielles que le temps efface bien un peu, mais qui restent toujours apparentes. Ce reproche, peu sérieux quand il n'y a qu'un bouquet de cils

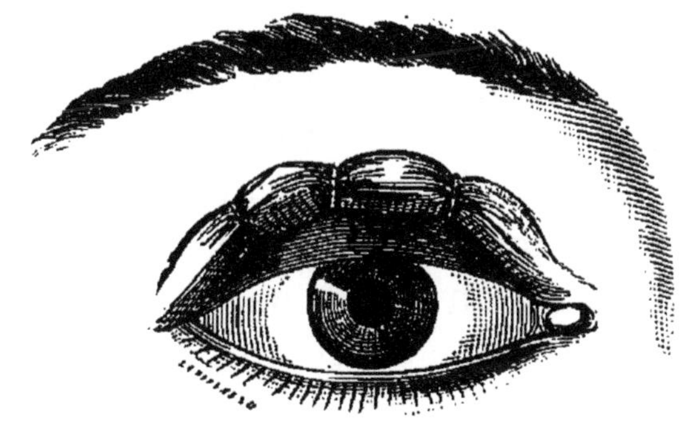

Fig. 11. — Ligatures cutanées.

déviés et qu'une ligature ou deux seulement sont nécessaires, a plus de valeur lorsque le trichiasis est général. On doit donc prévenir le patient de cette conséquence de l'opération avant de l'entreprendre.

D. — ENTROPION

L'entropion, ou renversement de la paupière en dedans, est *musculaire* ou *cicatriciel*. Dans le premier cas il est dû à la contraction spasmodique des fibres du muscle orbiculaire et se montre dans le cours de conjonctivites et surtout de kératites, s'accompagnant de photophobie intense. On l'observe surtout à la paupière inférieure. Il est temporaire et disparaît le plus souvent avec les maladies qui lui ont donné naissance.

L'entropion cicatriciel est au contraire permanent. Il se montre principalement à la suite des conjonctivites granuleuses et est produit par la rétraction du tissu cicatriciel qui succède aux granulations. On le désigne également sous le nom d'*entropion trachomateux*. Souvent dans cette variété les cartilages tarses sont ramollis, recroquevillés, au point que, la paupière manquant de son soutien naturel, une guérison complète peut être impossible. Il siège de préférence sur la paupière supérieure.

L'entropion musculaire, qu'on observe dans le cours d'une affection aiguë, ne réclame pas une intervention chirurgicale. On réussit à combattre, par des moyens simples, les effets du spasme de l'orbiculaire et à prévenir l'enroulement de la paupière. Ainsi on peut se servir du collodion : après avoir lavé la paupière avec de l'alcool, on fait, au-dessous du bord libre, un pli transversal ou vertical suffisant pour la redresser, et on le badigeonne à l'aide d'un pinceau trempé dans le collodion. On le maintient avec les doigts jusqu'à dessiccation du collodion, dont la rétraction fronce la peau et empêche la paupière de se renverser. On recommence ainsi tous les deux ou trois jours, jusqu'à ce que le spasme de l'orbiculaire ait cessé.

On peut encore faire usage des serres-fines, pour faire sur la paupière un pli qui s'oppose à son renversement. M. Panas, qui est partisan de ce moyen, recommande de changer tous les jours le point d'application des serres-fines, pour prévenir l'excoriation de la peau, et de les maintenir avec un fil, qu'on fixe soit sur la joue, soit sur le front, pour s'opposer à leur renversement contre le globe de l'œil. Le pli fait par les serres-fines persiste plusieurs jours après leur ablation; en le collodionnant, on pourrait plus sûrement prolonger sa durée.

La guérison de l'entropion cicatriciel ne saurait être obtenue par des moyens aussi simples. A la cause permanente de renversement de la paupière il faut opposer un obstacle permanent : créer, par exemple, en sens opposé de la cicatrice existante une autre cicatrice qui puisse contre-balancer son action. Les *ligatures cutanées* de Gaillard, que nous avons décrites à propos du trichiasis, trouvent ici leur indication.

Souvent l'entropion s'accompagne de blépharophimosis, il faut alors associer la canthoplastie aux ligatures cutanées. Cette double opération donne d'excellents résultats.

Si ces moyens viennent à échouer, on a recours à une opération sanglante.

Parmi les opérations assez nombreuses qui ont été proposées pour remédier au trichiasis et à l'entropion, nous nous bornerons à décrire les deux suivantes qui, par les résultats qu'elles donnent et leur exécution relativement simple, nous semblent devoir mériter la préférence.

1. Entropion et trichiasis de la paupière supérieure, procédé d'Anagnostakis, modifié par M. Panas.

Le malade étant chloroformisé, le chirurgien engage sous la paupière, pour protéger le globe de l'œil, et pousse, jusque dans le cul-de-sac conjonctival, une plaque en corne, qu'il confie ensuite à un aide. A 2 ou 3 millimètres de la rangée des cils, il fait une incision horizontale, intéressant la peau et le muscle orbiculaire, jusqu'au cartilage tarse exclusivement. Elle doit dépasser de chaque côté, de 1 à 2 millimètres, les limites du trichiasis, sans empiéter sur la portion du bord libre située en dedans du point lacrymal, pour ne pas produire le renversement de ce dernier.

Soulevant avec une pince fine la lèvre inférieure de l'incision, le chirurgien la dissèque, en rasant la face externe du cartilage tarse jusqu'au voisinage du bord libre de la paupière. Il faut en effet respecter la muqueuse du bord libre, les bulbes des cils et la portion ciliaire du muscle orbiculaire (muscle de Riolan).

Il procède de la même manière à la dissection de la lèvre supérieure de l'incision et la poursuit en haut jusqu'à ce que toute la face antérieure du cartilage tarse et l'insertion du ligament suspenseur de la paupière soient mises à nu. Au milieu de l'incision, il fait alors, avec une pince fine, à la base du ligament suspenseur de la paupière, au niveau de son insertion sur le cartilage tarse, un pli vertical d'une hauteur de 1 millimètre, qu'il traverse à sa base avec une aiguille fine et courbe montée sur une pince et pourvue d'un fil de soie. Après avoir dégagé l'aiguille, il la conduit ensuite sous le lambeau inférieur et la fait ressortir sur le bord libre, en avant du tarse, derrière la rangée des cils (fig. 12). D'autres points de suture, distants l'un de l'autre de 3 ou 4 millimètres, sont disposés de la même manière. La plaque de corne est alors retirée, chaque point de suture est fermé par un double nœud, puis les fils sont réunis en un faisceau qui est fixé sur le front avec du collodion ou une bandelette de taffetas.

Le lambeau inférieur qui supporte les cils est ainsi attiré en haut, et sa face profonde en s'accolant à la face dénudée du tarse rend le redressement permanent.

Dans cette opération la lèvre supérieure de l'inci-

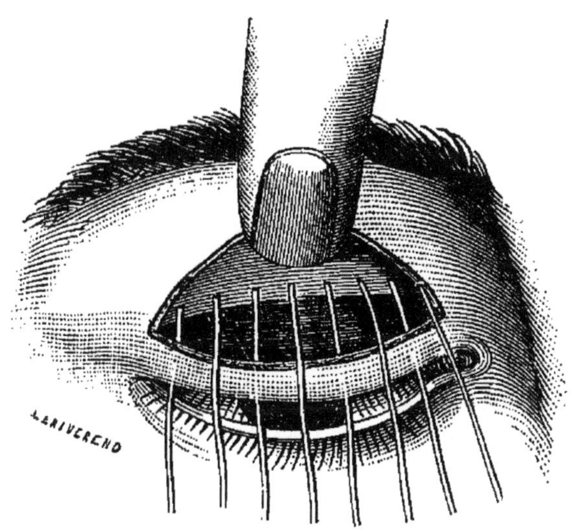

Fig. 12. — Opération de l'entropion et du trichiasis de la paupière supérieure. Procédé d'Anagnostakis modifié par M. Panas.

sion reste libre, mais elle ne tarde pas à se réunir avec la plaie.

Le pansement consiste simplement en une compresse fine imbibée d'une solution d'acide borique, qu'on renouvelle de temps en temps et qu'on maintient avec un bandeau légèrement compressif. Les fils ne doivent pas être retirés, on doit attendre leur chute spontanée.

Ce procédé, qui peut paraître compliqué et d'une

exécution un peu délicate, est cependant peut être plus simple que la plupart de ceux qui ont été recommandés contre le trichiasis et fournit d'excellents résultats.

2. — Entropion et trichiasis de la paupière inférieure, procédé de M. Panas.

On fait, à 4 ou 5 millimètres du bord libre de la paupière et parallèlement à ce bord, une incision horizontale s'étendant de l'angle externe à 1 ou 2 millimètres en dehors du point lacrymal. Deux incisions verticales de 8 à 10 millimètres sont faites alors, à partir du bord libre de la paupière, aux deux extrémités de la première incision. On dissèque de bas en haut le lambeau circonscrit en rasant la face antérieure du cartilage. Ce lambeau, qui comprend ainsi la peau, la portion marginale du muscle orbiculaire et les bulbes des cils, doit être détaché jusqu'au voisinage du bord libre de la paupière. On l'attire alors en bas suffisamment pour que les cils déviés se trouvent redressés et même que la paupière affecte un léger degré d'ectropion. On mesure de combien ce lambeau chevauche sur l'inférieur et l'on en excise une bande suffisante pour les amener au contact (fig. 13). On pratique la suture avec de fins fils de soie cirés et armés d'une aiguille courbe à chacune de leurs extrémités. Cette aiguille, conduite sous le lambeau supérieur à la face antérieure du cartilage tarse, ressort à travers le bord libre de la paupière, en arrière de la rangée des cils; l'autre aiguille traverse le lambeau inférieur en arrière de l'orbiculaire et ressort à 5 ou 6 millimètres de la plaie. On place ainsi trois ou quatre, au maximum cinq, points de suture, puis on les noue et on les coupe au ras du nœud. On applique un linge imbibé d'une solution d'acide borique et un bandage compressif.

Cette opération est également applicable au trichiasis partiel de la paupière inférieure. On donne

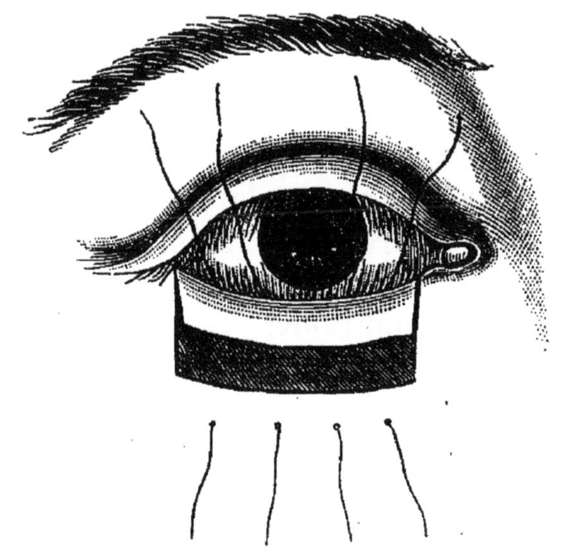

Fig. 13. — Entropion de la paupière inférieure. Procédé de M. Panas.

alors à l'incision horizontale une étendue proportionnée à celle du trichiasis.

E. — ECTROPION

L'ectropion, ou renversement des paupières en dehors, reconnaît des causes diverses et présente des degrés variables. Le même traitement ne lui est donc pas toujours applicable.

L'ectropion de la paupière inférieure est souvent la conséquence d'une affection ancienne des voies lacrymales, unie au relâchement sénile ou paralytique de la paupière. Il est alors généralement peu prononcé et il suffit pour le voir disparaître de traiter l'affection lacrymale, comme nous le dirons plus loin.

D'autres fois l'ectropion de la paupière inférieure se montre à la suite de l'inflammation de la muqueuse palpébrale, qui est épaissie, charnue, sarcomateuse ; la paupière se renverse, l'irritation, entretenue par le contact de l'air, est un obstacle à la guérison de la blépharite, et le point lacrymal dévié se rétrécit et même s'oblitère. Il faut en pareil cas redresser la paupière, rétablir le cours des larmes par l'incision du point lacrymal, puis traiter la blépharite, qui guérit du reste assez promptement, lorsque les deux premières indications ont été remplies.

Le redressement de la paupière peut être obtenu par la création à sa face interne d'une cicatrice, dont la rétraction l'attirera en dedans. On peut pour cela avoir recours à la cautérisation : on passe à plusieurs reprises dans le cul-de-sac conjonctival, qu'on met bien à découvert, en exagérant le renversement de la paupière, un crayon de nitrate d'argent et l'on fait suivre cette cautérisation de lavages avec l'eau salée pour neutraliser l'excès du caustique. Pendant une semaine ou deux on maintient ensuite, à l'aide d'une bandelette agglutinative et d'un bandage approprié, la paupière redressée. Ce procédé ne peut convenir que dans les cas très légers et récents d'ectropion.

Lorsque l'ectropion est plus prononcé, nous préférons le procédé suivant, dû à Snellen. Ce procédé très ingénieux consiste à passer, dans le cul-de-sac conjonctival, une anse de fil, dont les extrémités viennent ressortir à travers la peau et sur lesquelles il suffit d'exercer une traction pour redresser la paupière.

Il s'exécute de la façon suivante : On prend un fil de soie ciré fin et résistant, à chacune des extrémités duquel on enfile une aiguille fine, droite ou légèrement courbe. La paupière étant bien attirée en bas pour découvrir le cul-de-sac conjonctival, dans le fond de celui-ci, au voisinage du point correspondant au maximum du renversement de la paupière, on fait pénétrer une des aiguilles et on la fait ressortir à travers la peau, au voisinage du rebord orbitaire. A une distance de 5 à 6 millimètres de la première, on fait pénétrer, de la même manière, dans le cul-de-sac conjonctival, la seconde aiguille et on lui fait suivre un trajet parallèle à travers la paupière, de façon que les deux ouvertures de sortie se trouvent à la même hauteur. On tire alors sur les deux extrémités de l'anse, qui occupe le cul-de-sac conjonctival, et lorsque la paupière se trouve ainsi suffisamment redressée, on les noue sur un petit rouleau de linge. Si l'ectropion est étendu à la totalité ou à la plus grande partie de la paupière et qu'une anse soit insuffisante pour opérer le redressement, on en passe une seconde et même une troisième. Le pansement consécutif consiste simplement en un bandage légèrement compressif. On laisse ainsi les fils en place, jusqu'à ce que la suppuration ait envahi leur trajet, de façon qu'il se forme un tissu cicatriciel dont la rétraction puisse s'opposer à la reproduction de l'ectropion. Pendant deux semaines au moins, après l'enlèvement des fils, il faut maintenir la paupière relevée avec une bandelette agglutinative et un bandage approprié. On institue alors le traitement de la blépharite et l'on s'assure qu'il n'existe aucun obstacle au cours des larmes.

Ce procédé, dont nous avons maintes fois eu l'occasion de constater l'efficacité, remédie à l'ectropion par la formation de cicatrices sous-cutanées, dont la rétraction attire en bas le cul-de-sac sous-conjonctival et s'oppose ainsi au renversement de la paupière. Il convient non seulement dans les cas que nous avons indiqués, mais peut être également employé pour combattre l'ectropion cicatriciel, lorsqu'il est peu prononcé et que la cicatrice est cutanée, superficielle et sans adhérences avec les tissus sous-jacents ou avec le squelette.

Lorsque l'ectropion est dû à la rétraction d'une cicatrice résultant d'une perte de substance profonde et étendue, le moyen le plus simple d'y remédier consiste dans la suture des paupières, *blépharorrhaphie* ou *tarsorrhaphie*. Nous avons déjà [1] insisté sur les services que rend cette opération, comme moyen préventif de l'ectropion dans le cas de plaie des paupières avec perte de substance. C'est encore à elle qu'il faut avoir recours lorsqu'on se trouve en présence d'un ectropion confirmé. Souvent elle suffit à assurer la guérison ; dans le cas contraire, elle ne peut être considérée comme inutile, puisqu'elle est le préliminaire obligé de la restauration des paupières.

Cette opération comprend deux temps : l'avivement et la suture.

L'avivement doit s'arrêter un peu en dehors des points lacrymaux et comprendre toute l'étendue du bord des paupières jusqu'à l'angle externe exclusivement. On soulève le bord palpébral entre les doigts de la main gauche ou l'on introduit sous la paupière une plaque de bois ou d'écaille, qui protège le globe de l'œil et que l'on confie à un aide, puis avec des

1. *Traité des opérations d'urgence*, 2e édit., p. 54.

ciseaux fins ou un couteau étroit de de Græfe, on dépouille simplement de sa couche épidermique la partie du bord palpébral comprise entre son bord tranchant et l'implantation des cils, qu'on ménage.

Lorsqu'on a ainsi avivé les deux paupières et que l'écoulement sanguin, généralement insignifiant, est arrêté, on pratique la suture avec des aiguilles très ténues et des fils de soie ou métalliques aussi fins que possible. On comprend, dans l'anse des points de suture, distants de 5 millimètres, toute l'épaisseur des paupières. Du quatrième au sixième jour l'adhésion est suffisante pour qu'on puisse retirer les fils.

L'occlusion des paupières, dont l'œil ne souffre en aucune façon, et qui même, d'après M. Verneuil, favoriserait la résorption des opacités de la cornée, doit être maintenue pendant un temps fort long, une année et même plus. On pratique la désunion des paupières avec un bistouri étroit conduit sur la sonde cannelée introduite, au niveau de l'angle interne, qui est libre, en arrière des paupières, ou simplemeut avec des ciseaux à branches mousses. Si l'on craint que l'ectropion ne vienne à se reproduire, on peut faire seulement la désunion partielle des paupières et attendre quelques mois encore avant de les libérer complètement.

Lorsque l'ectropion est tellement prononcé que les bords palpébraux ne peuvent arriver au contact, la suture des paupières nécessite une incision libératrice pratiquée parallèlement au bord de la paupière. On peut alors réunir les bords palpébraux, mais il en résulte sur la paupière une perte de substance, qui peut être immédiatement comblée à l'aide d'un des nombreux procédés autoplastiques recommandés pour la restauration des paupières. Ces opérations n'appartenant pas à la chirurgie usuelle, leur description nous entraînerait au delà des limites que nous nous sommes tracées, et nous renvoyons le lecteur aux traités spéciaux.

VIII

OPÉRATIONS QUI SE PRATIQUENT SUR LES VOIES LACRYMALES

Les opérations qui se pratiquent sur les voies lacrymales, sont l'incision des points et des conduits lacrymaux, le cathétérisme du canal nasal, la stricturotomie ou incision des rétrécissements du canal nasal et l'ouverture du sac lacrymal.

A. — INCISION DES POINTS ET DES CONDUITS LACRYMAUX

Cette opération est le plus souvent exécutée comme temps préliminaire du cathétérisme du canal nasal, mais quelquefois aussi elle constitue tout l'acte opératoire. On la pratique alors pour remédier à l'éversion du point lacrymal inférieur, conséquence fréquente de la blépharite ciliaire et de la conjonctivite palpébrale chronique ou du relâchement sénile ou paralytique de la paupière inférieure. Pendant le clignement, le point lacrymal, renversé en dehors, cesse de se diriger vers le globe de l'œil, et n'arrive plus au contact des larmes, rassemblées en ce moment, par le mouvement des paupières, dans le lac lacrymal. Il en résulte un larmoiement plus ou moins incommode, auquel on remédie en incisant le point lacrymal et le conduit correspondant dans une étendue suffisante pour que la gouttière ainsi formée arrive au contact des larmes. Dans certains cas de renversement très prononcé de la paupière, on ne peut atteindre ce résultat qu'en divisant le conduit lacrymal dans toute sa longueur, jusqu'à son embouchure dans le sac. Mais une incision aussi étendue, dont quelques auteurs font une règle générale, doit être réservée à ces cas de renversement extrême. Il faut respecter, autant que possible, l'intégrité des voies lacrymales, et, quand on est dans l'obligation d'y porter atteinte, on ne doit le faire que dans les limites strictement nécessaires. Le but qu'on poursuit est atteint, lorsque les lèvres du conduit, transformé en gouttière, arrivent au contact des larmes; il est donc inutile de donner à l'incision une étendue plus grande. L'opération de Snellen (ligatures cutanées, p. 69) contribue alors à la guérison en redressant la paupière.

Lorsqu'on incise un des points lacrymaux, comme acte préliminaire du cathétérisme du canal nasal, l'incision doit être moins étendue encore et juste suffisante pour permettre l'introduction du cathéter. Une incision plus grande est sans utilité, en admettant même, ce qui n'est pas démontré, qu'elle soit sans inconvénients.

Cette opération s'exécute avec le couteau de Weber (fig. 14). D'autres instruments plus ou moins ingénieux ont été imaginés dans le même but, mais aucun n'est aussi simple et, quoi qu'on en dise, d'un maniement aussi commode.

Les points lacrymaux sont situés au sommet d'une saillie conique occupant la partie interne du bord libre des paupières. Leur diamètre est un peu supérieur à un quart de millimètre. Les conduits lacrymaux, qui leur font suite, présentent une première portion ampullaire, verticale, de 2 à 3 millimètres de diamètre, à laquelle succède une portion cylindrique, de 1 millimètre de diamètre, oblique en dedans, en arrière et en haut pour la paupière inférieure, en bas pour la paupière supérieure. Ces conduits s'ouvrent, tantôt isolément, tantôt par un orifice commun, dans la cavité du sac, à l'union de son tiers supérieur et de ses deux tiers inférieurs (fig. 15).

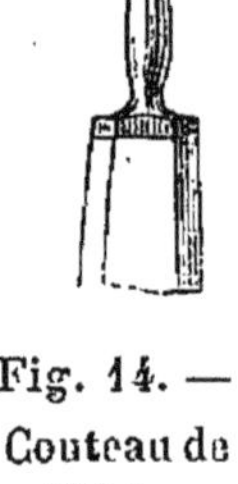

Fig. 14. — Couteau de Weber.

Pour inciser le conduit lacrymal inférieur, le chirurgien se place en avant du patient, s'il s'agit de l'œil gauche, en arrière, s'il s'agit de l'œil droit. Il tend la paupière par une traction exercée avec la main gauche sur la commissure externe, puis introduit, dans le point lacrymal, l'extrémité boutonnée du couteau de Weber, tenu verticalement et préalablement trempé dans l'huile, pour faciliter son introduction. Si le point lacrymal présente une étroitesse telle que la pénétration du couteau soit impossible, on le dilate préalablement, soit avec un stylet fin, soit simplement avec une épingle, dont on émousse un peu la pointe.

Lorsque l'instrument a pénétré à 1 ou 2 millimètres, on en abaisse le manche et on le rapproche de la tempe, pour le placer dans la direction du conduit lacrymal, que rend horizontal la traction exercée sur la commissure externe. On le pousse alors doucement, le tranchant dirigé vers le bord libre de la paupière et un peu en arrière du côté du globe, en lui faisant suivre la paroi postérieure du conduit, jusqu'à ce que le bouton arrive au contact de la paroi interne du sac. Ce temps de l'opération doit être exécuté sans violence, la paupière toujours tendue et l'instrument bien dans la direction du conduit pour ne pas faire de fausse route. Le contact du couteau avec la paroi interne du sac donne la sensation de résistance caractéristique que fournit un os recouvert par une membrane mince. Cette sensation fait défaut lorsque l'instrument est arrêté par la paroi externe du sac, se laissant déprimer devant l'instrument; si alors on cesse d'attirer la commissure externe en dehors, on voit le tendon de l'orbiculaire se déplacer et être entraîné en dedans, ce qui n'a pas lieu lorsque l'instrument a parcouru le conduit lacrymal dans toute son étendue et est arrivé dans la cavité du sac. Quand on a ainsi reconnu qu'on n'est pas dans la bonne voie, on retire de quelques millimètres l'instrument, on tend de nouveau la paupière et l'on fait de nouvelles tentatives en dirigeant le couteau exactement dans l'axe du conduit.

Quand le bouton du couteau est au contact de la paroi interne du sac, l'on l'y maintient par une pression modérée, car trop énergique elle pourrait causer la déchirure de la muqueuse, et l'on achève l'opération en imprimant au manche un mouvement de bascule, dont l'élévation est proportionnée à l'étendue qu'on désire donner à l'incision et peut aller jusqu'à l'angle droit, si l'on veut diviser le conduit dans sa totalité. Il est important que pendant cette manœuvre le conduit lacrymal soit bien tendu pour ne pas fuir devant le couteau.

Si l'incision du conduit lacrymal n'est que le prélude du cathétérisme du canal nasal, la simple introduction du couteau est le plus souvent suffisante et c'est à peine s'il est nécessaire de lui imprimer un très léger mouvement de bascule. On peut dans ce cas faire choix de l'un ou l'autre point lacrymal, mais à moins d'indications spéciales, l'éversion du point lacrymal inférieur par exemple, on doit donner la préférence au point supérieur, parce qu'en attirant la paupière supérieure en haut l'axe du conduit peut être ramené presque dans la direction du sac lacrymal et que le cathétérisme en est rendu plus facile. L'incision du point lacrymal supérieur se pratique de la même manière que celle du point inférieur, avec cette seule différence que le mouvement de bascule s'accomplit en bas et non en haut.

Après l'incision de l'un des points lacrymaux, on a conseillé pour prévenir l'agglutination des lèvres de la plaie et assurer leur cicatrisation isolée, d'instiller toutes les heures quelques gouttes de glycérine dans le cul-de-sac conjonctival, mais il est plus sûr, lorsqu'on a le malade sous la main, d'introduire, tous les jours, pendant quatre ou cinq jours, entre les lèvres de l'incision, un fin stylet qu'on pousse jusqu'à la rencontre de la paroi interne du sac.

B. — CATHÉTÉRISME DU CANAL NASAL

Le cathétérisme du canal nasal fait la base du traitement des affections des voies d'excrétion des larmes. Il n'est pas seulement destiné à combattre, en les dilatant, les coarctations du canal nasal, qui sont beaucoup moins fréquentes qu'on ne l'avait supposé. Il trouve aussi et surtout son indication dans les inflammations chroniques des voies lacrymales, le catarrhe du sac par exemple, dont les rétrécissements du canal nasal ne sont du reste que la conséquence. Il agit alors en modifiant la vitalité de la muqueuse et en assurant le cours des larmes, dont la rétention, provoquée et entretenue par la maladie, devient ensuite un obstacle à sa guérison. La rétention des larmes peut exister en effet en l'absence de tout rétrécissement, elle reconnaît alors pour cause soit la tuméfaction de la muqueuse chroniquement enflammée, soit simplement l'obstruction du conduit par des sécrétions muqueuses interrompant la continuité de la couche capillaire des larmes.

Si l'inflammation des voies lacrymales, lorsqu'elle ne s'accompagne d'aucune sécrétion anormale, ne présente que peu de gravité et n'occasionne qu'une gêne plus ou moins grande à cause du larmoiement qu'elle détermine, il n'en est plus de même lorsque la muqueuse enflammée devient le siège d'une sécrétion muco-purulente et même tout à fait purulente. Cette affection constitue alors un danger permanent pour l'œil. Le déversement partiel, par les points lacrymaux, des produits de sécrétion dans le cul-de-sac de la conjonctive, entretient souvent une inflammation chronique de cette membrane, provoque des kératites rebelles et imprime aux lésions les plus légères de la cornée une extrême gravité. C'est ainsi qu'une simple excoriation de cette membrane, infectée par la sécrétion du sac, peut se transformer en un ulcère rongeant qui, abandonné à lui-même, entraînera la destruction et la perforation de la cornée et, dans les cas les plus favorables, une opacité plus ou moins étendue de cette membrane. Le traitement du catarrhe du sac, ou *dacryocystite chronique*, présente, comme on le voit, une extrême importance.

Le sac lacrymal, logé dans la gouttière de l'unguis et de l'apophyse montante du maxillaire, est oblique en bas, en dehors et en avant. Il est cylindrique, aplati transversalement, mesure environ 12 millimètres de longueur et a un diamètre de 4 millimètres. Le canal nasal, qui lui succède et vient s'ouvrir dans le méat inférieur des fosses nasales, est oblique en bas, en dehors et en arrière. Il est cylindrique, a une longueur de 12 millimètres et un diamètre moyen de 3 millimètres (fig. 15).

La partie la plus rétrécie correspond à sa jonction avec le sac lacrymal. En ce point existe un repli semi-

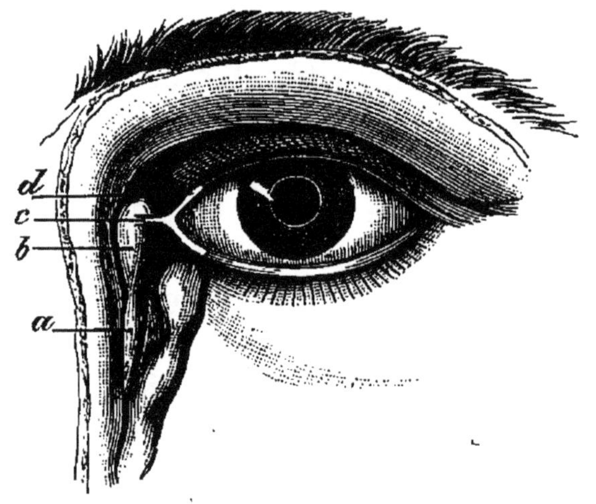

Fig. 15.— Voies lacrymales : *a*, canal nasal ; *b*, sac lacrymal ; *c*, conduit lacrymal ; *d*, point lacrymal supérieur.

lunaire ou circulaire à concavité supérieure, décrit par quelques anatomistes sous le nom de valvule.

La direction du canal nasal est représentée par une ligne qui, partant de la naissance du sourcil ou du plan médian du front, à 3 centimètres au-dessus de la racine du nez, passe par le milieu du ligament palpébral interne (tendon de l'orbiculaire), et aboutit à l'intervalle séparant la canine de l'incisive latérale supérieure. Cette direction présente quelques différences individuelles : ainsi, elle s'écarte davantage du plan médian chez les sujets à nez aplati. Le canal nasal présente, en outre, chez ces derniers, un diamètre moindre, ainsi que chez les individus porteurs d'un nez fortement arqué.

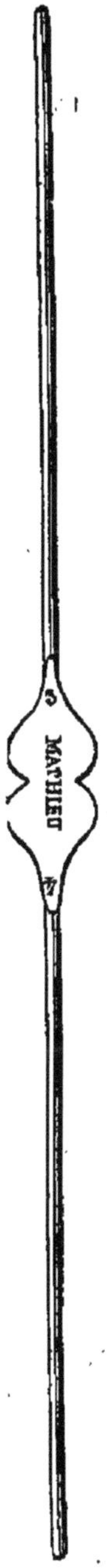

On pratique le cathétérisme du canal nasal avec des stylets d'argent, dits stylets ou sondes de Bowman (fig. 16), cylindriques, au nombre de six, représentant une série d'un volume progressivement croissant. Le diamètre du numéro six est d'un millimètre.

Cette opération est précédée du débridement de l'un des points lacrymaux, que l'on pratique comme nous l'avons dit plus haut. Sauf indication particulière, éversion du point lacrymal inférieur, par exemple, on fait choix du point supérieur. On respecte ainsi le point lacrymal inférieur, qui joue le rôle principal dans l'absorption des formes. La possibilité de ramener, en attirant la paupière en haut, le conduit lacrymal supérieur dans une direction voisine de celle du sac lacrymal rend en outre le cathétérisme plus facile.

Lorsqu'on pratique pour la première fois le cathétérisme du canal nasal, on le tente d'abord avec une sonde de calibre moyen, numéro 2 ou 3; et, si l'on ne peut réussir, on a alors recours à une sonde d'un numéro plus faible; mais, le plus souvent, les difficultés qu'on éprouve tiennent plus à une mauvaise

Fig. 16. — Stylet de Bowman.

direction de l'instrument qu'à l'étroitesse du canal.

Le cathétérisme du canal nasal doit être pratiqué avec douceur. En agissant violemment on peut, si surtout le cathéter n'est pas exactement poussé dans la direction du conduit, produire la déchirure de la muqueuse et la dénudation des os, et déterminer ainsi soit une hémorrhagie assez abondante, sans jamais toutefois être inquiétante, soit, ce qui est plus sérieux, une inflammation des voies lacrymales et un phlegmon du sac, qui peut être suivi de la nécrose des os dénudés.

Pour pratiquer le cathétérisme du canal nasal, le chirurgien se place en avant du patient, s'il s'agit de de l'œil gauche, en arrière s'il s'agit de l'œil droit. Avec la main gauche, il attire la commissure externe en dehors pour la paupière inférieure, en haut et en dehors pour la paupière supérieure. Il introduit ensuite, dans le point lacrymal débridé, le cathéter préalablement enduit d'huile, et le pousse dans le conduit lacrymal jusqu'au contact de la paroi interne du sac.

Lorsqu'il a senti distinctement la résistance caractéristique fournie par la paroi osseuse, il abandonne alors la paupière, et fait décrire au cathéter, autour de son extrémité maintenue au contact de la paroi du sac comme centre, un arc de cercle qui l'amène dans l'axe du canal nasal (fig. 17). Il ne reste plus alors qu'à le pousser doucement dans cette direction.

Le temps le plus difficile consiste à engager la sonde dans l'orifice supérieur du canal, qui en représente la partie la plus étroite et peut opposer une certaine résistance. C'est la paroi interne du sac qui doit servir de guide à l'instrument ; aussi doit-il rester constamment en contact avec elle. Si, dans le mouvement

5.

d'élévation, il vient à l'abandonner, il faut l'abaisser et recommencer ce mouvement, en maintenant bien exactement l'extrémité de la sonde, pour ne pas perdre ce point de repère, sinon indispensable, du moins très important.

En présence d'un obstacle, il faut chercher à le

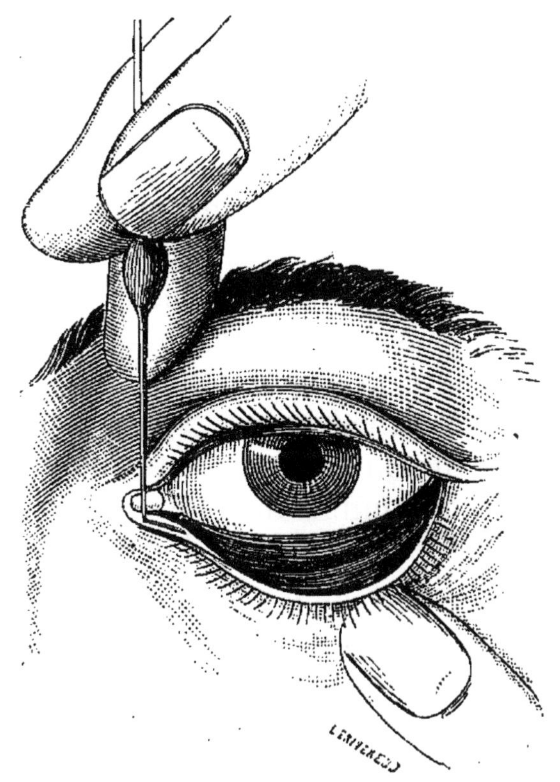

Fig. 17. — Cathérisation du canal nasal.

surmonter en exerçant une pression plus forte, mais sans violence; et, plutôt que de tenter de le vaincre à tout prix, recourir à une sonde d'un numéro inférieur.

La sonde ne doit pas pénétrer jusque sur le plancher des fosses nasales; son introduction à une profondeur de 3 à 4 centimètres est tout à fait suffisante.

Lorsqu'on se propose de combattre une inflammation des voies lacrymales, caractérisée simplement par du larmoiement sans sécrétion anormale de la muqueuse, on fait le cathétérisme tous les deux ou trois jours, pendant huit ou quinze jours, en laissant chaque fois le cathéter en place pendant dix ou quinze minutes; puis on le répète ensuite seulement toutes les semaines ou tous les quinze jours, si le larmoiement tend à reparaître. Lorsqu'un cathéter passe facilement, on en emploie le lendemain un autre d'un numéro supérieur ou, dans une même séance, on le remplace après cinq minutes de séjour par un autre plus fort qu'on laisse un temps égal. Il n'est pas cependant nécessaire d'atteindre les derniers numéros de la série et le passage du numéro 4 indique un degré de perméabilité très satisfaisant. Il nous semble inutile d'user de cathéter plus gros, ainsi que l'avait conseillé Bowman. Quelques chirurgiens considèrent même leur emploi comme nuisible.

Lorsque l'affection des voies lacrymales s'accompagne d'une sécrétion anormale muqueuse ou purulente, lorsqu'il existe en un mot un catarrhe du sac, ce qu'on reconnaît au reflux par les points lacrymaux d'un mélange de larmes, de mucus ou de pus, que détermine la pression sur la région du sac, le cathétérisme seul est insuffisant, il y faut joindre l'emploi d'injections modificatrices.

Les *injections dans les voies lacrymales* se pratiquent avec la seringue d'Anel (fig. 18). On peut les faire dans un but diagnostique, pour s'assurer de la perméabilité des voies d'excrétion. On fait alors usage d'une canule fine, recourbée qu'on introduit dans l'un des points lacrymaux, sans qu'il ait été préalablement dilaté ou incisé et l'on pousse une injection d'eau ordinaire, qui, si les voies sont libres, s'écoule dans la fosse nasale correspondante ou dans le pharynx.

Lorsque les injections sont employées dans un but thérapeutique et destinées à modifier les sécrétions de la muqueuse du sac et du canal nasal, on emploie des solutions astringentes, soit de sulfate de zinc au trois-centième, soit d'acide borique au centième, sans employer jamais des liquides caustiques qui exerceraient sur la muqueuse une action trop violente et pourraient donner lieu dans la suite à la formation

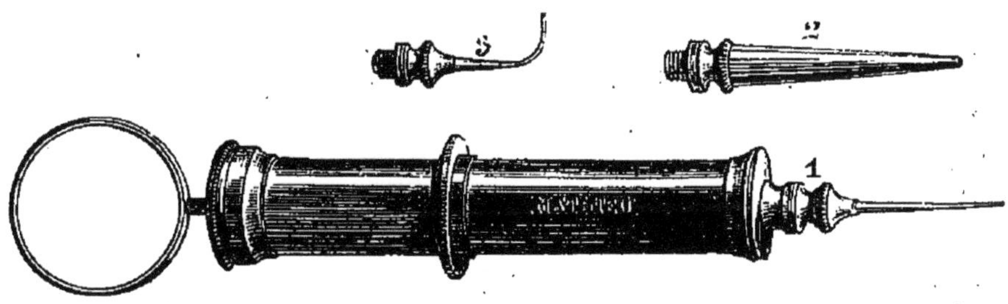

Fig. 18. — Seringue d'Anel.

de rétrécissements cicatriciels. Les injections sont dans ce cas associées au cathétérisme. Après avoir retiré la sonde, on introduit la canule de la seringue dans le point lacrymal et l'on pousse l'injection. Comme le point lacrymal a été divisé, il faut faire usage d'une canule assez forte pour remplir la cavité du conduit lacrymal, afin que le liquide ne reflue pas sur ses côtés.

On a recommandé de faire usage de canules spéciales, ayant le diamètre et la longueur des sondes. On introduit un mandrin dans leur cavité et l'on pratique le cathétérisme, puis, lorsqu'elles ont séjourné dans les voies lacrymales le temps nécessaire, on enlève le mandrin et l'on pousse l'injection doucement en retirant graduellement la sonde de façon que le liquide de l'injection baigne ainsi successivement tous les points du canal et du sac.

L'emploi de ces instruments spéciaux (fig. 19) n'est pas absolument indispensable, surtout lorsqu'on fait suivre immédiatement le cathétérisme de l'injection. La voie est alors suffisamment libre pour que le liquide parcoure toute l'étendue des voies lacrymales. Son

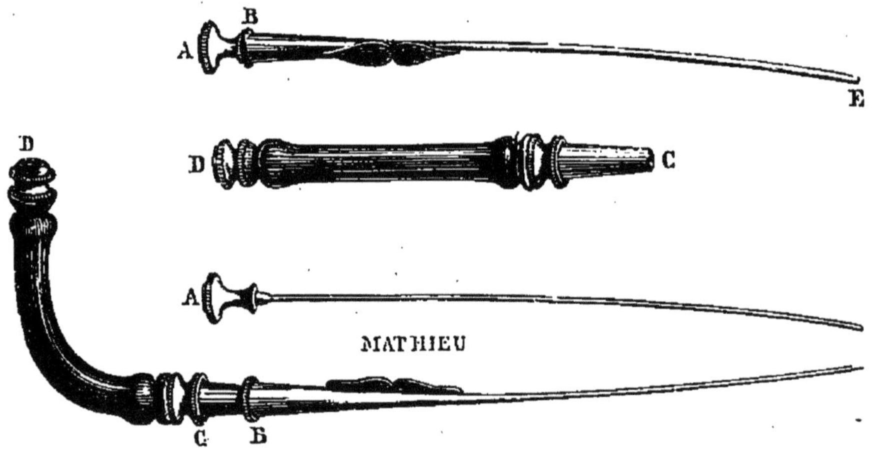

Fig. 19. — Canules pour injections lacrymales.

écoulement dans la fosse nasale ou le pharynx en fournit du reste la preuve.

Ces injections doivent être continuées quelque temps encore, alors que toute trace de sécrétion anormale a disparu et l'on y doit revenir aussitôt qu'elle menace de réapparaître.

Dans certains cas d'obstruction complète du canal nasal, ainsi qu'on l'observe à la suite de fracture des os du nez, les injections sont encore indiquées pour tarir la sécrétion purulente dont la cavité du sac peut être le siège. On incise alors jusqu'à son embouchure l'un des conduits lacrymaux pour permettre l'écoulement facile des produits de sécrétion et l'on fait chaque jour par cette voie des lavages avec une des solutions astringentes précédemment indiquées.

C. — STRICTUROTOMIE OU INCISION DES RÉTRÉCISSEMENTS DU CANAL NASAL

Lorsque le rétrécissement du canal nasal est si prononcé qu'on a de la peine à pratiquer le cathétérisme avec les cathéters les plus fins, ou encore qu'après quelques séances la dilatation ne fait aucun progrès, il faut en pratiquer l'incision.

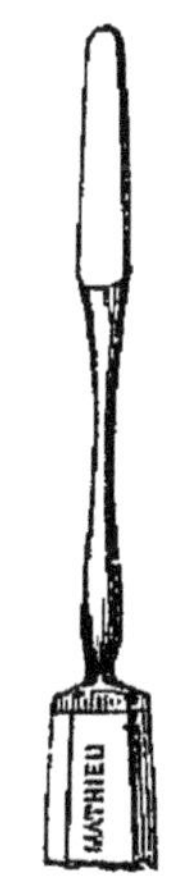

Fig. 20. Couteau de Stilling.

Cette opération est indiquée également dans des cas plus simples, car elle abrège beaucoup la durée du traitement par la dilatation. Elle peut même suffire à amener la guérison, sans qu'il soit nécessaire de la faire suivre du cathétérisme. Elle doit donc être adoptée pour tous les malades qu'on n'a pas sous la main et auxquels leurs occupations ou leur éloignement ne permettent pas de venir tous les deux jours se faire faire le cathétérisme, ou encore chez les enfants dont on ne peut, en dehors de l'anesthésie, obtenir la tranquillité nécessaire.

Cette opération, due à Stilling (de Cassel), se pratique soit avec le couteau de Weber, soit mieux avec un couteau spécial (fig. 20) qu'on fait pénétrer à travers le point lacrymal débridé et qu'on introduit suivant les règles du cathétérisme dans le canal nasal, le tranchant dirigé en avant. On le retire ensuite en reportant la lame dans une autre direction, en dehors par exemple.

Stilling assure que cette opération suffit à la guérison. Mais nous estimons qu'il est préférable, toutes les fois que cela est possible, de la faire suivre de quelques séances de cathétérisme. Celui-ci est pratiqué d'emblée avec les sondes 3 ou 4, qui pénètrent généralement avec la plus grande facilité.

D. — OUVERTURE DU SAC LACRYMAL

Cette opération se pratique bien moins souvent qu'autrefois. On n'y a plus guère recours que dans le cas de phlegmon suppuré du sac et encore lorsque, la suppuration ayant envahi le tissu cellulaire sous-cutané, les téguments présentent un tel amincissement que leur perforation est imminente.

Le phlegmon du sac, ou *dacryocysite aiguë*, se reconnaît à la tuméfaction et à la rougeur de la région du sac, puis à la fluctuation, qui vient bientôt éclairer le diagnostic, s'il existait quelques doutes. La pression sur le sac donne quelquefois lieu à l'écoulement du pus par les points lacrymaux, mais, par suite de la tuméfaction de la muqueuse des conduits lacrymaux, ce signe fait souvent défaut.

Au début de l'affection, on emploie les applications émollientes et antiphlogistiques; mais quand on a la certitude que le sac est envahi par la suppuration, il ne faut pas attendre pour donner jour au pus. C'est le seul moyen d'éviter le décollement des téguments, leur perforation, la formation d'une fistule et plus tard une cicatrice irrégulière, déprimée, plus ou moins disgracieuse. Le débridement du point lacrymal supérieur jusqu'à son embouchure, suivi de l'introduction du couteau de Stilling et du débridement de la muqueuse et du ligament palpébral interne, qui bride le sac en avant, peuvent, si l'on agit de bonne heure, suffire. Au bout de quelques jours, sous l'influence d'applications émollientes survient une détente et il est permis d'entreprendre, par le cathétérisme et les injections modificatrices, la cure du catarrhe du sac qui préexistait au phlegmon.

Lorsque la suppuration n'est plus limitée à la cavité du sac et a envahi le tissu cellulaire sous-cutané, il faut alors ouvrir le sac. On est également forcé

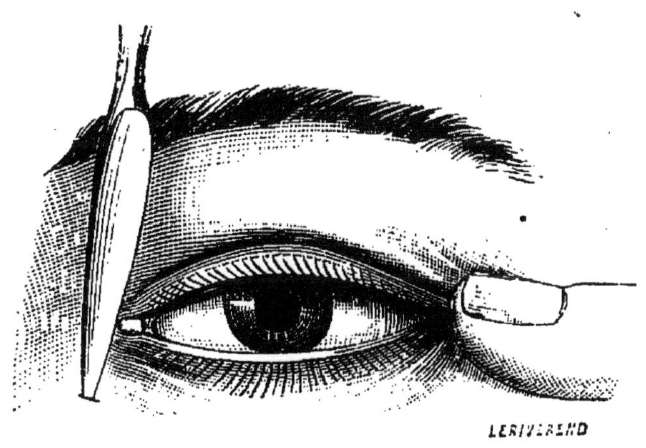

Fig. 21. — Ouverture du sac lacrymal.

d'avoir recours à cette opération lorsque, quoique la suppuration soit encore limitée au sac, les paupières sont tellement tuméfiées qu'il est impossible de découvrir l'un des points lacrymaux, pour en faire le débridement. Dans ces conditions, l'ouverture du sac ne présente aucune difficulté. Il forme alors une tumeur élastique, rénitente ou fluctuante, et l'opération se réduit à l'incision d'un abcès superficiel. On pratique l'ouverture à la partie déclive, au-dessous du ligament palpébral interne, entre ce ligament et le rebord orbitaire inférieur.

Après avoir tendu les paupières, en tirant en dehors la commissure externe, et bien déterminé la situation du sac et du ligament palpébral interne, on enfonce, au-dessous de celui-ci et d'avant en arrière, un bistouri étroit (fig. 21). Lorsque le pus apparaît sur les côtés de la lame, on agrandit un peu l'ouverture et l'on retire l'instrument. Cette simple incision est suffisante et il est inutile de chercher à faire pénétrer le bistouri dans le canal nasal. L'écoulement du pus, qui lui succède, amène promptement le dégorgement des tissus enflammés, et au bout de quelques jours il est possible de débrider le conduit lacrymal supérieur et de pratiquer l'opération de Stilling, à laquelle il faut toujours avoir recours. Le cathétérisme et des injections modificatrices, pratiquées lorsque toute trace d'inflammation a disparu, complètent la guérison. Le cathétérisme doit être prolongé un certain temps afin de lutter contre la rétraction cicatricielle qui succède à l'inflammation.

IX

OPÉRATIONS QUI SE PRATIQUENT SUR LE GLOBE DE L'ŒIL

A. — PTÉRYGION

Cette affection, qui siège le plus ordinairement à la partie interne du globe, suivant la direction du muscle droit correspondant, consiste en un amas de plis conjonctivaux, disposés sous forme d'un triangle dont le sommet est dirigé vers la cornée (fig. 22). Elle présente deux variétés. Dans l'une, le ptérygion est peu vasculaire, semi-transparent, atteint, mais ne dépasse pas, la circonférence de la cornée et reste stationnaire (*P. ténu ou membraneux*). Dans l'autre, les plis conjonctivaux sont saillants et très vasculaires, le sommet du triangle dépasse la circonférence de la cornée, et marche pro-

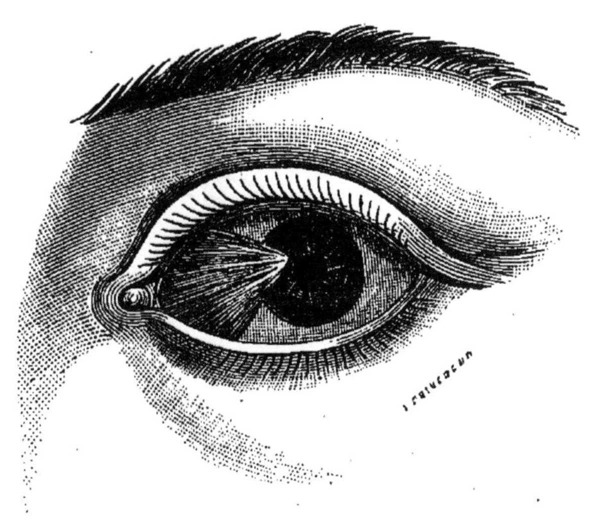

Fig. 22. — Ptérygion.

gressivement vers le centre de cette membrane.

La première variété doit être abandonnée à elle-même et ne réclame aucun traitement. La seconde, au contraire, exige une intervention chirurgicale, qui ne saurait être sans inconvénient trop retardée, car la partie de la cornée envahie par le ptérygion sera, après l'opération, le siège d'une opacité cicatricielle persistante. C'est donc un tort de s'attarder aux moyens pharmaceutiques qui ne sont, dans cette circonstance, d'aucune utilité.

Plusieurs procédés opératoires ont été proposés

pour la cure du ptérygion. Nous n'en décrirons qu'un, le plus simple ; il mérite du reste tout autant de confiance que d'autres plus compliqués. Ce procédé s'exécute de la manière suivante :

Les paupières étant maintenues écartées par les doigts d'un aide ou mieux par un écarteur à ressort, (fig. 23) le chirurgien saisit, avec des pinces fines à dents de souris, au niveau de la circonférence de la cornée, le ptérygion dont toute l'épaisseur doit être comprise entre les mors de l'instrument. Il le soulève et glisse en arrière et à plat un couteau de de Graefe (fig. 24) dont le tranchant est dirigé vers la cornée. Le sommet du ptérygion est détaché en rasant cette membrane, puis le tranchant, l'instrument retourné du côté opposé, l'isolement du ptérygion est poursuivi vers la sclérotique dans une étendue de 4 ou 5 millimètres. On le refoule alors vers la caroncule. Avec des ciseaux mousses, glissés sous la conjonctive soulevée avec les pinces, on divise le tissu sous-conjonctival au-dessus et au-dessous de la perte de substance, de façon à pouvoir amener facilement ses lèvres au contact. Celles-ci sont ensuite réunies par deux ou trois points de suture entrecoupée. Le fil le plus rapproché de la caroncule est noué le premier. En choisissant des fils de catgut ou de soie très fine, et en les serrant fortement, on n'a pas à les enlever ensuite, ce qui est préférable.

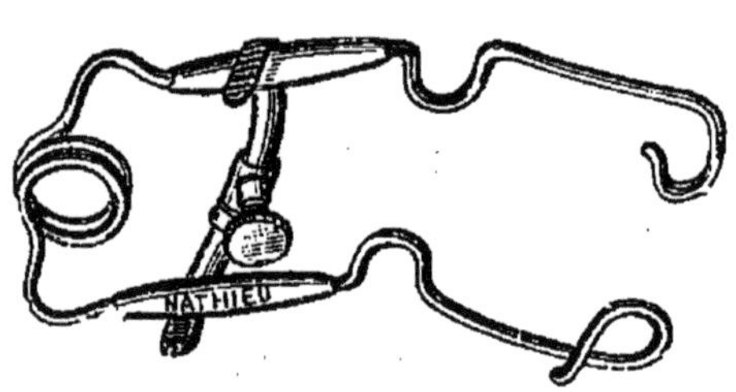

Fig. 23. — Écarteur à ressort des paupières.

Le ptérygion, qui n'adhère plus que par sa base, plus ou moins étranglée par les sutures, ne tarde pas à s'atrophier. Quelquefois, dans les jours qui suivent l'opération, il s'œdématie au point de faire hernie entre les paupières; pour hâter sa rétraction, on excise d'un coup de ciseaux son extrémité pendante.

Le pansement consiste simplement en compresses imbibées de la solution d'acide borique. Si dans la suite la vascularisation de la conjonctive persiste, on hâte sa disparition par l'emploi d'un collyre légèrement astringent au sulfate de zinc ou au sous-acétate de plomb.

L'opération du ptérygion est quelquefois suivie de récidive. On conseille pour la prévenir de dégager soigneusement de la cornée le sommet du ptérygion, de n'en laisser aucune partie adhérente à cette membrane, de dépasser de chaque côté ses limites en faisant porter la section sur la conjonctive saine, et enfin d'obtenir une coaptation exacte des lèvres de la conjonctive au niveau de la circonférence de la cornée.

Dans un travail récent, M. Poncet de Cluny attribue la marche progressive du ptérygion à la présence d'un foyer de vibrions logés entre la conjonctive et la cornée, dissociant les faisceaux de ces deux membranes et effectuant un véritable travail souterrain sous-muqueux. Aussi insiste-t-il sur la nécessité d'abraser la cornée et d'enlever sa superficie, pour éviter la formation d'un nouvel ulcère souterrain. Il considère en outre comme de

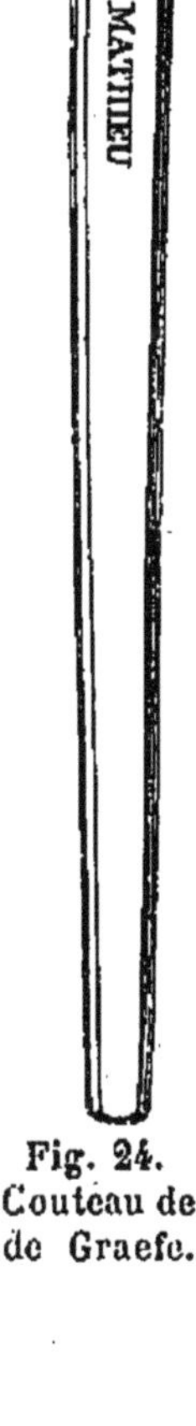

Fig. 24. Couteau de de Graefe.

première nécessité, après cette opération, les lotions immédiates à l'acide phénique faible et le pansement à l'acide borique. Nous ne pouvons que nous associer à ces recommandations.

B. — ABRASION DE LA CONJONCTIVE OU SYNDECTOMIE

Cette opération permet quelquefois d'obtenir, sinon complètement, du moins en partie, le retour de la transparence de la cornée, lorsqu'elle est le siège soit d'un pannus épais et charnu, la recouvrant en totalité, soit d'opacités étendues et rebelles aux moyens ordinaires, consécutives à la kératite parenchymateuse ou à l'épiscléritis. Elle donne parfois en pareil cas d'excellents résultats ; mais il faut être prévenu que le plus souvent, c'est plusieurs mois seulement après l'opération que la cornée commence à recouvrer sa transparence. C'est du reste une opération tout à fait inoffensive et à laquelle on est, pour cette raison, parfaitement autorisé à recourir dans les cas que nous venons d'indiquer.

On exécute cette opération de la façon suivante : Les paupières étant maintenues par un écarteur à ressort, on saisit avec des pinces fines, au-dessus de la cornée et à un demi-centimètre de sa circonférence, un pli de la conjonctive qu'on divise à sa base avec des ciseaux mousses courbes sur le plat. Par la plaie, on introduit une des branches de l'instrument qu'on fait glisser en divisant la muqueuse tout autour de la cornée, à un demi-centimètre de sa circonférence. Une seconde incision circulaire est pratiquée de la même manière au ras de la circonférence de la cornée, puis on termine l'opération en détachant les adhérences de la face profonde de la bandelette conjonctivale comprise entre les deux incisions circulaires. Furnari pratiquait ensuite le raclage du tissu épiscléral et la cautérisation de la plaie péricornéenne avec un crayon de nitrate d'argent. Ce dernier temps de l'opération est abandonné par la plupart des chirurgiens.

Le pansement consécutif consiste d'abord en l'application de compresses imbibées de la solution froide d'acide borique. Vers le troisième jour, la plaie présente une teinte grisâtre, se recouvre d'une sorte d'enduit et devient douloureuse; on a recours alors aux compresses chaudes qui provoquent une suppuration modérée, favorable à l'éclaircissement de la cornée. Si la suppuration devient abondante, ainsi qu'il peut arriver dans le cas de pannus, on la modère en remplaçant les applications chaudes par des compresses froides et, au besoin, on fait usage de solutions légèrement astringentes; puis ensuite on revient aux applications chaudes, qui doivent être continuées pendant plusieurs mois, non plus en permanence, mais d'une façon intermittente, trois séances par jour, d'une demi-heure chacune.

Cette opération est très bien supportée. Elle ne donne lieu à aucun accident et ne laisse d'autres traces qu'une teinte d'un bleu nacré autour de la cornée.

Elle paraît agir sur la nutrition de la cornée par l'oblitération des vaisseaux superficiels de la conjonctive et la compression exercée par le tissu cicatriciel autour de la cornée.

C. — PARACENTÈSE CORNÉALE

Nous avons indiqué déjà les services que peut rendre cette opération dans le traitement du glaucôme aigu[1]. Elle trouve également son indication dans d'autres circonstances qu'il nous reste à signaler.

Ainsi, on doit la pratiquer dans la kératite ulcéreuse, lorsque la perforation de la cornée est imminente. Elle permet, en diminuant la tension intra-oculaire, d'éviter cette complication. On la fait suivre alors de l'instillation de collyre au sulfate neutre d'ésérine (5 centigrammes pour 10 grammes d'eau distillée) et de l'emploi du bandeau compressif qu'on continue, jusqu'à ce que la réparation de l'ulcère soit assez avancée pour qu'on n'ait plus à craindre la formation d'un staphylôme. Tant que ces craintes persistent, on doit répéter, à un ou plusieurs jours d'intervalle, la ponction de la chambre antérieure, à moins qu'on ne réussisse à faire entre-bâiller, avec un fin stylet boutonné (la pointe du couteau de Weber par exemple), les lèvres de la plaie pratiquée la veille et à obtenir ainsi l'évacuation de l'humeur aqueuse.

Il en est de même lorsque, à la suite de la perforation de la cornée, on voit se former une cicatrice ectatique qui sera suivie d'un staphylôme.

Lorsque la kératite ulcéreuse s'accompagne de trouble de l'humeur aqueuse et qu'il y a tendance à l'hypopion, la paracentèse cornéale est encore indiquée; généralement elle enraye la marche de l'affection. Si elle échoue, on a alors recours à la kératomie[2].

Dans l'iritis, elle constitue un des meilleurs moyens de faire cesser les douleurs rebelles aux agents thérapeutiques. Elle est, en outre, promptement suivie de la dilatation de la pupille, que l'atropine avait jusqu'alors été impuissante à produire.

1. *Traité des opérations d'urgence*, 2e édit., p. 486.
2. *Idem*, p. 556.

Elle réussit quelquefois à arrêter les progrès de l'hydrophthalmie. On la répète à intervalles variables et on la fait suivre de l'application du bandeau compressif. L'iridectomie, à laquelle on pourrait songer dans cette maladie, dans le but de diminuer la tension

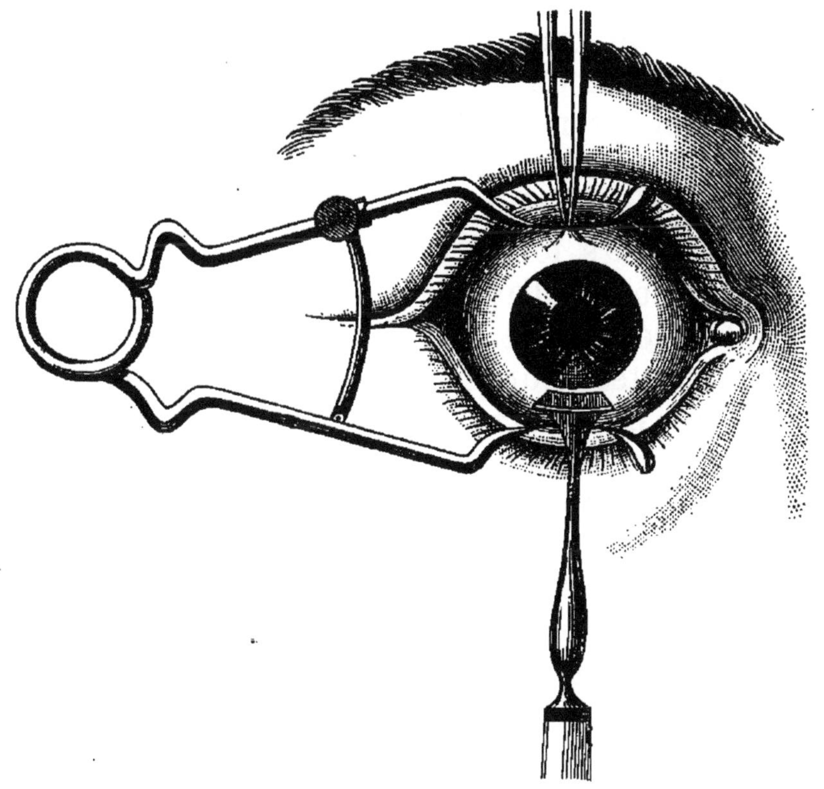

Fig. 25. — Paracentèse cornéale.

intra-oculaire, expose à des accidents trop sérieux pour que nous engagions à y avoir recours. La diminution brusque de la tension intra-oculaire, résultant de l'incision de la cornée et de l'écoulement de l'humeur aqueuse, est souvent suivie d'une hémorrhagie intra-oculaire *ex vacuo* et de la perte complète de l'œil. La paracentèse cornéale n'expose, au contraire, à aucun accident.

Cette opération doit être pratiquée encore, lorsque des accidents glaucomateux se montrent chez un sujet jeune, à la suite de la blessure, soit traumatique, soit chirurgicale (*discision*, voy. p. 107) du cristallin. On obtient ainsi une détente de la tension intra-oculaire, qui permet d'attendre sans danger la résorption spontanée du cristallin. Il est quelquefois nécessaire de répéter plusieurs fois cette opération qui offre, en outre, l'avantage d'activer le travail de résorption.

La paracentèse cornéale est une opération absolument inoffensive et d'une exécution extrêmement facile. Malgré ses indications assez nombreuses, elle n'a pas, il nous semble, pénétré autant qu'elle le mérite dans la pratique ordinaire. Elle est de celles pourtant auxquelles le praticien peut avoir recours sans hésitation.

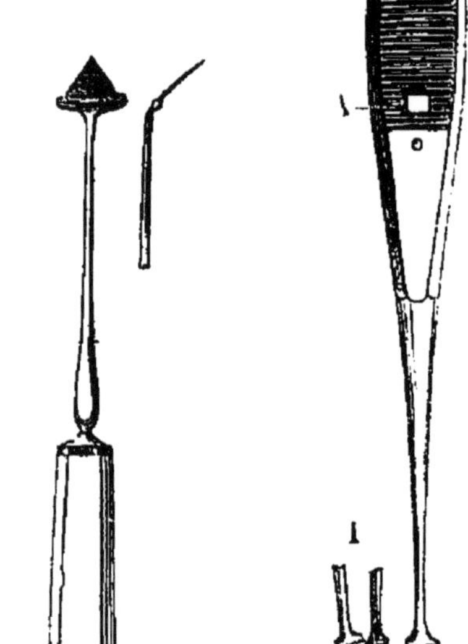

Fig. 26. — Aiguille à arrêt de Desmarres.

Fig. 27. — Pince à fixation de l'œil.

On la pratique avec l'aiguille à arrêt de Desmarres fig. 26). Après l'application de l'écarteur des paupières, on immobilise l'œil avec la pince à fixation (fig. 27), et l'on fait pénétrer l'instrument perpendicu-

lairement à la surface de la cornée. Dès que la pointe est arrivée dans la chambre antérieure, on abaisse le manche, pour placer la lame parallèlement à l'iris et éviter sa blessure (fig. 25). On la pousse ensuite dans cette direction jusqu'à l'arrêt qu'elle présente à sa base. On la retire alors doucement, et l'humeur aqueuse s'écoule graduellement. Comme, à ce moment, le cristallin est projeté en avant, on dirige la pointe de l'aiguille vers la cornée, jusqu'à ce qu'elle ait abandonné la chambre antérieure. On recouvre l'œil d'un linge fin imbibé de la solution d'acide borique et d'un bandeau légèrement compressif. Ce pansement, qu'on renouvelle matin et soir, peut être supprimé le troisième jour.

D. — IRIDECTOMIE

Nous ne reviendrons pas sur le manuel opératoire (fig. 28) de l'iridectomie, non plus que sur son efficacité dans le traitement du glaucome[1]. Nous passerons seulement en revue deux de ses indications les plus habituelles, le leucome de la cornée et l'occlusion pupillaire. L'opération a, dans ce cas, pour but d'ouvrir une voie aux rayons lumineux, en créant une pupille artificielle. On la désigne sous le nom d'*iridectomie optique*.

Cette opération ne doit être pratiquée dans le leucome qu'autant qu'il intercepte complètement le passage des rayons lumineux. Si la pupille n'est masquée qu'en partie, la vision est généralement assez satisfaisante pour qu'une opération soit inutile. Il en est de même lorsque la cornée est le siège d'un albugo et

1. *Opérations d'urgence*, p. 479.

que la vision est seulement confuse. Dans ces conditions, l'iridectomie ne l'améliore guère; quelquefois même elle peut la rendre plus imparfaite, par suite de l'éblouissement résultant de l'agrandissement de la pupille. On peut du reste se rendre compte du résul-

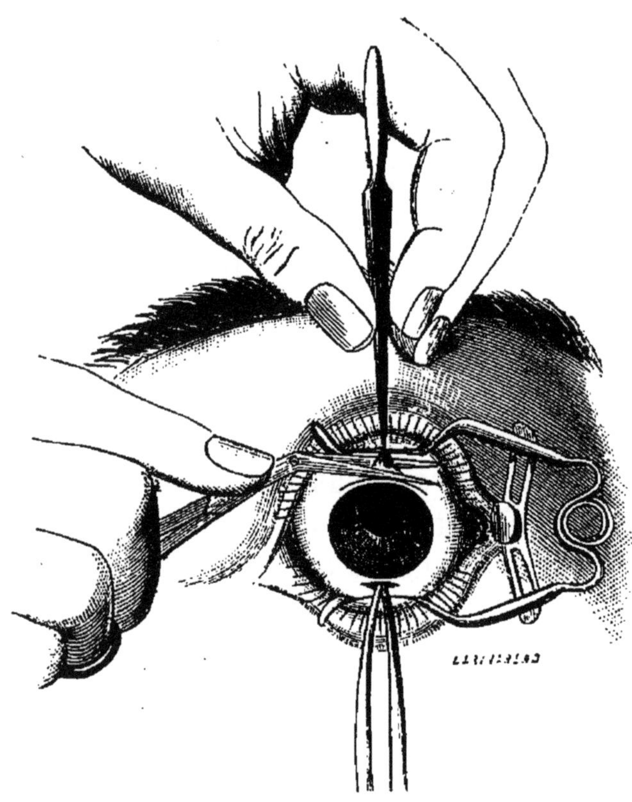

Fig. 28. — Iridectomie.

tat de l'opération avant de la pratiquer, par l'instillation d'atropine; si la dilatation de la pupille améliore la vision éloignée, on peut espérer que le malade tirera quelque profit de la création d'une pupille artificielle. Dans le cas contraire, on doit s'abstenir.

L'emplacement de la nouvelle pupille est subordonné au degré de transparence des différentes parties de la cornée. Comme une opacité légère tranche mal sur le fond coloré de l'iris et peut passer inaperçue à un examen superficiel, il faut procéder à une exploration minutieuse à l'éclairage latéral des divers points de la cornée. Lorsqu'on a le choix, c'est sur la moitié inférieure de la cornée et suivant son rayon inféro-interne qu'on doit de préférence pratiquer l'iridectomie.

L'établissement d'une pupille artificielle n'exige pas l'excision d'un segment d'iris aussi étendu que dans le glaucome. Une pupille trop grande peut même gêner la vision. Une largeur de 2 à 3 millimètres est tout à fait suffisante. L'incision cornéenne ne doit donc pas mesurer plus de 5 millimètres. On fait ordinairement la section au niveau de la circonférence de la cornée; mais, lorsqu'il ne reste qu'une bande étroite de tissu transparent autour du leucome, il faut porter la section un peu plus en arrière, sur le bord sclérotical; on n'est pas ainsi exposé à ce que la cicatrice de l'incision obscurcisse la partie transparente de la cornée.

L'iridectomie est encore indiquée lorsque, à la suite d'iritis, il s'est formé une synéchie postérieure complète et une occlusion pupillaire. Elle offre alors le double avantage d'améliorer la vision que rendent très défectueuse les dépôts plastiques qui obstruent le champ pupillaire, et de préserver l'œil de la destruction presque certaine à laquelle le condamne la suppression de toute communication entre les deux chambres. Si la vision est encore conservée à un degré assez satisfaisant, on pratique l'iridectomie en haut et le coloboma se trouve masqué par la paupière supérieure. Autrement on la fait en bas et en dedans. L'étendue à donner à la nouvelle pupille ne doit pas être supérieure à celle que nous avons indiquée dans le cas précédent, 2 à 3 millimètres. Un point important est de n'entreprendre cette opération que lorsque toute trace d'inflammation de l'iris a disparu depuis déjà un certain temps; en agissant plus tôt, on s'expose à voir la brèche de l'iris comblée par des dépôts plastiques.

Nous verrons plus loin que l'iridectomie optique trouve également son indication dans certains cas de cataracte congénitale zonulaire.

E. — STAPHYLÔMES OPAQUES DE LA CORNÉE

La hernie de l'iris à travers une perforation de la cornée doit être traitée au début par les instillations d'ésérine et l'emploi du bandeau compressif. Lorsque, après quelques jours, sa réduction n'a pas été obtenue, on fait l'ablation de la portion herniée au ras de la cornée avec des ciseaux courbes sur le plat ou les pinces-ciseaux. Cette hernie de l'iris s'observe assez fréquemment chez les enfants à la suite de la kératite phlycténulaire. Elle siège à la circonférence de la cornée. Quoique cette opération soit de très courte durée et d'une exécution facile, on fait bien, s'il s'agit d'un enfant, d'avoir recours à l'anesthésie. Les paupières étant maintenues par l'écarteur à ressort et l'œil immobilisé avec la pince à fixation, on applique les ciseaux à plat sur la cornée et on excise la hernie. On fait suivre l'opération d'instillations d'ésérine, d'applications de solution borique et de l'emploi du bandeau compressif, qu'on continue pendant une semaine.

Lorsqu'à la suite d'une ulcération profonde de la cornée, on voit se former une cicatrice ectatique, il faut s'efforcer d'obtenir son affaissement, alors qu'elle ne présente encore que peu de consistance, par les paracentèses cornéales répétées, les instillations d'ésérine et l'emploi du bandeau compressif. L'évacuation de l'humeur aqueuse diminue la tension intraoculaire; l'ésérine, en faisant contracter la pupille, éloigne l'iris de la cornée, et le bandeau compressif soutient la cicatrice et la refoule. Par ces moyens combinés, on peut prévenir la formation d'un staphylôme.

Si la cicatrisation de l'ulcère cornéen, abandonnée

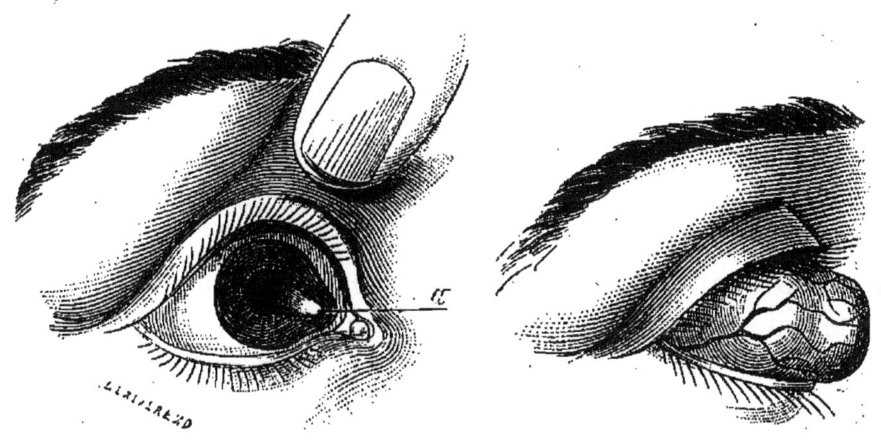

Fig. 29. — Staphylôme partiel de la cornée.

Fig. 30. — Staphylôme total de la cornée.

à elle-même, a donné lieu à un *staphylôme partiel* de la cornée (fig. 29), ou si les moyens indiqués plus haut ont échoué, il faut alors pratiquer une iridectomie au niveau des parties saines de la cornée. La diminution de la tension intra-oculaire, que procure cette opération, peut arrêter l'ectasie dans sa marche et la rendre stationnaire. Comme dans les cas précédents, on fait suivre l'opération d'instillations d'ésérine et de l'emploi prolongé du bandeau compressif.

A la suite des vastes perforations de la cornée,

qu'on observe dans le cours de l'ophthalmie purulente ou de l'ulcère infectant, il se forme fréquemment un *staphylôme total* de cette membrane (fig. 30). La vision est alors abolie et l'ectasie ne tarde pas à être assez volumineuse pour gêner les mouvements des paupières. L'œil ainsi déformé est généralement douloureux et peut même, suivant certains auteurs, devenir le point de départ d'une ophthalmie sympathique. Il faut donc intervenir.

Des diverses opérations qui ont été proposées pour la guérison du staphylôme total de la cornée, la plus simple est l'*incision*. Elle se pratique de la façon suivante : Après l'application de l'écarteur à ressort, on saisit avec une pince à fixation un pli de la conjonctive à l'extrémité inférieure du diamètre vertical de la cornée, et, avec un couteau à cataracte triangulaire dont le dos est tourné vers le centre du globe, on traverse le staphylôme à sa base, suivant le diamètre horizontal de l'œil. En continuant à pousser le couteau dans cette direction, en même temps qu'on l'attire légèrement à soi, on achève la division du staphylôme dans toute sa hauteur. Cette section est suivie de l'écoulement de l'humeur aqueuse et généralement de l'issue du cristallin, dont le ligament suspenseur est rompu, ainsi que d'une partie de l'humeur vitrée. Si le cristallin ne s'échappe pas spontanément, on introduit entre les lèvres de l'incision un kystitome (fig. 31) avec lequel on déchire sa capsule; puis, par une pression douce, on chasse la lentille au dehors.

Si, par le fait de la diminution de volume du globe, les lèvres de l'incision viennent à se recouvrir dans une trop grande étendue, on peut faire suivre l'incision de l'excision de la cornée. On saisit successivement avec une pince à dents de souris chacune des lèvres de la plaie, et, avec des ciseaux courbes, on en fait la résection.

Cette opération doit être suivie de l'application du bandeau compressif, dont on continue l'usage jusqu'à ce que la cicatrice cornéenne ait acquis une résistance suffisante.

Cette opération, qui a l'avantage d'être d'une exécution facile, offre l'inconvénient d'exposer à l'hémorrhagie intra-oculaire et à la suppuration de l'œil, qui se termine par la phthisie du globe. Pour éviter ces dangers, Critchett a proposé de faire, après l'ablation totale du staphylôme, la suture de la sclérotique. Knapp a remplacé la suture de la sclérotique par celle de la conjonctive. Le procédé de ce dernier auteur, perfectionné par de Wecker, qui a modifié les sutures et augmenté leur nombre de façon à fermer absolument la plaie, a pour résultat, non plus la réunion de la sclérotique, mais une cicatrisation sous-conjonctivale et donne une conservation presque parfaite de la forme du globe. On peut lui reprocher d'être d'une exécution minutieuse; mais, comme l'œil à opérer est perdu pour la vision, que, par suite, une opération imparfaite ou défectueuse ne saurait avoir de conséquences bien fâcheuses, nous engageons néanmoins à lui donner la préférence.

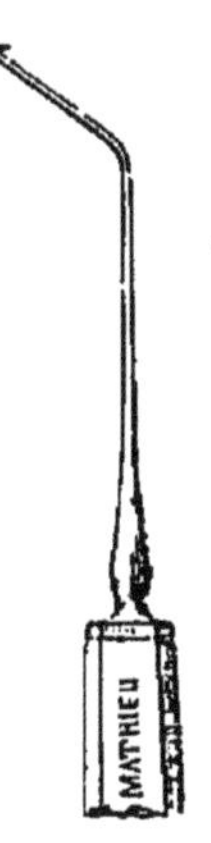

Fig. 31. Kystitome.

Cette opération se pratique de la façon suivante: Après avoir endormi le malade et placé l'écarteur des paupières, on saisit à la circonférence de la cornée, entre les mors d'une pince fine, un pli de la conjonctive et du tissu sous-conjonctival. Avec des ciseaux mousses, on incise ce pli à sa base, et, engageant dans la plaie une des branches des ciseaux, on divise par une incision circulaire la conjonctive tout autour de la cornée. On détache ensuite de la sclérotique, à petits coups avec les ciseaux, la conjonctive et le tissu sous-conjonctival dans l'étendue d'un centimètre environ. On place alors (fig. 32), à travers la conjonctive quatre sutures de soie fine, destinées à rapprocher les lèvres de l'incision après l'ablation du

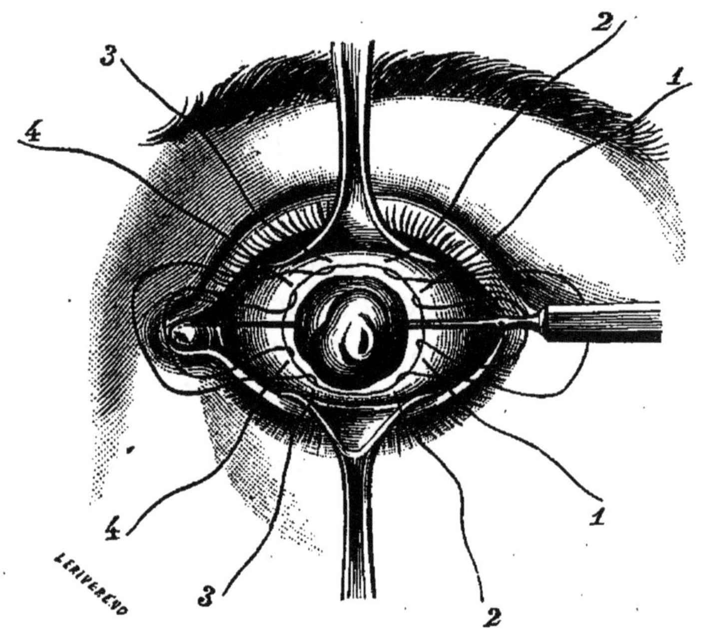

Fig. 32. — Ablation du staphylôme total de la cornée, avec suture de la conjonctive.

staphylôme. Il est préférable de faire usage de fils de couleurs différentes, afin de reconnaître aisément les extrémités d'un même fil, quand il s'agira de les lier ensemble.

Deux de ces sutures sont placées en dedans du méridien vertical de la cornée, les deux autres en dehors Chacune d'elles est appliquée à 3 millimètres environ de la lèvre correspondante de l'incision conjonctivale.

Les anses des deux sutures internes étant renversées sur le nez, celles des externes sur la tempe, on procède alors à l'ablation du staphylôme. Pour cela, on traverse sa base avec un couteau de de Graefe, dont le tranchant est dirigé en avant, et on l'incise d'arrière en avant; puis, saisissant chaque moitié avec de petites pinces, on en opère avec des ciseaux courbes l'ablation, en suivant très exactement le bord de la cornée. Si le cristallin se présente dans la plaie, on ouvre la capsule avec le kystitome et, sans se préoccuper de sa sortie, on lie les sutures qui se chargent d'en opérer l'expulsion. La fermeture des sutures doit être faite sans retard et en commençant par les plus internes. Si l'on s'aperçoit qu'une partie de la plaie n'est pas complètement close, on ajoute une nouvelle suture en ce point. On la place, comme les autres, en pénétrant à 2 ou 3 millimètres du bord de la plaie conjonctivale. Cette opération peut s'exécuter, si le malade est immobile, sans qu'il s'échappe la moindre parcelle du corps vitré.

Pour éviter tout danger de suppuration, il est préférable de laisser le malade couché pendant quelques jours, en appliquant pendant toute la durée nécessaire à la guérison (huit à dix jours) le bandeau compressif et le pansement antiseptique (acide borique). Après quatre ou cinq jours, on enlève les fils, s'ils ne sont pas spontanément tombés. La suppuration ne survient que si le malade a commis une grave imprudence et n'a pas voulu se soumettre au repos nécessaire. La conservation de la forme du globe oculaire est si parfaite, qu'on peut, en tatouant l'emplacement de la cornée occupé par la conjonctive, attirée en ce point, éviter à l'opéré l'emploi d'un œil artificiel[1].

1. De Wecker, *Chirurgie oculaire*. Paris, 1879, p. 188.

F. — STAPHYLÔMES DE LA SCLÉROTIQUE

Lorsque, soit primitivement, soit consécutivement à une ectasie de la cornée, la sclérotique est le siège d'une distension staphylomateuse, il faut pratiquer l'énucléation de l'œil[1]. L'ablation de la moitié antérieure du globe est une mauvaise opération qui doit être complètement abandonnée. Elle expose à une hémorrhagie souvent très abondante, et laisse à sa suite un moignon qui quelquefois devient assez douloureux pour que son ablation soit plus tard nécessaire. Les suites de l'énucléation sont, au contraire, si simples, qu'en moins d'une semaine, avec le pansement antiseptique, la guérison est complète.

G. — DE L'OPÉRATION DE LA CATARACTE PAR DISCISION

Le traitement de la cataracte comprend seulement deux méthodes opératoires, offrant chacune des indications différentes, l'*extraction* et la *discision*. Quant à l'*abaissement* il est aujourd'hui et à juste raison complètement abandonné.

L'extraction de la cataracte est une opération délicate et exigeant une main exercée. Le praticien ne peut trouver que rarement l'occasion de la pratiquer et par suite d'acquérir les qualités nécessaires à sa bonne exécution. Il ne lui est pas en outre toujours possible d'exercer, sur ses opérés, la surveillance assez grande que commande, après elle, cette opération. Pour ces raisons, nous croyons devoir la passer sous silence.

1. Voy. *Traité des opérations d'urgence*, 2e édit., p. 454.

La discision est, au contraire, d'une exécution beaucoup plus facile et d'une innocuité beaucoup plus grande. Les soins consécutifs qu'elle exige, sont en outre fort simples et d'une durée seulement de quelques jours. Elle peut donc être entreprise, même par un opérateur qui n'est pas très familiarisé avec la chirurgie oculaire. Elle consiste simplement dans la déchirure de la cristalloïde antérieure. Les fibres cristalliniennes, ainsi mises au contact de l'humeur aqueuse, se résorbent.

Les indications de cette opération se rencontrent moins fréquemment que celles de l'extraction. Elle est en effet seulement applicable aux cataractes molles et liquides, c'est-à-dire aux cataractes de l'enfance et de la jeunesse. Au delà de la vingt-cinquième année, la sclérose des fibres cristalliniennes centrales, qui forment alors un noyau d'un volume et d'une consistance augmentant graduellement avec l'âge, est un obstacle à leur absorption. C'est la seule méthode de traitement qui convienne aux cataractes congénitales complètes. L'incision de la cornée, que nécessite l'extraction, exposerait en effet, chez de très jeunes enfants, par suite de leur indocilité, l'œil opéré aux plus sérieux dangers; tandis qu'à cet âge se trouvent réunies les deux conditions les plus favorables au succès de la discision, une absorption très active et une très grande mollesse du cristallin.

Toutes les cataractes congénitales ne doivent cependant pas être traitées par la discision. Une distinction doit être faite suivant qu'elles sont totales ou partielles. Les cataractes congénitales partielles ne réclament aucun traitement, lorsqu'elles consistent simplement en une opacité centrale très limitée et n'apportant qu'une gêne peu prononcée de la vision.

D'autresfois l'opacité est assez étendue pour masquer le champ pupillaire, mais il existe, à la périphérie de la lentille, ainsi qu'on s'en assure, par l'instillation de l'atropine, une zone transparente assez étendue pour permettre à la vision de s'effectuer. Dans ce cas, plutôt que de pratiquer la discision qui, par suite de la disparition du cristallin, place l'œil, pour le reste de l'existence, dans des conditions dioptriques exceptionnelles, il est indiqué de faire une iridectomie. En découvrant ainsi les parties transparentes du cristallin, on rend la vision possible sans changer les conditions de la réfraction oculaire. La discision n'est donc indiquée que pour les cataractes complètes, ce qui est le cas le plus fréquent, et pour les cataractes incomplètes ne présentant à la périphérie du cristallin qu'une zone transparente insuffisante. La dilatation de la pupille par les mydriatiques ne procure alors aucune amélioration de la vision.

Les cataractes congénitales doivent être opérées de bonne heure. En temporisant, on favorise l'apparition de complications, telles que le nystagmus et le strabisme. La seule contre-indication est l'atrophie du globe. L'opération peut être pratiquée dans le courant de la première année de l'existence.

Souvent la cataracte congénitale est double. On ne doit jamais, lorsqu'il en est ainsi, opérer les deux yeux le même jour. Il est plus prudent de laisser un certain intervalle entre les deux opérations et d'attendre, pour pratiquer la seconde, que toute trace d'irritation, résultant de la première, ait disparu.

La discision est indiquée également dans le cas de cataracte traumatique développée chez de jeunes sujets, quand la résorption complète du cristallin n'a pas lieu spontanément. Lorsque toute trace d'irritation a cessé et qu'on a acquis la certitude que le travail d'absorption est suspendu, on facilite celle-ci par une ou plusieurs discisions pratiquées à intervalles variables.

Quoique la discision soit une opération d'une durée très courte et peu douloureuse, il est indispensable de ne la pratiquer, du moins chez les enfants, que pendant le sommeil chloroformique. C'est ainsi seulement qu'on obtient l'immobilité nécessaire à sa bonne exécution.

La veille et le matin de l'opération, on fait instiller entre les paupières de l'œil à opérer quelques gouttes d'un collyre d'atropine. La dilatation de la pupille permet d'éviter la blessure de l'iris et de donner à la déchirure de la capsule une étendue suffisante.

Le malade étant couché et endormi, la tête immobilisée par un aide, le chirurgien se place à sa gauche, s'il s'agit de l'œil gauche, en arrière, s'il s'agit de l'œil droit. Chez les très jeunes enfants, l'opérateur peut également se placer en arrière pour opérer l'œil gauche, la saillie du nez n'est pas à cet âge assez prononcée pour le gêner. Seulement, dans ce cas, l'aiguille doit pénétrer à la partie supérieure et interne de la cornée et non à sa partie supérieure et externe, comme nous le dirons plus loin.

A la portée du chirurgien, sont placés sur un plateau et baignant dans l'eau phéniquée au centième les instruments nécessaires, savoir : un écarteur des paupières à ressort, une pince à fixation et une aiguille à cataracte. Celle à laquelle nous donnons la préférence est l'aiguille de Bowmann (*stop-needle*) dont l'extrémité a la forme d'un fer de lance tranchant sur les deux côtés et dont la tige présente un collet qui limite sa pénétration.

Les paupières et principalement les bords ciliaires sont lavés avec la solution d'acide borique, dont on fait pénétrer quelques gouttes dans les culs-de-sac conjonctivaux. Si on dispose d'un pulvérisateur on fait, pendant l'opération, diriger, vers l'œil à opérer, un nuage d'eau phéniquée. On ne saurait en effet trop prendre de précautions pour éviter l'infection de la plaie cornéenne.

Après avoir placé l'écarteur, le chirurgien fixe l'œil avec la pince, entre les mors de laquelle il saisit, près du bord inférieur de la cornée, un pli de conjonctive et de tissu sous-conjonctival. Il fait pénétrer l'aiguille verticalement à travers la cornée, dans le milieu de son rayon supéro-externe et suivant la direction de celui-ci. S'il s'agit de l'œil gauche et que le chirurgien soit placé en arrière de la tête du patient, c'est suivant le diamètre du rayon supéro-interne et en son milieu qu'il fait pénétrer l'instrument. Cet emplacement est choisi de préférence parce que si, comme il arrive quelquefois, la piqûre laisse une cicatrice, celle-ci se trouve masquée par la paupière supérieure et ne peut nuire à la vision.

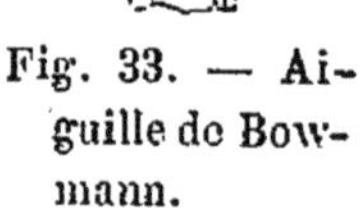

Fig. 33. — Aiguille de Bowmann.

Lorsque l'aiguille a pénétré dans la chambre antérieure, on dirige sa pointe vers la partie inférieure du champ pupillaire et l'on incise la capsule de bas en haut jusqu'au niveau du point d'entrée de l'instrument. Une seule incision de la capsule est suffisante et il n'est pas nécessaire de faire, comme le conseillent quelques chirurgiens, une seconde incision perpendiculaire à la première. L'aiguille doit ne pas intéresser le cristallin ou du moins n'intéresser que ses couches superficielles. Il ne s'agit pas, en effet, de dilacérer la substance même de la lentille, mais simplement d'ouvrir, par la déchirure de la capsule, un accès à l'humeur aqueuse. Il suffit donc d'exercer d'abord sur l'aiguille une pression légère, puis ensuite de se borner à la maintenir au contact de la capsule, car, pour ne pas intéresser trop profondément la substance du cristallin, elle doit, à mesure que son extrémité se rapproche de l'ouverture d'entrée, ressortir d'une quantité égale à la distance parcourue. Une pression trop énergique ou un mouvement brusque peut entraîner la subluxation du cristallin. Ce temps de l'opération exige donc une certaine légèreté de main.

La saillie de la substance cristallinienne dans la chambre antérieure avertit que la capsule a été ouverte. Quand le cristallin est complètement ramolli, il arrive qu'aussitôt après la ponction de la capsule, la chambre antérieure se remplit d'un liquide laiteux, il n'est pas nécessaire alors d'agrandir l'ouverture, l'opération est terminée et il ne reste plus qu'à retirer l'instrument. Dans le cas contraire, on donne à l'incision des dimensions plus grandes et on ramène l'aiguille de bas en haut, comme nous l'avons indiqué.

Pour retirer l'aiguille, on la place dans la direction qu'elle avait lors de la pénétration, afin de ne pas agrandir son ouverture d'entrée. On retire la pince à fixation et l'écarteur, puis on instille une ou deux gouttes du collyre d'atropine. L'œil est recouvert d'un carré de linge fin imbibé de la solution d'acide borique, d'ouate et d'un bandeau légèrement compressif. Ce pansement est renouvelé matin et soir et chaque fois on fait une instillation d'atropine; le troisième jour, à moins de complications, il peut être supprimé et l'œil est simplement protégé par un carré flottant de taffetas noir fixé au bonnet ou par des lunettes bleues.

Cette opération est presque toujours inoffensive. C'est tout à fait exceptionnellement qu'on voit survenir des complications. Au premier rang nous placerons l'infiltration purulente de la cornée. Cet accident, qui peut entraîner la perte de l'œil, reste ordinairement circonscrit au voisinage de la piqûre et n'a d'autre conséquence qu'une opacité partielle de la cornée. Il reconnaît pour cause l'infection ou l'irritation de la plaie. On l'évite en observant les précautions antiseptiques, que nous avons recommandées, et en soustrayant l'œil à tout frottement et à tout contact irritant.

C'est dans la crainte de cette complication qu'on ne doit pas opérer les sujets atteints d'inflammation aiguë ou chronique de la conjonctive ou des voies lacrymales. Les produits de sécrétion, amenés au contact de la plaie, peuvent en déterminer l'infection. On traite d'abord ces affections et c'est après leur guérison, lorsque toute sécrétion anormale est tarie, qu'on procède à la discision de la cataracte.

Si, néanmoins, cette complication vient à se produire, le moyen le plus efficace de l'arrêter dans sa marche et de limiter l'infiltration de la cornée, consiste à faire des applications phéniquées chaudes (solution au deux-centième) en permanence sur les paupières. Chaque fois qu'on renouvelle les compresses, toutes les heures ou toutes les deux heures, on entrouvre les paupières et l'on fait pénétrer entre elles quelques gouttes de la solution, de façon à nettoyer la surface du globe et les culs-de-sac de la conjonctive.

Une autre complication également fâcheuse est l'apparition d'accidents glaucomateux, caractérisés par l'injection péricornéenne, les douleurs circumorbitaires et la dureté du globe, résultant de l'élévation de la tension intra-oculaire. Tandis que la plupart des chirurgiens les rapportent au gonflement de la substance cristallienne, M. de Wecker les attribue à la luxation du cristallin. De là le conseil de ne pas déchirer la capsule dans une trop grande étendue, de ne pas faire pénétrer l'aiguille profondément dans la substance du cristallin et d'éviter tout mouvement brusque, pouvant produire la rupture du ligament suspenseur de la lentille.

Par suite de la souplesse de la sclérotique chez les enfants, ces accidents, assez rares à cet âge, n'entraînent pas généralement un pronostic défavorable. Il suffit du reste de gagner du temps et d'attendre qu'une partie des masses cristalliniennes soit résorbée pour les voir disparaître. On peut pour les combattre instituer un traitement antiphlogistique, mais aucun moyen n'a une action aussi sûre que la paracentèse cornéale. Elle diminue la tension intra-oculaire et active l'absorption. Son action est passagère, mais elle peut être répétée aussi souvent qu'il est nécessaire et chaque fois que les accidents, momentanément conjurés, viennent à se reproduire.

Chez les sujets très jeunes et porteurs de cataractes très molles ou tout à fait liquides, une seule discision peut suffire pour amener la disparition complète du cristallin. Il n'est pas rare alors de voir le champ pupillaire parfaitement net, trois semaines ou un mois après l'opération. Mais il n'en est pas toujours ainsi et l'on voit assez souvent le travail d'absorption commencé s'arrêter, sans doute parce que la plaie de la capsule s'est cicatrisée. En pareil cas il faut procéder à une nouvelle discision. Plusieurs opérations successives peuvent même être nécessaires. On ne doit pas toutefois se trop hâter d'agir, il est nécessaire d'acquérir d'abord la certitude que l'absorption a cessé, ensuite il faut attendre que toute trace d'irritation et d'injection périkératique, résultant de l'opération antérieure, ait disparu.

X

DE L'ABLATION DES POLYPES MUQUEUX DES FOSSES NASALES

Les polypes muqueux des fosses nasales constituent une affection plus gênante que grave. Sans influence sur la santé générale, ils déterminent les phénomènes du coryza chronique, la diminution et même la perte de l'odorat, l'altération de la voix, qui est nasonnée, la gêne de la respiration, et, lorsqu'ils ont acquis un certain volume, la déformation du nez. Leur marche est lente, mais continue et progressive. De pareils inconvénients justifient suffisamment l'opération, assez inoffensive du reste, lorsqu'elle est convenablement pratiquée, que nécessite leur guérison.

Il est important, avant de procéder à l'opération, de reconnaître aussi exactement que possible le siège et le lieu d'implantation des polypes. Ils se présentent sous forme de tumeurs molles, d'une couleur blanc laiteux ou grisâtre. Quand ils ont acquis un certain volume et siègent au voisinage de l'orifice des narines, ils sont faciles à reconnaître ; il suffit, pour les mettre à découvert, de relever en haut la pointe du nez et d'écarter la narine en dehors. Avec un stylet introduit dans la narine on peut les soulever et distinguer ainsi leur pédicule. Il s'insère toujours sur les parois supérieure et externe de la fosse nasale. Il n'existe pas en effet d'observation authentique d'insertion d'un polype muqueux sur la cloison.

Quand les polypes sont petits et situés plus profondément, on peut les apercevoir en entr'ouvrant la narine avec une pince, qu'on introduit fermée dans sa cavité et dont ensuite on écarte les mors; mais il est préférable de faire usage pour cet examen du *speculum nasi* (fig. 34). Cet instrument, construit sur les indications du professeur Duplay, se compose de

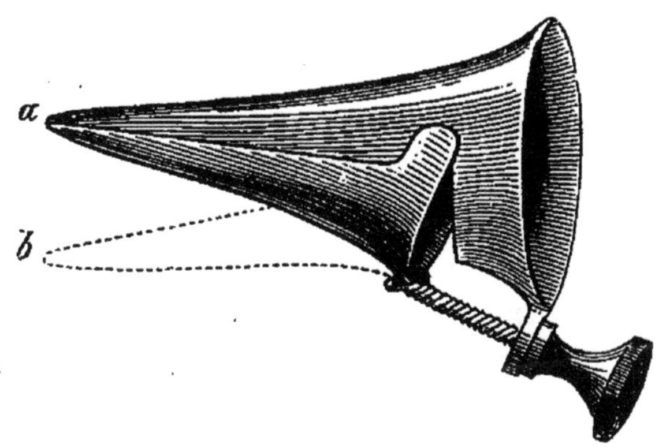

Fig. 34. — Spéculum nasi.

deux valves *a* et *b*, dont l'une, *a*, qui doit répondre à la cloison, est légèrement aplatie et fixe, tandis que l'autre, *b*, destinée à dilater la narine, est mobile et s'écarte à l'aide d'une pression exercée sur une petite pédale. L'écartement produit au degré convenable est maintenu à l'aide d'une vis.

On introduit l'instrument fermé, la valve immobile répondant à la cloison, on le pousse doucement jusqu'à la limite de la portion cartilagineuse et de la portion osseuse de la fosse nasale, puis on écarte la valve interne et l'on porte la dilatation aussi loin que possible. Le malade étant placé en face d'une fenêtre, on distingue ainsi une très notable portion des fosses nasales. En variant la direction du spéculum et l'incidence des rayons lumineux, on découvre successivement la cloison, les cornets inférieur et moyen. Si la lumière directe ne donne pas un éclairage suffisant, on projette alors, dans la fosse nasale, la lumière d'une lampe, réfléchie par un miroir concave (miroir de l'ophtalmoscope ou du laryngoscope); dans ce cas l'examen doit être fait dans une chambre noire.

Par l'exploration ainsi pratiquée, on évite de confondre avec un polype, ce qui n'est pas sans exemple, l'épaississement hypertrophique de la muqueuse pituitaire, qui forme une tumeur sans limites précises et d'un rouge foncé, ou bien encore une simple déviation de la cloison.

Le plus souvent les polypes muqueux se développent à la partie antérieure des fosses nasales, quelquefois cependant ils prennent naissance au voisinage de leur orifice postérieur et peuvent faire saillie dans le pharynx. A l'exploration précédente, il faut joindre alors l'exploration digitale, qu'on pratique en portant le doigt recourbé derrière le voile du palais. On arrive ainsi à reconnaître l'existence des polypes et leur lieu d'implantation. On peut s'aider dans cet examen d'une sonde de femme qu'on introduit par la narine.

Des diverses méthodes opératoires proposées pour la cure des polypes muqueux des fosses nasales, la plus généralement employée est l'*arrachement*. Cette opération demande à être conduite méthodiquement et sans violence. Toujours on doit guider l'instrument par la vue et ne jamais, ainsi qu'on le fait trop souvent, tenter de saisir le polype à l'aventure. Cette dernière manière d'agir provoque généralement une douleur vive, qui ne se produit pas lorsqu'on saisit seulement le polype, doué d'une sensibilité assez obtuse, et expose à des complications sérieuses, ainsi la déchirure de la pituitaire donnant lieu à un écoulement sanguin abondant, quelquefois même à une véritable hémorrhagie, et des lésions du squelette qui peuvent être suivies de carie ou de nécrose. On a même vu, à la suite d'une intervention brutale, survenir des accidents du côté des méninges et du cerveau. Il faut donc procéder méthodiquement et avec prudence.

On peut, pour arracher les polypes muqueux des fosses nasales, faire usage d'une pince à pansements

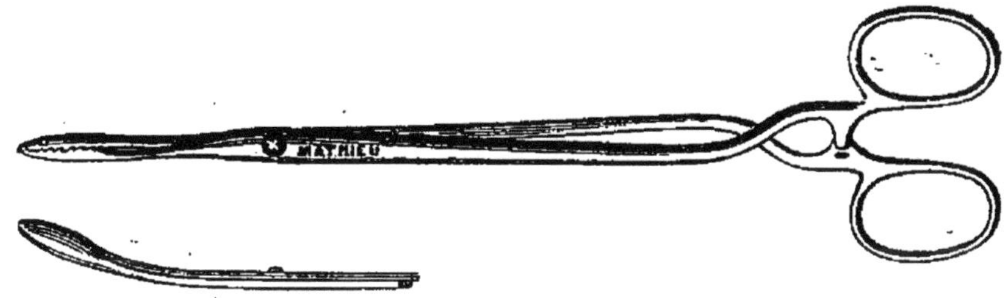

Fig. 35.

ordinaire, mais il est préférable d'employer des pinces spéciales, à anneaux, droites ou courbes, à mors ovales, dentelés sur leurs bords et articulées de telle sorte que pendant leur écartement les branches occupent moins de place que lorsqu'elles sont fermées (fig. 35). Elles remplissent par suite moins complètement que les pinces ordinaires l'ouverture de la narine et il est possible de les guider par la vue. Un point d'arrêt placé au niveau des anneaux tient les pinces fermées lorsque le polype est saisi.

Le malade est assis sur un siège élevé, en face d'une fenêtre bien éclairée, la tête renversée en arrière et maintenue par un aide, qui l'immobilise sur sa poitrine.

Le chirurgien écarte avec la main gauche l'orifice antérieur de la narine et relève fortement en haut la pointe du nez. Cette manœuvre suffit, lorsque le polype est voisin de l'orifice de la narine, pour le mettre à découvert. Si l'on ne réussit pas ainsi, on applique alors le *speculum nasi*, dont l'orifice est suffisant pour permettre l'introduction de la pince spéciale que nous avons décrite, et on le laisse en place après avoir serré la vis destinée à maintenir ses valves écartées.

Le chirurgien introduit alors la pince fermée jusqu'au niveau du polype, puis, écartant ses branches, pousse les mors de chaque côté de celui-ci. Lorsque le polype se trouve ainsi engagé entre les mors, on rapproche doucement les branches de la pince. Si le malade accuse à ce moment une douleur vive, ou si le chirurgien rencontre, à rapprocher les branches de l'instrument, une certaine résistance, c'est alors que le polype seul n'a pas été compris entre les mors et que la pituitaire, quelquefois même un des cornets s'y trouvent également engagés. On retire alors un peu les pinces et on les rapproche de nouveau. Lorsqu'on a acquis ainsi la certitude que le polype seul est saisi, les branches des pinces sont complètement rapprochées et maintenues à l'aide du point d'arrêt placé au niveau des anneaux. On imprime alors à l'instrument un mouvement de torsion toujours dans le même sens en l'attirant doucement à soi, jusqu'à ce que le pédicule, généralement étroit et peu résistant, qui rattache le polype à la muqueuse, soit rompu.

L'arrachement d'un polype, lorsqu'il a été seul saisi et que la muqueuse a été respectée, est suivi d'un écoulement sanguin généralement peu abondant. On y met un terme en faisant renifler ou en injectant dans la narine de l'eau froide légèrement vinaigrée.

Lorsqu'il est suspendu, on applique de nouveau le spéculum et l'on s'assure si le polype a été enlevé en totalité ou seulement en partie, et s'il n'en existe pas d'autres au voisinage du premier. Quand l'écoulement sanguin persiste et gêne l'examen, plutôt que de continuer l'opération au hasard, on ajourne le malade au lendemain ou aux jours suivants. C'est tout à fait exceptionnellement que l'écoulement sanguin prend des proportions assez grandes pour nécessiter le tamponnement des fosses nasales. Il faut cependant être prévenu que quelquefois on a vu une hémorrhagie tardive se produire; il est donc prudent de surveiller le malade et de faire continuer les applications froides pendant quelques heures après l'opération.

On ne réussit pas toujours à extraire d'emblée en totalité un polype des fosses nasales, le plus souvent on en enlève seulement une portion et plusieurs applications de la pince sont nécessaires pour son ablation complète. Pour chacune de celles-ci on procède avec les mêmes précautions que nous avons indiquées; les chances de saisir et de déchirer la muqueuse sont, du reste, plus grandes qu'à la première tentative, alors que la narine était remplie par le polype, plus facile par conséquent à saisir.

Les récidives des polypes muqueux des fosses nasales sont fréquentes. Elles sont souvent la conséquence d'ablations incomplètes. Il ne suffit pas en effet que la narine soit perméable à l'air pour déclarer l'opération terminée. Le plus fréquemment les polypes muqueux sont multiples et il ne faut pas, après avoir enlevé ceux qui obstruaient la narine, négliger les polypes plus petits, disséminés sur la muqueuse sous forme de tumeurs ou simplement d'excroissances blanchâtres. On doit faire également l'ablation de ces derniers. S'ils sont assez volumineux, on les saisit avec la pince et on les arrache; s'ils sont plus petits et ne forment qu'une légère saillie à la surface de la muqueuse, on essaye de les exciser avec des ciseaux à pointes mousses, et en cas d'impossibilité on racle la muqueuse à leur niveau avec une curette à bords tranchants (curette à chalazion). Ces opérations complémentaires exigent nécessairement l'emploi du *speculum nasi*.

Les anfractuosités de la cavité des fosses nasales ne permettent pas d'exécuter toujours autant qu'il serait nécessaire cette rugination de la muqueuse. On peut alors faire, au niveau des points douteux, principalement là où s'inséraient les polypes, une cautérisation avec le crayon de nitrate d'argent ou un pinceau imbibé d'une solution un peu forte de ce sel.

Quand bien même l'ablation a été aussi complète que possible et, à plus forte raison, lorsqu'on suppose que l'opération a été incomplète, il est prudent de faire faire dans les fosses nasales, pendant un temps assez long, plusieurs semaines au moins, des injections médicamenteuses légèrement astringentes (alun, tannin, ratanhia, etc.). On peut ainsi prévenir les récidives.

Nous n'avons eu en vue jusqu'à présent que les polypes plus ou moins facilement accessibles par les narines, mais quelquefois ils s'implantent au voisinage de l'orifice postérieur des fosses nasales et sont alors difficiles à atteindre. On a donné le conseil, pour les ramener en avant, de faire faire au malade une forte expiration, la bouche et la narine du côté opposé étant fermées, ou de les repousser vers la narine, soit avec le doigt recourbé en crochet et porté en arrière du voile du palais, soit avec une boulette de charpie fixée à un fil qu'on a passé avec la sonde de Belloc, comme pour le tamponnement des fosses nasales, et qu'on attire à soi. Ces manœuvres ne peuvent guère réussir qu'autant que le polype jouit d'une certaine mobilité, c'est-à-dire qu'il est peu volumineux et a un pédicule assez long. Dans le cas contraire elles sont sans effet et il faut redoubler de prudence pour aller saisir le polype et procéder à son arrachement. A cette profondeur le chirurgien ne peut guider l'instrument par la vue, et il n'est averti qu'il a saisi un des cornets que par la résistance insolite qu'il éprouve à rapprocher les mors de la pince ; la pression ne doit donc pas être brusque et énergique, mais graduelle.

D'autres fois les polypes, implantés au voisinage de l'orifice postérieur des fosses nasales, font saillie dans le pharynx et sont seulement accessibles par la bouche. On peut tenter de les saisir par cette voie avec une pince recourbée, mais cela n'est pas toujours possible ; dans le cas où l'on échoue, on a conseillé d'inciser le voile du palais sur la ligne médiane pour les mettre à découvert et en venir ensuite à leur ablation. Avant d'avoir recours à cette opération préliminaire, nous engageons à essayer un procédé qui nous a permis de faire avec facilité l'ablation d'un polype fibro-muqueux, implanté sur l'orifice postérieur des fosses nasales et saillant dans le pharynx.

Ce procédé consiste à attirer le voile du palais en avant pour dégager la tumeur. On introduit par la narine une sonde de Belloc et l'on ramène par la narine un fil introduit par la bouche, comme dans le tamponnement des fosses nasales. On attire à soi les deux chefs du fil jusqu'à ce que le voile du palais, compris dans l'anse, soit replié sur la voûte palatine, puis on les noue au devant de la lèvre supérieure.

L'introduction du fil et la traction exercée sur lui provoquent quelques efforts de vomissement, mais, dès qu'il est noué, il est parfaitement supporté. Le polype se trouve ainsi mis à nu et il est possible de le saisir avec des pinces près de son pédicule et d'en faire la torsion, ou de l'engager dans l'anse d'un serre-nœud pour en opérer la section.

C'est à ce dernier procédé que nous avons eu recours dans le fait qui nous est personnel ; il fut facile de porter sur le lieu d'implantation de la tumeur la chaîne d'un écraseur courbe. La luette refoulée en avant et n'étant plus l'objet d'aucun contact, les manœuvres purent s'accomplir sans provoquer aucun effort de vomissement. L'introduction d'une anse de fil dans chacune des narines donnerait encore plus de jeu. On pourrait, au lieu d'un fil ordinaire rond, se servir d'un fil plat ayant une largeur de 1 ou 2 millimètres ou encore d'un tube à drainage en caoutchouc, la pression serait répartie sur une plus grande surface et le refoulement du voile du palais plus complet. Il pourrait sembler plus simple d'attirer le voile du palais en avant avec un crochet, mais la présence de cet instrument dans la bouche gênerait l'introduction de la pince ou de l'écraseur; au moindre mouvement il provoquerait des efforts de vomissement, qui forceraient à le retirer et à interrompre l'opération ; enfin il aurait l'inconvénient d'occuper une des mains de l'opérateur. Après une tentative infructueuse avec le crochet, nous avons eu recours au procédé que nous venons de décrire et qui nous a permis d'opérer facilement. Il est donc indiqué de le mettre en pratique avant d'en venir à l'incision du voile du palais, qu reste la dernière ressource, lorsque le polype est autrement inaccessible.

XI

DES OPÉRATIONS QUI SE PRATIQUENT SUR LES LÈVRES

A. — OPÉRATION DU BEC-DE-LIÈVRE

Le bec-de-lièvre peut être unique ou double. Unique, il siège le plus souvent à gauche. Il présente une hauteur variable. Quelquefois il est limité au bord libre de la lèvre et forme une simple encoche ; d'autres fois, il intéresse la moitié, ou même la totalité de la lèvre et se prolonge jusque dans la narine correspondante (fig. 36).

Lorsqu'il est double, la partie intermédiaire de la lèvre, ou tubercule médian, présente rarement une hauteur égale à celle des parties latérales; parfois même elle est rudimentaire et représentée seulement par un petit tubercule charnu, appendu quelquefois à l'extrémité du nez, dont la sous-cloison fait alors plus ou moins complètement défaut.

Le bec-de-lièvre est dit compliqué, quand, avec la fissure de la lèvre, coexiste une division du squelette. Celle-ci peut être simple ou double ; tantôt elle est limitée à l'arcade dentaire, tantôt elle s'étend à toute la voûte palatine et même au voile du palais. Dans ce dernier cas, si la division est double, l'os intermaxillaire, séparé de chaque côté des maxillaires, se trouve suspendu au vomer.

Lorsque la division osseuse est unilatérale, il est rare, si surtout elle est limitée à l'arcade dentaire, que l'une de ses lèvres fasse en avant une saillie assez accusée pour mettre obstacle à l'affrontement des bords de la fissure labiale. Quand elle est bilatérale, presque toujours, au contraire, le tubercule osseux médian, constitué par l'os intermaxillaire suspendu au vomer, forme en avant une saillie prononcée, au point parfois d'affecter une direction presque horizontale (fig. 37). Cette disposition, avec laquelle coïncide ordinairement la brièveté ou même l'état rudimentaire de la partie médiane de la lèvre, s'oppose au rapprochement des parties molles et réclame une intervention chirurgicale spéciale et plus compliquée. Cette saillie de l'os intermaxillaire constitue, bien plus que la division osseuse elle-même, la véritable complication du bec-de-lièvre au point de vue opératoire. Car, que le bec-de-lièvre soit simple ou compliqué, c'est-à-dire sans ou avec division du squelette, s'il n'existe pas de saillie prononcée de l'os intermaxillaire, l'opération est la même et on en poursuit la guérison par les mêmes procédés. Il n'y a pas lieu, en effet, de se préoccuper, du moins chez les enfants en bas âge, de la division de la voûte et du voile du palais; il faut se borner à obtenir le rétablissement de la lèvre, qui, à la longue, réduit du reste les dimensions de la fissure palatine.

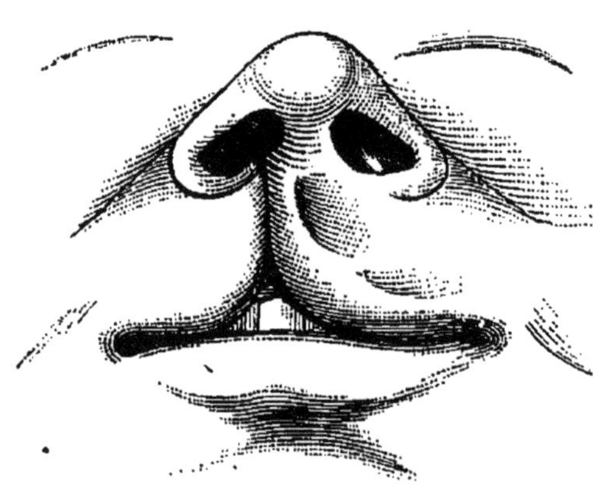

Fig. 36. — Bec-de-lièvre unilatéral.

On a longuement discuté sur l'âge auquel il convient de pratiquer cette opération et, après de nombreux débats, cette question n'est pas encore complètement résolue. Tandis que certains chirurgiens recommandent d'opérer immédiatement après la naissance ou dans les jours qui suivent, d'autres, se basant sur les dangers que fait courir l'opération à la vie de

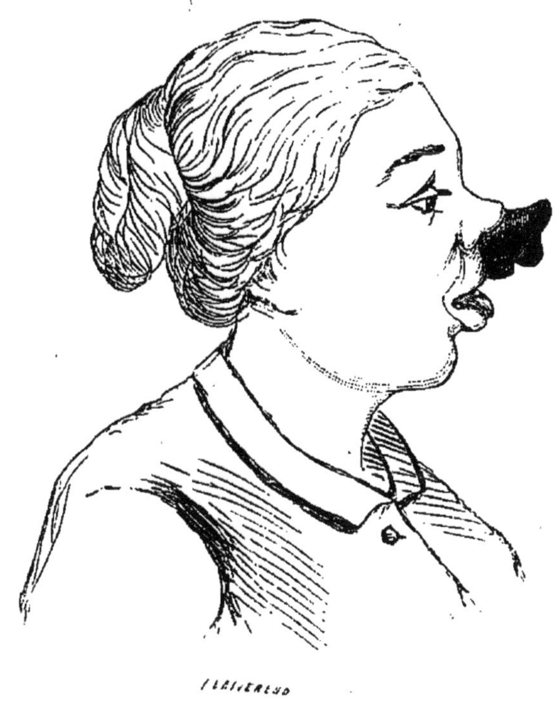

Fig. 37. — Bec-de-lièvre compliqué, saillie de l'os intermaxillaire.

l'enfant, la crainte de l'hémorrhagie et la friabilité des tissus du nouveau-né, qui se laissent, disent-ils, facilement déchirer par les sutures, jugent préférable d'attendre plusieurs mois, une et même plusieurs années.

Les partisans de l'opération hâtive font observer, au contraire, que la difformité abandonnée à elle-même ne peut que s'accroître sous l'influence de l'âge, par suite de la rétraction des muscles diducteurs de la lèvre, dont l'action n'est plus neutralisée par celle de l'orbiculaire ; que ce dernier muscle s'atrophie, ce qui diminue la hauteur et l'épaisseur de la lèvre, et rend la restauration moins parfaite; que les craintes d'insuccès et de danger pour la vie de l'enfant ont été exagérées, ainsi que le prouvent les statistiques; que si les tissus sont plus mous chez le nouveau-né, ils ont, en revanche, une plus grande tendance à l'adhésion et que du reste, malgré leur mollesse, ils résistent suffisamment pour que la réunion ait lieu. Quant à l'écoulement sanguin qui accompagne l'opération, il est, dans le bec-de-lièvre simple, trop peu abondant pour inspirer des inquiétudes, et une suture bien faite met à l'abri d'une hémorrhagie consécutive. Pour toutes ces raisons, ils estiment qu'il y a avantage à opérer de bonne heure.

Cette opinion tend aujourd'hui à prévaloir et est adoptée par la très grande majorité des chirurgiens. Il ne saurait être douteux, en effet, que l'insuccès n'est pas plus à redouter immédiatement après la naissance qu'à un âge plus avancé, si la suture a été pratiquée convenablement. La réunion de la lèvre une fois obtenue exerce une influence favorable sur son développement, et, s'il existe une fissure palatine, en réduit les dimensions par le rapprochement de ses bords. En attendant quelques mois, le développement des germes dentaires peut ajouter une difficulté nouvelle à l'affrontement des parties molles, si le bec-de-lièvre est compliqué; puis les troubles de la dentition se joignent à ceux qu'entraîne l'opération. A un ou deux ans, l'enfant est devenu plus vigoureux, partant plus difficile à immobiliser, et peut, par ses mouvements et ses cris, compromettre le succès de la réunion.

Si donc on néglige le bec-de-lièvre compliqué, avec

saillie prononcée de l'os intermaxillaire, qui réclame une opération complexe et offrant plus de dangers, on peut établir, comme règle générale, qu'il y a utilité incontestable à intervenir de bonne heure, et que l'opération doit être pratiquée, sinon immédiatement après la naissance, du moins dans les jours qui suivent, lorsque l'allaitement est établi, si toutefois l'enfant présente des conditions de vitalité satisfaisantes.

Les seules contre-indications à l'opération sont la présence d'un autre vice de conformation incompatible avec l'existence; l'état de faiblesse de l'enfant ou une maladie accidentelle, notamment une affection des voies respiratoires qui, par la toux et l'éternuement qu'elle provoque, peut compromettre le succès de l'opération.

1. — Bec-de-lièvre simple ou compliqué sans saillie de l'os intermaxillaire.

L'enfant est assis sur les genoux d'un aide, la tête appuyée sur sa poitrine, les bras entourés de serviettes ou d'une bande et fixés le long du corps. Un second aide, placé en arrière du premier, saisit, entre le pouce et l'index de chaque main, chacun des bords de la fissure qu'il tend, et comprime les artères coronaires contenues dans l'épaisseur de la lèvre, de façon à prévenir l'hémorrhagie. Ce moyen est plus sûr que la compression des artères faciales sur les maxillaires inférieurs, recommandée par quelques auteurs.

Le chirurgien est assis en face de l'enfant, sur un siège un peu élevé. A portée de sa main sont disposés sur une table les instruments nécessaires, un bistouri droit à lame étroite, des ciseaux droits, des pinces fines à dents de souris, des pinces à anneaux porte-aiguilles, des épingles, des fils cirés et des éponges douces et propres, préalablement trempées dans la solution phéniquée au 2/100, ainsi du reste que les instruments.

L'opération du bec-de-lièvre comprend deux temps : l'avivement et la suture.

Avivement. — L'avivement simple, même correctement pratiqué et suivi d'une suture irréprochable, laisse souvent, par suite de la disposition des bords de la fissure, subsister, après la guérison, une dépression du bord libre de la lèvre qui rappelle le vice de conformation. Nous engageons donc à n'y pas avoir recours et à appliquer de préférence, même dans les cas les plus simples, le procédé décrit simultanément par Clémot (de Rochefort) et par Malgaigne et qui met à l'abri de cette imperfection opératoire.

Dans ce procédé, les lambeaux, résultant de l'avivement des bords, sont laissés adhérents à la lèvre par leur base, puis renversés en bas et réunis de façon à former, au niveau du bord libre, une saillie qu'on excise, si elle est trop considérable, soit immédiatement après la suture, soit seulement, ce qui est préférable, après la cicatrisation.

L'enfant, les aides et le chirurgien étant disposés comme il a été dit plus haut, ce dernier saisit avec des pinces à dents de souris le bord rosé de la fente, au niveau de son angle supérieur, puis avec le bistouri il le détache de haut en bas, en empiétant sur les tissus voisins, jusqu'au voisinage du bord libre de la lèvre, environ 2 ou 3 millimètres, de façon à dépasser inférieurement le bord arrondi qui forme l'angle inférieur de la fente. Il pratique ensuite du côté opposé une incision semblable à la première, et forme ainsi deux lambeaux triangulaires adhérents par leur base.

L'angle supérieur de la fissure doit être bien exactement avivé et, si elle se prolonge dans la narine, les deux incisions doivent y pénétrer.

Lorsque les deux bords du bec-de-lièvre présentent une hauteur égale, les deux lambeaux doivent être exactement semblables et les deux incisions symétriquement pratiquées, parallèlement au bord rosé et à 2 millimètres de celui-ci. Après l'avivement, le bec-de-lièvre représente alors un triangle isocèle à base infé-

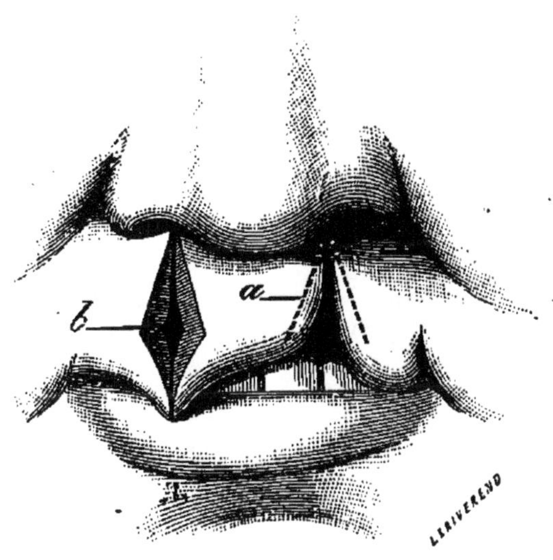

Fig. 38. — Opération du bec-de-lièvre. Procédé de Clémot.

rieure, réuni par celle-ci à un autre triangle également isocèle à base supérieure, formé par les deux lambeaux renversés en bas (fig. 38).

Quand les deux bords de la fissure ont une hauteur inégale, ce qui arrive le plus fréquemment, les deux incisions ne doivent plus être symétriques. Pour que les surfaces avivées soient de même longueur et puissent exactement se réunir, il faut donner à l'incision portant sur le bord le plus court, le bord interne ordinairement, une direction oblique, s'écartant, plus en bas qu'en haut, du bord libre de la fente. En donnant à cette incision une obliquité convenable, elle présente la même longueur que celle du côté opposé, et lors du rapprochement les deux parties divisées du bourrelet muqueux de la lèvre arrivent exactement au contact.

Nélaton a apporté, au procédé précédent, une modification ingénieuse, qui assure mieux la vitalité des lambeaux, mais n'est applicable que dans les cas les

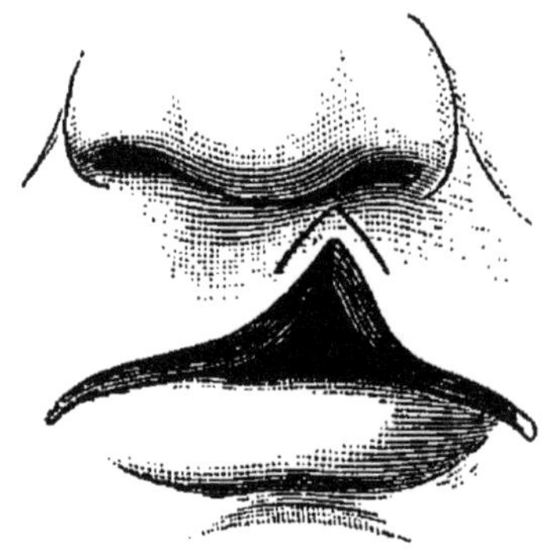

Fig. 39. — Bec-de-lièvre unilatéral. Procédé de Nélaton.

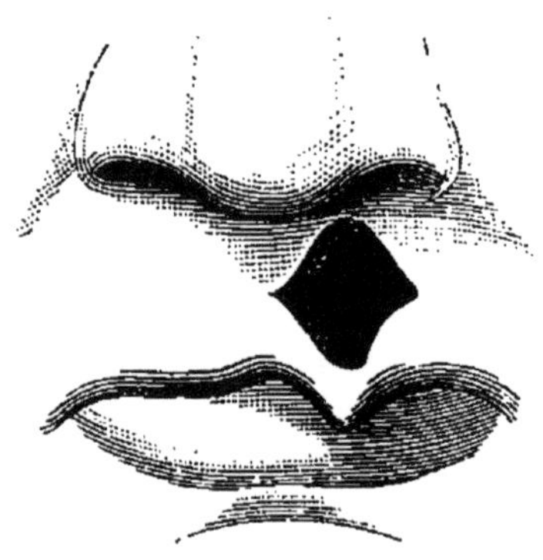

Fig. 40. — Bec-de-lièvre unilatéral. Procédé de Nélaton.

plus simples, c'est-à-dire lorsque le bec-de-lièvre ne se prolonge pas jusque dans la narine et n'intéresse pas la lèvre dans toute sa hauteur (fig. 39). Elle est d'une exécution plus facile que le procédé de Malgaigne et consiste en une simple incision. Les bords de la fissure étant bien tendus, de telle sorte qu'elle forme un angle très ouvert, le chirurgien plonge le bistouri à la partie externe, au voisinage du bord libre horizontal de la lèvre, la traverse de part en part, puis prolonge l'incision, parallèlement au bord arrondi et rosé du bec-de-lièvre, jusqu'au niveau du bord libre de la lèvre du côté opposé. Il en résulte un pont qu'on rabat inférieurement, comme les deux lambeaux du procédé de Malgaigne (fig. 40).

Après avoir ainsi détaché les lambeaux ou un lambeau unique en anse, suivant le procédé auquel on a eu recours, on s'assure que les surfaces avivées arrivent facilement au contact. Assez souvent, surtout lorsque la fissure se prolonge jusque dans la narine, ses bords sont retenus par des adhérences, avec la muqueuse gingivale, qui s'opposent à leur affrontement. Quelquefois même elles sont assez prononcées pour gêner l'avivement ; dans ce cas, leur section constitue le premier acte opératoire. Lorsqu'elles sont plus lâches, il est préférable de ne les diviser qu'après l'avivement, afin de n'être pas gêné par l'écoulement sanguin.

On en pratique la section avec des ciseaux mousses, après avoir attiré la lèvre en haut pour la tendre, à petits coups, jusqu'à ce que les bords de la fissure présentent une mobilité suffisante pour être amenés facilement au contact. L'écoulement sanguin résultant de cette division est le plus souvent peu abondant. S'il ne s'arrête pas spontanément, on applique sur la plaie une boulette de charpie imbibée d'eau vinaigrée ou mieux d'eau de Pagliari (le perchlorure de fer, qui produirait une eschare et pourrait ainsi nuire à la réunion, doit être proscrit), on exerce une compression modérée, et généralement au bout de quelques instants tout écoulement sanguin a cessé.

Lorsque la fissure se prolonge jusque dans la fosse nasale et s'accompagne d'un écartement considérable de la narine, l'avivement doit être prolongé jusque sous la narine déformée. La soudure de la face profonde des lambeaux en un point rapproché de la fente osseuse prévient le retour de l'écartement de la narine. Pour assurer la coaptation, on peut alors avoir recours à la suture profonde, comme nous le dirons plus loin.

Procédé à mortaises de Giraldès. — Quelquefois la lèvre atteinte de bec-de-lièvre présente, au niveau de la fissure, une diminution notable dans sa hauteur, au point d'être réduite à une bandelette étroite. Dans ce cas, la réunion de la fissure ne suffit pas à corriger la difformité. Giraldès a imaginé un procédé de restauration qui permet, en même temps qu'on réunit les parties séparées, de donner à la lèvre une partie de la hauteur qui lui fait défaut. Ce procédé, d'une exécution plus compliquée que les précédents, trouve dans ce cas particulier son application, et c'est à ce titre de méthode exceptionnelle que nous en donnons la description.

Le chirurgien saisit, avec des pinces à dents de souris, le bord interne de la division, et taille, aux dépens de celui-ci, un lambeau qu'il laisse adhérent par son extrémité supérieure; puis, prenant le bord externe, comme précédemment, il taille un lambeau semblable mais adhérent à son extrémité inférieure. Cela fait, il relève le premier lambeau, de telle sorte qu'il devienne horizontal et limite en bas la narine. Une incision oblique d'un centimètre environ, pratiquée dans le sillon naso-labial, fournit une surface saignante pour recevoir celle du lambeau. La portion verticale de la brèche réunie par des sutures, on fixe le lambeau inférieur sur le rebord horizontal avivé de la lèvre du côté opposé. Il se trouve placé au bas de la plaie verticale qu'il unit plus intimement (fig. 41).

Dans ce procédé, comme on le voit, on fournit à la narine correspondante une bordure cutanée, on accroît la hauteur de la lèvre de l'épaisseur des deux lambeaux, et l'on prévient également la formation d'une encoche au niveau du bord libre.

Suture. — Pour obtenir la réunion, il faut que les surfaces avivées soient juxtaposées dans toute leur hauteur et exactement maintenues au contact. Presque toute l'épaisseur de la lèvre doit être comprise dans la suture, non seulement dans le but de mieux assurer la réunion, mais encore pour se mettre à l'abri d'une hémorrhagie consécutive, car l'artère coronaire, située dans l'épaisseur de la lèvre, plus près de la muqueuse que de la peau, se trouve ainsi comprise dans la suture et comprimée.

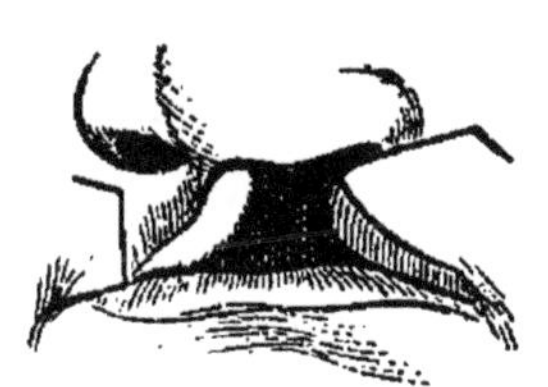

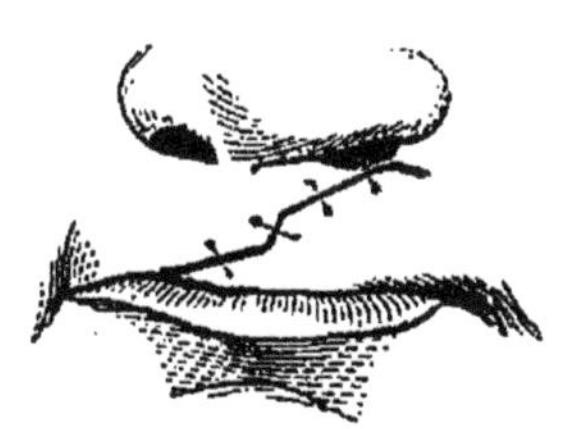

Fig. 41. — Procédé à mortaises de Giraldès.

Des divers procédés de suture, la suture entortillée mérite ici la préférence. Elle présente des avantages réels sur la suture entrecoupée, même pratiquée avec des fils métalliques, et les reproches qu'on lui a adressés doivent être surtout attribués à son exécution défectueuse. Elle doit être pratiquée avec des épingles aussi fines que possible et cependant suffisamment résistantes. Les épingles dont se servent les entomologistes, dites épingles à insectes, réunissent le mieux ces deux qualités.

C'est seulement après l'opération, pratiquée suivant le procédé de Giraldès, que nous conseillons d'avoir recours à la suture entrecoupée. La direction en Z de la plaie se prête mal à l'emploi de la suture entortillée. Toute l'épaisseur de la lèvre doit être comprise dans la suture qu'on pratique avec des fils métalliques. A 3 millimètres environ du bord de la plaie, on passe un fil d'avant en arrière, puis, lorsqu'il a traversé toute la lèvre, on le ramène d'arrière en avant à travers le bord opposé de la plaie. Lorsque les deux extrémités du fil sont tordues sur la face cutanée de la lèvre, la plaie se trouve ainsi comprise entre deux anses métalliques, l'une antérieure, l'autre postérieure. On place de la sorte autant de fils qu'il est nécessaire pour avoir une coaptation exacte des bords de la plaie.

Dans la suture entortillée, la première épingle doit être placée au voisinage du bord libre de la lèvre, au niveau de l'angle labial, à 2 millimètres au-dessus du bord rosé; c'est le point dont la réunion importe le plus; car, pour que la trace du vice de conformation soit aussi peu apparente que possible, il faut que le bourrelet muqueux de la lèvre restaurée présente dans toute son étendue une hauteur égale. En commençant la suture par la partie supérieure de la plaie, on s'exposerait à ce qu'un des bords de la fissure dépassât l'autre du côté de l'ouverture buccale.

L'épingle, enduite de vaseline ou d'huile phéniquée et portée sur une pince, pénètre à travers la lèvre, bien tendue avec la main gauche ou par un aide, à 6 millimètres du bord avivé, puis est conduite obliquement d'avant en arrière, de façon à ressortir à la surface de la plaie, à l'union de son tiers postérieur et de ses deux tiers antérieurs, c'est-à-dire en un point très rapproché de la muqueuse. On la fait alors pénétrer dans la plaie opposée, sur un point exactement symétrique, et on lui fait parcourir, dans l'épaisseur de la lèvre et en sens inverse, un trajet de même longueur et de même direction que du côté opposé, pour la faire ressortir à une distance de 6 millimètres de la plaie.

On jette ensuite une anse de fil autour de ses extrémités, et par une traction modérée on amène au contact les bords de la plaie. L'épingle doit avoir alors une direction perpendiculaire à celle-ci et le bord libre de la lèvre s'adapter exactement.

La seconde épingle est placée au niveau de l'angle supérieur de la plaie, de la même manière que la première et parallèlement à celle-ci. Entre ces deux épingles, on en place ensuite une troisième, quelquefois même une quatrième, suivant la hauteur de la division. Toutes doivent être parallèles entre elles.

On procède alors à la réunion des deux lambeaux. Il faut les étaler avec soin, de façon que leurs surfaces saignantes se correspondent, et, s'ils viennent à se retourner, les faire saisir à leur extrémité avec des pinces et les faire tirer en avant. On les traverse à leur base avec une épingle sur laquelle on jette une anse de fil.

Toutes les épingles sont ensuite réunies par un fil commun et l'on assure la coaptation des lèvres de la plaie par des huit de chiffre autour des épingles et des X dans leur intervalle. La compression doit être modérée, suffisante pour prévenir l'entre-bâillement des lèvres de la plaie, mais non assez énergique pour étrangler les tissus. Avec des pinces coupantes ou de forts ciseaux, on coupe les pointes des épingles et l'on introduit au-dessous d'elles, pour protéger les téguments, quelques brins de charpie ou un petit carré de toile fine plié en plusieurs doubles.

Suture profonde. — Lorsqu'il existe un écartement considérable des bords de la fente, ce qu'on observe quand celle-ci se prolonge jusque dans la narine, et qu'on éprouve de la peine à amener ces bords au contact, malgré la libération de leur face muqueuse, l'application d'une suture profonde favorise la réunion, en s'opposant au tiraillement des lèvres de la plaie. Cette suture doit être appliquée immédiatement après l'avivement, car elle rend l'affrontement beaucoup plus facile. Contre chacune des ailes du nez, on place une petite plaque de plomb percée d'un trou, puis, avec une aiguille droite, on passe un fil d'argent un peu fort à travers les plaques de plomb et la base du nez. On serre alors le fil sur les plaques et on l'arrête en le tordant ou mieux en écrasant sur lui un tube de plomb de Galli. Les surfaces avivées viennent alors se mettre aisément au contact et l'on pratique la suture entortillée. Le rapprochement des ailes du nez ainsi pratiqué a quelquefois pour conséquence l'obstruction des narines, on y remédie en plaçant, dans chacune d'elles, deux bouts de sonde destinés à assurer la respiration. Dans un cas semblable, M. Trélat tint la bouche béante, pour permettre la respiration et prévenir l'asphyxie, en abaissant la lèvre inférieure et la fixant au menton par du collodion.

Quelques chirurgiens ont conservé l'habitude de faire suivre l'opération du bec-de-lièvre de l'application d'un bandage destiné à rapprocher les joues et à prévenir le tiraillement des bords de la plaie. Nous y avons renoncé. Le bandage se salit facilement, gêne la respiration en obstruant en partie les narines, se relâche et finalement ne remplit pas le but pour lequel il a été appliqué. Un moyen auxiliaire plus simple et plus sûr consiste à appliquer sur les joues, maintenues rapprochées par un aide, une bandelette agglutinative de taffetas, plus large à ses extrémités qu'à sa partie moyenne, qui correspond à la lèvre restaurée. L'addition d'une légère couche de collodion au niveau des joues en fixe solidement les extrémités, et l'on n'a pas à craindre qu'elle vienne à se relâcher, comme le fait toujours un bandage de toile.

Après l'opération, l'enfant est tenu immobile, couché sur le côté opposé à celui qui a été le siège de l'opération, la tête un peu élevée. L'allaitement ou l'ingestion avec le biberon doit être permis. On peut aussi faire boire l'enfant avec une cuiller, en s'y prenant de la façon suivante : on enfonce jusque sur la base de la langue la cuiller, dans laquelle on verse doucement le lait que le petit opéré avale ainsi aisément.

Les cris de l'enfant peuvent par les tiraillements de la plaie qu'ils déterminent, compromettre la réunion. On assure le repos par l'administration d'une potion légèrement opiacée, proportionnée à l'âge. Il faut recommander à la mère ou à la nourrice d'appliquer, pendant les cris, l'index et le pouce sur les joues pour les rapprocher en avant et s'opposer à la traction exercée par les fils sur les lèvres de la plaie. Enfin on ne doit pas négliger de fixer le long du corps les bras de l'enfant, dans la crainte qu'avec les mains il n'enlève ou ne déplace les épingles.

On donne le conseil d'enlever l'épingle supérieure dès le troisième jour, le quatrième jour l'épingle située au-dessous, et le cinquième jour l'épingle inférieure; mais il y a tout avantage à les laisser en place aussi longtemps qu'elles ne provoquent aucune irritation; la cicatrice acquiert ainsi plus de résistance, et l'on a moins de chances de la voir se rompre après l'enlèvement des moyens unissants. Les épingles doivent être retirées avec précaution, car il faut éviter d'exercer une traction trop forte capable de désunir la plaie. Pour faciliter leur glissement, on enduit de vaseline ou d'huile phéniquée la pointe des épingles, et, pendant qu'on les retire, on soutient la cicatrice en sens opposé de la traction. Un bon moyen consiste à passer au-dessous de la tête de l'épingle une anse de fil, sur les deux chefs de laquelle on tire en sens inverse.

Après avoir retiré les épingles, on respecte les fils, qui les unissaient, formant une plaque adhérente à la cicatrice; pour plus de précaution, on les recouvre d'une bandelette de taffetas. Vers le neuvième ou le dixième jour, la cicatrice est assez solide pour qu'on puisse débarrasser la lèvre de tout moyen de protection et de contention.

Les accidents qu'on a surtout signalés après l'opération du bec-de-lièvre, sont l'hémorrhagie et l'inflammation.

L'hémorrhagie n'est pas à craindre, lorsque la suture a été pratiquée correctement et que les épingles traversent la lèvre à une profondeur suffisante pour que l'artère coronaire soit comprimée. L'inflammation est une complication assez rare, qui peut être la conséquence de violences exercées sur la plaie, ou encore être due soit à ce que les épingles dont on s'est servi pour la suture sont trop volumineuses et jouent le rôle de corps étrangers, soit à ce que les lèvres de la plaie sont soumises à une trop forte traction pour arriver au contact. En pareil cas, l'insuccès est presque certain, trop heureux si l'on réussit à le rendre partiel et à limiter l'inflammation en retirant les épingles au niveau des parties enflammées et en les remplaçant en ce point par de simples bandelettes agglutinatives. On peut cependant espérer encore la réunion secondaire des parties séparées, si la désunion n'a pas eu lieu dans toute l'étendue de la plaie.

Bec-de-lièvre bilatéral. — Plusieurs cas peuvent se présenter :

1° Le tubercule médian de la lèvre, placé entre les deux fissures, offre un développement normal et a la même hauteur que les parties latérales. Il faut, dans ce cas, opérer séparément chaque bec-de-lièvre comme s'il était unique. On a donné le conseil de mettre un intervalle de quelques semaines entre chaque opération; mais il est, à notre avis, préférable de les pratiquer toutes deux dans la même séance, si l'enfant présente une résistance suffisante, et si la première opération n'a donné lieu qu'à un écoulement sanguin minime.

2° Le tubercule médian est court et triangulaire. On l'avive dans tout son pourtour, puis on taille, sur les deux bords des deux fissures labiales, deux lambeaux latéraux adhérents par leur base, suivant le procédé de Clémot et de Malgaigne. Après la réunion, la plaie a la forme d'un Y dont les branches divergentes, tournées en haut, embrassent le lobule médian, et dont la branche unique inférieure se prolonge au delà du bord libre de la lèvre, par suite du rapprochement des lambeaux destinés à prévenir la formation d'une encoche.

3° Le tubercule médian est rudimentaire. Il ne peut être alors utilisé pour la restauration de la lèvre. On le néglige donc ou même on le supprime et l'on agit comme si l'on se trouvait en présence d'un bec-de-lièvre unique. La brèche labiale est quelquefois alors tellement large que ses bords n'arrivent, après l'avivement, que difficilement au contact et au prix de tiraillements qui seraient un obstacle à la réunion. Il faut, pour obvier à cet inconvénient, pratiquer, de chaque côté, dans le sens du sillon naso-labial, une incision d'un centimètre allant jusqu'à l'os, et détacher ensuite la face profonde des lambeaux quadrilatères ainsi formés. Grâce à cet artifice, toute tension est supprimée.

4° Le tubercule médian rudimentaire, implanté

vicieusement, est appendu à l'extrémité du nez. Il ne peut dans ce cas non plus concourir à la restauration de la lèvre, on agit donc comme dans le cas précédent. Quant au lobule, on peut, à l'exemple de Dupuytren, l'utiliser pour reconstituer la sous-cloison du nez. On le détache d'arrière en avant jusqu'à sa base, sans diviser son point d'insertion, puis on le ramène horizontalement en arrière, où on le fixe par un ou deux points de suture.

2. Bec-de-lièvre compliqué avec saillie de l'os incisif.

L'existence d'une fissure palatine simple ou double, compliquant le bec-de-lièvre, n'entraîne aucune modification opératoire, tant que ses bords ne forment pas une saillie exagérée. Les procédés décrits précédemment sont en pareil cas applicables, avec des chances de succès moindres il est vrai. La lèvre, au niveau de sa réunion, ne trouve pas de point d'appui sur le rebord alvéolaire ; la langue, qui s'engage dans l'écartement des os, exerce, sur la ligne d'affrontement, des pressions qui compromettent la réunion, et, la fissure se prolongeant jusque dans la narine, l'élasticité du fibro-cartilage tend à entraîner en dehors la partie correspondante de la lèvre.

La saillie de l'os incisif est, avons-nous dit, au point de vue opératoire, la véritable complication du bec-de-lièvre. L'obstacle qu'elle apporte à l'affrontement des parties molles rend nécessaire un acte opératoire préliminaire. Deux moyens ont été proposés dans le but de faire disparaître la saillie du tubercule osseux, la *réduction* et la *résection*.

La *réduction* peut être obtenue en fracturant le pédicule osseux, qui supporte le tubercule, qu'on refoule ensuite en arrière, ou en excisant un lambeau triangulaire du vomer. La fracture du pédicule est un procédé incertain, brutal, ne pouvant guère réussir que lorsque le vomer est mince, et de plus dangereux, car il est impossible de limiter la fracture qui peut s'étendre à l'ethmoïde et à la base du crâne. L'excision d'un lambeau triangulaire du vomer est souvent difficile par suite de l'étroitesse de la fissure, qui ne permet qu'avec peine l'introduction des pinces incisives ; elle a en outre l'inconvénient d'exposer à une hémorrhagie, dont il peut être ensuite difficile de se rendre maître. Le tubercule une fois refoulé conserve, même lorsqu'on le réunit par la suture aux maxillaires, après avivement des surfaces opposées, une mobilité très prononcée. Les avantages, qu'on retire de la conservation du tubercule osseux ne sont pas assez grands, à notre avis, pour justifier une opération aussi compliquée et que rend du reste souvent inapplicable le peu de développement du tubercule médian, qui ne suffit pas alors à combler la brèche osseuse. Aussi donnons-nous la préférence à la résection du tubercule. On peut plus tard, à l'aide d'un appareil prothétique, combler, si on le juge nécessaire, la perte de substance.

La *résection* de l'os incisif se pratique avec de forts ciseaux ou des pinces incisives. Avec des ciseaux ordinaires ou avec le bistouri, on détache la partie médiane de la lèvre et on isole l'os avec soin, puis on retranche toute la portion qui fait une saillie exagérée. Cette section donne souvent lieu à une hémorrhagie assez abondante. L'application d'une pince à forcipressure, qu'on laisse en place un temps suffisant, est le meilleur moyen d'y mettre un terme.

Pour éviter l'hémorrhagie, M. Verneuil procède de la façon suivante : Il incise la muqueuse jusqu'à l'os sur tout le bord libre et demi-circulaire du tubercule, puis, avec un instrument mousse, il détache peu à peu et soigneusement cette muqueuse et le périoste qui la double. Ce décollement, qui donne fort peu de sang, est continué jusqu'au pédicule du tubercule, qu'on coupe ensuite avec une pince de Liston. La pièce osseuse enlevée, il reste une sorte de coque ou de cavité à deux valves, lesquelles suppurent à leur face profonde, puis se réunissent et finissent par former une pièce fibreuse résistante, qui continue le bord inférieur du vomer et obture assez complètement l'espace inter-maxillaire. Ce procédé offre ainsi l'avantage de diminuer la large brèche étendue entre les extrémités antérieures des deux os maxillaires.

M. Le Fort fait l'ablation du tubercule de la même manière, puis il avive sur les côtés le lambeau médian cutané placé au bout du nez, le recourbe en arrière pour former la sous-cloison et sur cette sous-cloison nouvelle, dont les bords avivés sont saignants, il ramène les deux petits lambeaux de muqueuse, détachés de la partie du vomer enlevée, et les fixe, par des points de suture, aux parties avivées du lobule devenu sous-cloison. Cette sous-cloison est ainsi solidement fixée dans toute son étendue.

Après cette opération préliminaire, on peut procéder immédiatement à la restauration de la lèvre suivant les procédés décrits plus haut. Mais il est préférable d'ajourner cette seconde partie de l'opération. La réparation complète en une seule séance, outre qu'elle exige beaucoup de temps, donne lieu à un écoulement sanguin relativement abondant, qui, chez de très jeunes enfants, peut déterminer un épuisement funeste. C'est quelques semaines seulement après la résection de l'os incisif et la réfection de la sous-cloison, qu'on doit procéder au second temps de l'opération.

B. — DE L'ABLATION DU CANCER DES LÈVRES

L'épithélioma est la forme la plus habituelle du cancer des lèvres. C'est le plus souvent sur la lèvre inférieure qu'on le rencontre. Il débute par le bord libre, et finit par envahir la lèvre tout entière, les parties molles du menton et parfois même l'os maxillaire. Parvenu à ce degré, il exige des opérations laborieuses et complexes, restauration de l'orifice buccal, résection du maxillaire, dont la description ne saurait rentrer dans le cadre de cet ouvrage. Nous ne nous occuperons donc que des opérations que réclame le cancer de la lèvre limité à son bord libre ou n'ayant envahi qu'une partie de son étendue.

C'est le plus souvent sous forme d'une excroissance verruqueuse ou d'une fissure à bords indurés qu'il se montre. Quelquefois il est constitué par un simple épaississement épithélial du bord libre ou par une excroissance dure, résistante, ayant l'apparence d'une corne.

Le traitement du cancer des lèvres est exclusivement chirurgical. Il doit être appliqué de bonne heure, et c'est à l'ablation avec le bistouri, largement pratiquée, qu'il faut toujours avoir recours. La cautérisation doit être abandonnée; elle ne peut être efficace qu'autant qu'elle est destructive de la totalité du mal et que son action s'exerce à une certaine distance sur les parties saines; or c'est ce qu'on n'est jamais certain d'obtenir. Il nous a été trop souvent donné d'observer les conséquences désastreuses de cautérisations insuffisantes, pour engager les praticiens à recourir à ce mode opératoire dont les effets ne peuvent être exactement calculés. A plus forte raison blâmons-nous les cautérisations répétées et superficielles qui n'ont d'autre action que d'activer la marche du néoplasme. Le bistouri permet au contraire de dépasser sûrement les limites du mal, et offre ce double avantage de débarrasser le malade en une séance et de ne laisser qu'une cicatrice à peine apparente. Le plus souvent du reste on emploie les caustiques pour des cancers limités et superficiels, dont l'ablation avec le bistouri constituerait une opération des plus minimes.

Avant d'entreprendre l'ablation d'un cancer des lèvres, on ne doit jamais négliger d'interroger l'état des ganglions sous-maxillaires. La présence d'un engorgement ganglionnaire ne contre-indique pas toujours l'ablation du cancer, mais celle-ci ne doit être pratiquée que si l'on est décidé à la faire suivre de l'extirpation de tous les ganglions engorgés. Agir autrement serait commettre une faute grave. L'extirpation d'un ganglion unique, superficiel et parfaitement mobile est une œuvre généralement assez facile. Une incision suivant le grand axe du ganglion, qu'on fixe entre les doigts suffit pour permettre son énucléation avec les doigts, ou la spatule; mais le chirurgien peut être entraîné plus loin qu'il ne l'avait supposé d'abord. Il n'est pas rare, en effet, après l'ablation d'un premier ganglion, d'en découvrir plusieurs autres moins volumineux qu'il masquait. Il faut également les extraire. De plus grandes dimensions doivent être données à l'incision ; une seconde incision et une dissection assez étendue de la région sous-maxillaire peuvent même être nécessaires. Une semblable opération exige donc des connaissances anatomiques précises, une certaine habitude de manier le bistouri et le concours d'un ou plusieurs aides exercés. Avant de s'engager dans une pareille entreprise, il faut donc prévoir les difficultés qu'on peut être appelé à surmonter.

Deux procédés peuvent être employés pour l'ablation du cancer des lèvres : l'excision simple et l'excision en V. Mais quel que soit celui dont on fasse choix, il ne faut pas négliger de dépasser notablement les limites du mal, un demi-centimètre au moins de chaque côté.

Excision simple. — Elle convient seulement au cancroïde du bord libre de la lèvre. Lorsqu'au contraire celle-ci a été envahie dans une certaine hauteur, ce procédé est inapplicable, car il en résulterait un raccourcissement de la lèvre qui laisserait à découvert la rangée dentaire et donnerait lieu à un écoulement incessant de la salive.

On l'exécute de la façon suivante : Le chirurgien saisit la tumeur entre les doigts de la main gauche ou avec une pince de Museux, puis la détache, avec le bistouri ou les ciseaux, des parties environnantes, en suivant une ligne courbe à concavité supérieure. La section doit porter sur les tissus sains à une certaine distance du mal. Lorsque l'écoulement sanguin a cessé, on réunit alors, par quelques points de suture entrecoupée, les deux lèvres, cutanée et muqueuse, de la surface saignante. Cette opération laisse après elle une dépression du bord libre de la lèvre plus ou moins prononcée, suivant la hauteur de la partie enlevée.

Excision en V. — Ce procédé est celui qu'on pratique le plus communément. Il convient lorsque le cancroïde a envahi une certaine hauteur de la lèvre, ce qui est du reste le cas le plus habituel.

Le chirurgien, tendant avec la main gauche le côté

droit de la lèvre, pendant qu'un aide attire en sens inverse le côté opposé, pratique avec le bistouri une incision oblique en bas, intéressant toute l'épaisseur de la lèvre et commençant au niveau du bord libre pour se terminer au-dessous de la tumeur. Il saisit alors celle-ci entre les doigts ou avec une pince à griffes; puis, l'attirant à sa gauche pour tendre la lèvre, exécute du côté opposé à la tumeur une seconde incision oblique semblable à la première, et qui vient la rencontrer en formant un angle aigu ouvert en haut. On enlève ainsi un triangle de la lèvre qui supporte le cancer, dont on a eu le soin de dépasser les limites dans tous les sens. Les deux bords de la plaie sont ensuite réunis par la suture entortillée. La première épingle doit être placée, comme dans l'opération du bec-de-lièvre, au niveau du bord libre, dont la coaptation est surtout importante.

Lorsque la perte de substance de la lèvre présente en largeur une certaine étendue, le tiers par exemple, il existe, après la réunion, un rétrécissement assez prononcé de l'orifice buccal et une saillie accusée de la lèvre supérieure qui se trouve proportionnellement trop étendue. Mais, par suite de l'ampliation de la partie restante de la lèvre opérée, cette déformation ne tarde pas disparaître.

Si, après l'ablation du V de la partie de la lèvre qui supporte le cancer, les lèvres de la plaie n'arrivent que difficilement au contact, par suite de l'étendue de la perte de substance, et au prix seulement de tiraillements capables de compromettre la réunion, on dissèque à coups de ciseaux les deux lèvres de la plaie, et on les détache de l'os sous-jacent assez loin pour qu'elles puissent facilement se rejoindre.

On peut, par cette dissection, appliquer l'excision

en V à l'ablation de cancers ayant envahi la moitié de la largeur de la lèvre ; mais, lorsqu'ils dépassent ces limites, il faut alors recourir aux divers procédés de chéiloplastie.

XII

AMYGDALOTOMIE

L'ablation des amygdales est une opération simple, d'une exécution facile et le plus souvent exempte d'accidents. Elle est indiquée lorsque les amygdales sont le siège d'une hypertrophie prononcée, rebelle à tout traitement et donnant lieu à des accidents plus ou moins fâcheux, tels que l'altération de l'ouïe et de la voix; la gêne de la respiration; la déformation du thorax, caractérisée par le rétrécissement de la paroi antérieure, le bombement du dos et l'aplatissement des côtes; le coryza; les amygdalites répétées, et des obstacles sérieux au développement physique et intellectuel.

L'hypertrophie des amygdales est facile à reconnaître. Celles-ci forment alors deux tumeurs du volume d'une noix, refoulant en haut le voile du palais, poussant en avant la luette et venant se toucher sur la ligne médiane. D'autres fois, les amygdales hypertrophiées sont moins apparentes, masquées qu'elles sont par les piliers antérieurs du voile du palais qui s'étalent au devant d'elles; on dit alors qu'elles sont enchatonnées.

L'amygdalotomie peut être pratiquée presque à tout

âge. Guersant a opéré sans accident des enfants de dix-huit mois et de deux ans, et prétend que cette opération est d'autant plus utile et moins dangereuse que les enfants sont plus jeunes. C'est généralement chez des enfants de trois à dix ou douze ans qu'on est appelé à la pratiquer. Quelquefois, au moment de la puberté, les amygdales hypertrophiées diminuent de volume; on peut donc à cet âge surseoir pendant quelque temps à l'opération.

Les seules contre-indications sont l'inflammation aiguë des amygdales[1] ou l'existence d'une épidémie de diphthérie. Dans ces conditions, il est préférable d'ajourner l'opération.

L'ablation des amygdales peut être pratiquée avec le bistouri ou l'amygdalotome. L'opération avec ce dernier instrument mérite la préférence, et le bistouri doit être réservé pour les cas exceptionnels où l'amygdalotome n'est pas applicable.

Ablation avec l'amygdalotome. — L'amygdalotome est un instrument composé d'un anneau métallique circulaire, dans lequel se trouve cachée une lame circulaire tranchante, qu'on ramène en avant au moyen d'un mécanisme adapté au manche, et qui coupe en guillotinant ce qui se trouve sur son passage. Une fourche adaptée à l'instrument et mobile d'arrière en avant est destinée à s'implanter dans l'amygdale pour la faire saillir dans l'anneau circulaire métallique et la tendre au devant de la lame tranchante.

On a fabriqué un certain nombre d'amygdalotomes, depuis que Fahnestock a fait connaître son instru-

1. Chassaignac n'hésite pas à conseiller de les enlever dans ces conditions. L'excision même partielle déterminerait, suivant lui, la cessation immédiate et complète de l'amygdalite aiguë. Cet exemple n'est généralement pas suivi.

ment. Leur description nous entraînait beaucoup trop loin. Celui auquel nous donnons la préférence a été imaginé par Mathieu (fig. 42) et présente cet avantage de pouvoir être manœuvré d'une seule main. A l'extrémité de la tige qui supporte la fourche se trouve un anneau dans lequel on engage le pouce. Sur les parties latérales du corps de l'instrument sont deux autres anneaux destinés à recevoir l'index et le médius. Par un mouvement d'opposition du pouce on chasse la fourche en arrière et en fléchissant l'index et le médius on

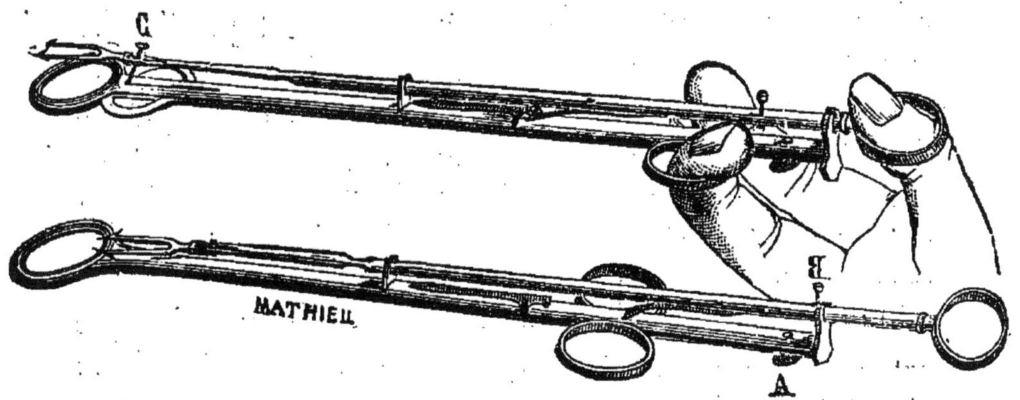

Fig. 42. — Amygdalotome.

attire la lame coupante en avant. Il suffit de faire manœuvrer à vide l'instrument, pendant quelques instants, pour se familiariser avec son mécanisme.

Le malade à opérer est assis en face d'une fenêtre, la tête renversée en arrière et maintenue par un aide, la bouche largement ouverte. Si le sujet à opérer est un enfant turbulent et indocile, deux aides au moins sont nécessaires. Le premier, assis sur un siège solide, croise ses bras au devant de la poitrine de l'enfant et maintient ainsi les bras de ce dernier, en même temps qu'il enlace ses jambes entre les siennes. Le second aide, placé derrière le premier, fixe la tête de l'enfant et la maintient renversée en arrière. Si l'enfant refuse d'ouvrir la bouche, on lui pince le nez, et aussitôt qu'il ouvre la bouche pour respirer, on introduit, entre les arcades dentaires, soit un coin de bois, soit un bouchon de liège creusé de deux rigoles, l'une supérieure, l'autre inférieure pour recevoir les dents, et qu'on pousse jusqu'au niveau des dernières molaires, du côté opposé à l'amygdale dont on veut faire l'ablation.

Le chirurgien abaisse la langue avec l'index gauche ou le manche d'une cuiller, puis de la main droite il introduit à plat dans la bouche l'amygdalotome dans les anneaux duquel le pouce, l'index et le médius sont engagés, comme il a été dit plus haut. Lorsque l'instrument est arrivé au niveau de l'isthme du gosier, il le redresse et emboîte l'amygdale dans son anneau métallique, en commençant par la partie inférieure. Il appuie alors l'anneau sur les parties latérales pour bien faire saillir l'amygdale et l'embroche en poussant la fourche. Lorsque celle-ci est arrivée à l'extrémité de sa course, par suite d'une disposition spéciale de l'instrument, elle s'écarte de l'anneau métallique et attire en dedans l'amygdale. Il ne reste plus alors pour terminer l'opération qu'à ramener en avant la lame circulaire coupante par un mouvement de flexion de l'index et du médius.

Rien de plus simple, comme on le voit, que cette opération. La seule recommandation sur laquelle nous croyons devoir insister est de ne pousser la fourche pour embrocher l'amygdale, que lorsque celle-ci est bien engagée dans l'anneau et que par une pression de l'instrument on l'a fait saillir autant que possible. En piquant l'amygdale avant qu'elle soit bien engagée dans l'anneau, on s'expose à n'en enlever qu'une faible partie, à l'ébarber seulement. Cette précaution est surtout nécessaire lorsque des inflammations répétées ont rendu le tissu de l'amygdale friable et facile à déchirer. Pour que l'amygdale résiste et se laisse attirer en dedans, il faut alors implanter la fourche à son centre. Si l'amygdale s'est déchirée, ou si on n'a réussi qu'à l'ébarber, il faut réappliquer l'instrument après avoir fait gargariser le malade avec de l'eau vinaigrée pour faire cesser l'écoulement sanguin, et recommencer l'opération.

Quand les deux amygdales sont hypertrophiées, il est préférable de les enlever toutes deux successivement dans la même séance.

Ablation avec le bistouri. — L'amygdalotomie ne se pratique plus avec le bistouri que dans des cas tout à fait exceptionnels, lorsque l'amygdale est masquée par le pilier antérieur du voile du palais étalé au devant d'elle et, comme on dit, enchatonnée, et qu'il est impossible de la faire saillir dans l'anneau de l'amygdalotome. Ce procédé a l'avantage de n'exiger aucun instrument spécial, mais il est moins prompt et, surtout chez les enfants, d'une exécution plus difficile.

Les instruments nécessaires sont une pince à érigne et un bistouri boutonné. Celui-ci doit avoir un manche long et une lame étroite et courte, le tranchant ne mesurant pas plus de 3 à 4 centimètres de longueur, afin de ne pas intéresser les lèvres. Si l'on a seulement sous la main un bistouri boutonné ordinaire, on entoure la lame, depuis le talon jusqu'à 3 ou 4 centimètres du bouton, avec une petite bande de toile ou de diachylon. La pince-érigne la plus commode pour saisir l'amygdale est celle imaginée par Robert et dont les mors situés latéralement forment un angle droit avec les branches de l'instrument. Ces pinces sont surtout commodes lorsque les amygdales sont enchatonnées. A défaut de pinces, on peut se servir à la rigueur d'un ténaculum à petite courbure qu'on implante dans l'amygdale et avec lequel on l'attire en dedans.

Le malade disposé comme il a été dit plus haut, le chirurgien abaisse la langue, soit avec une spatule ou le manche d'une cuiller, soit simplement avec l'index. Avec la pince-érigne il saisit l'amygdale vers sa partie inférieure, qui est la plus difficile à dégager, et l'attire en dedans, il introduit alors le bistouri boutonné à plat, puis, lorsqu'il est parvenu au-dessous de l'amygdale il tourne le tranchant en haut et divise l'amygdale, en sciant d'avant en arrière et en rasant le pilier antérieur du voile du palais. Lorsque la section arrive au voisinage du voile du palais, on la termine en dirigeant la lame en dedans.

La section doit toujours se faire de bas en haut, car en opérant de haut en bas, si la pince vient à lâcher prise, la partie incomplètement détachée peut tomber sur l'ouverture du larynx et causer la suffocation.

Pour l'amygdale gauche, la pince est tenue de la main gauche et le bistouri de la main droite; pour l'amygdale droite c'est le contraire.

Accidents consécutifs. — De tous les accidents qui peuvent suivre l'ablation des amygdales, celui qu'on observe le plus souvent, quoiqu'il soit encore peu fréquent, c'est l'hémorrhagie fournie par les vaisseaux capillaires dilatés de l'amygdale hypertrophiée et non par l'artère carotide trop éloignée pour qu'on ait à redouter sa blessure, même dans l'opération avec le bistouri. Ordinairement l'écoulement sanguin qui suit cette opération est minime et s'arrête spontanément ou à la suite de gargarisations répétées avec de l'eau froide légèrement vinaigrée. Mais il en est quelquefois autrement, et dans certains cas l'hémorrhagie a pu être assez abondante pour compromettre l'existence.

Elle se fait en nappe et survient quelquefois immédiatement après l'opération, mais aussi assez souvent quelques heures après. Chez les enfants, l'hémorrhagie peut passer inaperçue; l'enfant s'endort après l'opération et le sang fourni par la plaie s'écoule pendant le sommeil dans le pharynx et l'estomac. Au bout de quelques heures celui-ci se contracte et l'enfant vomit une quantité souvent considérable de sang coagulé. Il y a donc lieu de surveiller l'enfant après l'opération et de s'assurer par l'examen direct que tout écoulement sanguin a cessé. Lorsqu'il n'y a pas de vomissement de sang, il n'est pas rare de trouver le lendemain du sang coagulé dans les garde-robes.

Divers moyens ont été proposés pour mettre un terme à l'hémorrhagie : des applications de glace sur la surface de section et autour du cou, des attouchements avec le perchlorure de fer et même le fer rouge. Mais le moyen le plus efficace en pareil cas est assurément la forcipressure, qui est, du reste, d'une application plus facile que les attouchements et les cautérisations.

Après s'être assuré qu'il n'existe autour du cou aucun obstacle à la circulation en retour qui pourrait entretenir l'hémorrhagie, tel qu'une cravate ou un col trop serrés, on essaye des gargarismes froids et même glacés, de la compression directe exercée avec le doigt sur la plaie et maintenue un certain temps, puis si l'écoulement persiste on a recours à la forcipressure. Une pince spéciale, dont les mors sont terminés par des pelotes, a été imaginée dans ce but, mais on peut tout aussi bien se servir de longues pinces à polypes, dont on garnit les mors d'amadou ou de tampons de linge, qu'on fixe par une ligature solide. On introduit l'une des branches sur la surface saignante de l'amygdale, tandis que l'autre, restant à l'extérieur sur la joue correspondante, vient prendre un point d'appui sur l'angle de la mâchoire. Pour comprimer il n'y a qu'à rapprocher les branches. Si elles ne portent pas de cran d'arrêt on les maintient rapprochées à l'aide d'un cordon.

La pince doit être laissée en place trente-six à quarante-huit heures, pour se mettre à l'abri du retour de l'hémorrhagie. Ce procédé hémostatique a été appliqué avec succès par Hatin chez une jeune dame à laquelle il avait enlevé une amygdale avec l'amygdalotome, et par M. Verneuil chez un étudiant en médecine qui s'était enlevé lui-même une amygdale avec l'amygdalotome.

L'ablation des amygdales est rarement suivie d'inflammation, si surtout on engage, ainsi qu'on doit le faire, l'opéré à garder la chambre pendant quelques jours, à faire usage de boissons tièdes lorsque toute crainte d'hémorrhagie est écartée, et à ne prendre que des aliments liquides ou demi-solides. La plaie, qui prend d'abord un aspect grisâtre, se nettoie au bout de quelques jours, et, du dixième au quinzième jour, la cicatrisation est complète.

XIII

DE L'ÉPITHÉLIOMA DE LA LANGUE

Nous ne nous occuperons que de l'épithélioma limité, bien circonscrit, sans engorgement ganglionnaire et situé sur la partie libre de la langue. Dans ces conditions, et par conséquent à une époque voisine de leur début, les épithéliomas de la langue sont curables. Ils sont opérables par les voies naturelles et n'exigent qu'une opération bénigne, offrant des chances sérieuses de guérison définitive et que, grâce à sa facilité, tout praticien peut aborder. Si on laisse passer ce moment propice, le cancer envahit la base de la langue et le plancher de la bouche; les ganglions s'engorgent et une ablation complète ne peut plus être obtenue qu'au prix d'une opération difficile, grave et exigeant une main exercée; de plus, malgré une exécution irréprochable, le plus souvent la récidive ne tarde pas à paraître. Il y a donc une importance majeure à ne pas laisser fuir l'heure d'une intervention facile et efficace. Plus tôt on agira, plus grandes seront les chances de guérison définitive.

Cette règle de faire hâtivement l'ablation des petits épithéliomas de la langue n'est malheureusement que très rarement suivie, quelquefois par la faute du malade qui recule devant une opération et s'illusionne sur la bénignité apparente de son mal, mais le plus souvent, il faut le dire, par la faute du médecin. Ou bien il n'insiste pas assez énergiquement sur la nécessité d'une intervention immédiate, ou bien, indécis sur la nature du mal, pour lever ses doutes, il soumet le malade à un traitement interne. Dans l'hypothèse d'une lésion syphilitique, il prescrit alors l'iodure de potassium ou les mercuriaux, auxquels il associe généralement des cautérisations de la surface ulcérée. Et c'est seulement après l'insuccès de cette épreuve qu'il propose l'opération.

Ces essais médicaux n'ont pas le seul inconvénient de faire perdre un temps précieux ; assez souvent ils aggravent la marche de l'épithélioma. La cautérisation, trop superficielle pour être complétement destructive, est toujours nuisible. Dans une communication récente à la Société de chirurgie, M. Verneuil a vivement insisté sur l'inutilité et les dangers du traitement pharmaceutique et topique dans l'épithélioma de la langue, et formulé les propositions suivantes qui doivent servir de règle au praticien : Les traitements internes et les applications topiques n'ont jamais guéri un épithélioma de la langue. Le mercure et l'iodure de potassium sont non seulement impuissants, mais encore nuisibles. L'opération seule est indiquée. Pratiquée de bonne heure, quand l'épithélioma est limité, elle est efficace, peu grave et assez facile.

Ce précepte si important de ne pas s'attarder aux médications internes ou externes, dans les épithéliomas commençants de la langue, exige un diagnostic exact. C'est surtout avec les lésions syphilitiques qu'on peut confondre le cancroïde de la langue ; aussi croyons-nous faire œuvre utile en reproduisant le tableau des caractères différentiels de ces deux affections, dressé par M. le professeur Fournier[1] :

1. *Des glossites tertiaires*, par le Dr A. Fournier. Paris, 1877.

CANCROÏDE LINGUAL ULCÉRÉ.	GOMME ULCÉRÉE DE LA LANGUE.
I. Affection de l'âge mur. — Maximum de fréquence entre 50 et 70 ans.	I. Pas d'âge de prédilection. S'observe le plus souvent à un âge moins avancé que le cancer.
II. Cause prédisposante : hérédité cancéreuse. — Pas d'antécédents syphilitiques (sauf coïncidence).	II. Antécédents syphilitiques. — Pas d'antécédents de cancer (sauf coïncidence).
III. Antécédents fréquents de psoriasis lingual.	III. Pas d'antécédents de psoriasis lingual.
IV. Anamnestiques : début par nodosité dure, superficielle, par tumeur extérieure, puis ulcération plus ou moins rapide en surface. — Pas d'ouverture ou d'évacuation à l'instar d'un abcès, pas de caverne.	IV. Anamnestiques : début par nodosité dure, intérieure ; puis ouverture brusque à la façon, d'un abcès ; caverne provisoire ; et bientôt après, ulcération rapide, découvrant le fond bourbillonneux de la tumeur.
V. Peut occuper la face inférieure de la langue.	V. Se localise exclusivement sur la face supérieure et les bords de la langue ; — n'en affecte jamais la face inférieure.
VI. Lésion toujours unique, unilatérale (sauf exceptions extrêmement rares).	VI. Lésion parfois multiple et bilatérale.
VII. Lésion constituée par une tumeur ulcérée en surface.	VII. Lésion constituée par une ulcération sans tumeur véritable, dans l'acception propre de ce dernier mot.
VIII. Bords en relief, formant un bourrelet saillant, inégal, irrégulier, renversé, déchiqueté, etc.	VIII. Bords en creux, entaillés en profondeur, nettement découpés, adhérents.
IX. Surface saignante ou disposée à saigner au moindre attouchement.	IX. Fond bourbillonneux et non saignant.
X. Sécrétion abondante, devenant, à une époque avancée, fétide et ichoreuse.	X. Sécrétion minime relativement et non ichoreuse.
XI. Ulcération douloureuse spontanément lancinante. — Parfois douleurs d'irradiation vers l'oreille.	XI. Ulcération non douloureuse spontanément, non lancinante.
XII. Troubles fonctionnels toujours assez intenses, et parfois très intenses (immobilisation de la lan-	XII. Troubles fonctionnels bien moindres que dans le cancer. — Langue non immobilisée, comme

gue; gêne de la parole, de la mastication, de la déglutition; salivation, etc.).	dans le cancer, du moins au même degré.
XIII. Lésion aboutissant, après un temps donné, à des phénomènes généraux de cachexie.	XIII. Lésion ne produisant pas par elle-même de cachexie.
XIV. Ganglions affectés après un certain temps.	XIV. Ganglions intacts.
XV. Nulle influence ou influence nuisible du traitement antisyphilitique.	XV. Influence bienfaisante exercée par le traitement antisyphilitique.

Les signes différentiels de ces deux affections sont, comme on le voit, assez tranchés pour que, dans la très grande majorité des cas, le diagnostic puisse être établi avec certitude. S'il y a doute, on est autorisé à faire, la lésion étant peu avancée, un court essai de traitement interne. Mais l'incertitude ne saurait être de longue durée. En cas de doute persistant, il faut alors agir dans l'hypothèse d'un cancroïde. Mieux vaut en effet s'exposer à faire une opération inutile, mais bénigne, que de se laisser aller à une temporisation qui peut être funeste.

Dépasser largement les limites du mal est une règle qu'on doit observer dans l'ablation des épithéliomas de la langue, plus encore peut-être que pour ceux d'une autre région. Il faut empiéter sur les tissus sains d'un centimètre au moins dans tous les sens. Une opération insuffisante accélère presque toujours la marche du mal.

L'ablation des épithéliomas de la langue ne peut être pratiquée par les voies naturelles qu'autant qu'ils sont petits et situés sur les bords ou la pointe de la langue. Lorsqu'ils ont envahi plus d'un tiers de l'organe ou siègent sur les régions reculées, au voisinage des piliers du voile du palais, cette voie est insuffisante et il faut les attaquer par la région sus-hyoïdienne. On peut ainsi faire, s'il en est besoin, l'ablation de la langue en totalité, du plancher de la bouche et des ganglions sous-maxillaires. Nous ne traiterons que des opérations par les voies naturelles.

L'ablation des petits épithéliomas de la pointe de la langue ou de son voisinage peut être pratiquée avec l'instrument tranchant sans qu'une hémorrhagie sérieuse soit à craindre. Rien n'est plus simple que de saisir la langue au niveau du néoplasme avec des pinces de Museux ou de la traverser avec une forte érigne, de l'attirer au dehors et d'en enlever un lambeau triangulaire, à sommet postérieur, par deux incisions en V, avec le bistouri ou de forts ciseaux. Les lèvres de la plaie sont ensuite réunies par plusieurs points de suture entrecoupée.

Si l'on redoute l'hémorrhagie, et si, par exemple, l'opérateur doit s'éloigner du patient, on peut alors se servir de l'écraseur linéaire. En manœuvrant cet instrument avec lenteur, ne faisant avancer la chaîne que d'un cran par trente secondes, une hémorrhagie n'est pas à craindre. Pour appliquer la chaîne de l'écraseur, on attire la langue au dehors avec une pince à griffes, puis, à un centimètre en arrière et en dedans de l'épithélioma, on la traverse de bas en haut avec un trocart. Si l'on craint de blesser la voûte palatine ou le voile du palais avec la pointe de l'instrument, on fait protéger ces parties à l'aide d'une cuiller. Un trocart courbe est en pareil cas d'une introduction plus facile, cependant on réussit généralement bien avec un trocart droit en faisant attirer en arrière avec un crochet mousse la commissure des lèvres; le champ opératoire se trouve ainsi suffisamment agrandi pour qu'on puisse agir facilement. Le trocart en place, on retire la pointe et par la canule on introduit un stylet qui entraîne la chaîne de l'écraseur, si le diamètre de la canule est suffisant pour lui livrer passage, et, dans le cas contraire, un fil fort. On retire alors la canule, on attache la chaîne au fil conducteur et l'on attire celui-ci en haut. On n'éprouve aucune résistance à faire suivre à la chaîne le trajet parcouru par le trocart. On pratique alors avec l'écraseur, manœuvré comme nous l'avons dit plus haut, une première section qui isole le cancroïde d'arrière en avant à sa partie interne. Lorsqu'elle est terminée, on place la chaîne en arrière de la tumeur qu'on fait attirer en haut et en avant et l'on fait une nouvelle section transversale qui termine l'opération. Une troisième application de la chaîne serait nécessaire pour diviser les adhérences inférieures, si la section portait en arrière au niveau de la partie adhérente de la langue. A moins de contre-indications spéciales, on administre le chloroforme pour cette opération. Sa durée et la douleur qu'elle cause rendent l'anesthésie nécessaire. L'écoulement de sang dans les voies aériennes n'est pas à craindre en faisant usage de l'écraseur; aussi l'anesthésie ne présente pas plus de gravité que si l'opération était pratiquée dans toute autre région.

Si l'on disposait de deux écraseurs, en plaçant d'abord les deux chaînes et en faisant manœuvrer simultanément les deux instruments, on abrégerait de moitié la durée de l'opération.

L'ablation des petits épithéliomas de la langue peut être également pratiquée avec le thermo-cautère. M. Perrin a conseillé, pour tracer la voie que doit suivre l'instrument et ne pas s'égarer, de passer, avec une aiguille à manche, des fils d'argent, distants de 5 millimètres, à la distance voulue de la tumeur. Les fils, réunis ensuite en un seul chef, forment, à la périphérie de l'épithélioma, une barrière métallique, qui sert de guide au thermo-cautère.

Un procédé plus simple encore et moins effrayant pour les malades consiste à isoler le néoplasme avec deux ou plusieurs anses de fil, qu'on passe de bas en haut avec des aiguilles courbes et qu'on serre ensuite énergiquement de façon à interrompre toute communication entre les parties voisines et la tumeur. Celle-ci se sphacèle et tombe du huitième au dixième jour. On peut faire usage de fils ordinaires ou de fils de caoutchouc. Ce procédé n'est applicable qu'aux très petits épithéliomas, car il s'accompagne d'un certain gonflement des parties voisines qui pourrait gêner, s'il était étendu, la déglutition et même la respiration ; de plus, le sphacèle de la tumeur donnerait lieu dans ces conditions à un écoulement sanieux abondant.

En résumé, pour les très petits épithéliomas on a recours, s'ils siègent à la pointe de la langue ou à son voisinage, à l'excision avec le bistouri ou le thermo-cautère ; pour les épithéliomas des bords, à la ligature, s'ils sont très petits ; à l'ablation avec l'écraseur, s'ils sont plus étendus.

XIV

DE L'OPÉRATION DE LA GRENOUILLETTE

La grenouillette est fréquemment suivie de récidive, aussi a-t-elle donné naissance à d'assez nombreux procédés opératoires. Nous décrirons seulement les plus usités et les plus efficaces : les injections et l'excision.

L'*incision* est toujours insuffisante ; c'est une opération purement palliative et la réunion rapide de la plaie entraîne fatalement la récidive. On peut la pratiquer pour remédier à des accidents pressants, comme dans la *grenouillette aiguë*. Dans cette affection, en effet, on voit survenir brusquement une tuméfaction du plancher de la bouche qui s'accroît rapidement et devient vite assez prononcée pour déterminer la suffocation. Que le liquide soit accumulé, comme le pensent quelques auteurs, dans le canal de Wharton distendu et oblitéré, ou, ainsi que d'autres l'admettent, dans la bourse séreuse de Fleischmann, siège d'une hydropisie aiguë, l'indication est formelle : il faut sans retard évacuer le liquide. On peut pratiquer pour cela une incision antéro-postérieure d'un centimètre sur le sommet de la tumeur, là où la paroi présente la moindre épaisseur, en s'écartant du frein de la langue pour ne pas blesser les veines ranines. Après l'incision, le liquide s'écoule, la tumeur s'affaisse et les menaces de suffocation disparaissent. Mais la récidive ne tarde pas à survenir. On a chance au contraire d'obtenir une guérison définitive, en pratiquant, comme nous le disons plus loin, l'excision de la paroi. Il est donc préférable d'avoir d'emblée recours à cette opération.

Les *injections* sont ordinairement pratiquées avec le même liquide que pour l'hydrocèle (un tiers de teinture d'iode et deux tiers d'eau, auxquelles on ajoute un gramme d'iodure de potassium). On les fait précéder de la ponction et de l'évacuation du kyste. La ponction doit être faite avec un trocart de moyen calibre. Une canule plus petite ne permettrait que difficilement l'issue du liquide, qui présente ordinairement une assez grande consistance.

La langue du patient étant élevée et repoussée du côté opposé à la tumeur, le chirurgien fait saillir celle-ci avec les doigts de la main gauche, appliqués en partie sur la région sus-hyoïdienne correspondante. Un aide attire en arrière la commissure des lèvres avec le doigt ou un crochet mousse. Le chirurgien plonge alors le trocart, dont le degré de pénétration est limité par l'index étendu, à travers la paroi supérieure et externe de la cavité, en évitant les vaisseaux, généralement faciles à distinguer par transparence. Si, après avoir retiré la tige de l'instrument, le liquide ne s'écoule pas ou ne s'écoule que difficilement, on fait dans la poche des injections d'eau tiède. Lorsqu'elle a été ainsi débarrassée de son contenu et lavée, on injecte la teinture d'iode qu'on laisse séjourner pendant quatre ou cinq minutes.

Cette opération est généralement suivie d'une réaction inflammatoire assez vive et d'un gonflement prononcé, mais le plus souvent de courte durée.

M. Th. Anger a proposé de remplacer, dans l'injection, la teinture d'iode par le chlorure de zinc. Dans ce procédé on se borne à injecter dans le kyste, sans l'évacuer, avec la seringue de Pravaz, une ou deux gouttes de chlorure de zinc à l'état de délitescence. Cependant, lorsque la grenouillette présente une distension exagérée, on fait précéder l'injection de l'aspiration d'une ou deux seringues de Pravaz du contenu. M. Le Dentu, qui a expérimenté ce procédé et entre les mains duquel il n'aurait donné que des succès, recommande de n'injecter qu'une goutte de chlorure de zinc dans les petites grenouillettes moindres qu'une noix, une goutte et demie dans les grenouillettes moyennes, du volume d'une noix, et seulement deux gouttes dans celles qui sont plus volumineuses. Même à ces doses, cette injection est suivie d'une réaction inflammatoire vive, qui dure de quatre à six jours, et diminue ensuite; la guérison est complète du dixième au douzième jour. Quelquefois on a vu la gangrène partielle ou totale de la poche survenir à la suite de cette injection.

Les injections iodées ne constituent pas un mode de traitement infaillible; assez souvent elles sont suivies de récidive. Les injections au chlorure de zinc n'ont pas été expérimentées depuis assez longtemps pour qu'on puisse se prononcer exactement sur leur valeur. La réaction inflammatoire qu'elles provoquent, ainsi du reste que les injections iodées, est une contre-indication à leur emploi dans la grenouillette congénitale, qu'il faut opérer lorsqu'elle est assez considérable pour gêner l'allaitement. Elles peuvent en effet, en pareille circonstance, entraîner des accidents sérieux, du côté de la déglutition et de la respiration. Foucher faillit perdre d'asphyxie un enfant opéré de grenouillette par l'injection iodée. Ce procédé doit donc être réservé pour la grenouillette de l'adolescence ou de l'âge adulte.

L'*excision* d'une partie de la paroi du kyste, suivie du badigeonnage de la cavité avec la teinture d'iode ou de cautérisations répétées, à quelques jours d'intervalles, avec le crayon de nitrate d'argent, est le procédé qui offre à notre avis les chances les plus sérieuses de guérison. Il n'est pas suivi de réaction inflammatoire comme les injections et est par suite applicable à la grenouillette congénitale. La crainte d'une hémorrhagie, qui l'a fait repousser dans cette circonstance par qeulques chirurgiens, n'est pas fondée. Il est facile d'éviter la blessure des veines ranines, et les vaisseaux rampant dans la paroi du kyste ne présentent pas un calibre assez prononcé pour inspirer des inquiétudes. On peut du reste le plus souvent les reconnaître par transparence. Le procédé de section lente dû à M. Verneuil et que nous décrirons plus loin offrirait sous ce rapport toute garantie.

Pour pratiquer l'excision de la paroi de la grenouillette, on traverse sa paroi supérieure avec un ténaculum ou un fil porté par une aiguille courbe, puis l'attirant à soi, on circonscrit, soit avec les ciseaux, soit avec le bistouri, un lambeau elliptique qu'on enlève. Cette résection doit être aussi large que possible. La cavité est ensuite nettoyée de son contenu, puis on promène à sa surface soit un pinceau imbibé de teinture d'iode, soit un crayon de nitrate d'argent. Cette cautérisation est répétée deux ou trois fois à quelques jours d'intervalle, et chaque fois, si les lèvres de la plaie ont de la tendance à se réunir, on les sépare avec la sonde cannelée.

M. Verneuil pratique l'excision de la paroi de la grenouillette par un procédé qui met à l'abri de toute crainte d'hémorrhagie. Ce procédé de section lente s'exécute de la façon suivante : avec une aiguille courbe armée d'un fil d'argent double on traverse le kyste, de part en part, puis on tord chacun des fils sur le côté correspondant de la grenouillette. La section lente des parties étranglées par les fils a pour conséquence une large perte de substance, qui reste béante après leur chute. Les fils métalliques, qui sont gênants pour les opérés peuvent être remplacés par des fils élastiques; après les avoir tendus, on jette autour d'eux un fil de soie ciré qu'on arrête par un double nœud, au-dessus duquel on les coupe.

La cautérisation de la poche n'est pas nécessaire.

Ce procédé n'occasionne qu'une douleur insignifiante, et dans les cas, peu nombreux, il est vrai, où il a été mis en pratique par son auteur, la guérison a été obtenue.

XV

TORTICOLIS. SECTION DU MUSCLE STERNO-MASTOÏDIEN

La section du muscle sterno-mastoïdien est souvent le seul moyen de remédier au torticolis chronique, permanent, reconnaissant pour cause la rétraction de ce muscle. Quand le torticolis est ancien, l'emploi des moyens mécaniques est en effet généralement insuffisant.

La rétraction du muscle sterno-mastoïdien détermine l'inclinaison latérale de la tête, portée quelquefois au point d'amener l'oreille au contact de l'épaule, et la rotation de la face, qui est dirigée du côté opposé et en haut, le menton en avant. Si l'on cherche à redresser la tête, le sterno-mastoïdien se tend, soulève les téguments et forme une corde très appréciable au toucher et même à la vue. Les signes du torticolis par rétraction du sterno-mastoïdien sont faciles à reconnaître. Dans le torticolis osseux, dont la cause la plus ordinaire est l'arthrite sous-occipitale ou cervicale, l'attitude est différente : la tête est inclinée en avant ou en arrière, la face tournée du même côté, et une erreur de diagnostic ne peut guère être commise. Les commémoratifs et l'examen du rachis viennent en outre éclairer le diagnostic. On ne peut non plus confondre avec la rétraction du sterno-mastoïdien, la contracture de ce muscle liée soit à une affection des centres nerveux, soit à une névrose convulsive. Dans ce dernier cas, le début de l'affection, sa marche quelquefois intermittente et la disparition de l'attitude vicieuse pendant le sommeil chloroformique empêchent de commettre une semblable erreur.

D'autres muscles (splénius, portion claviculaire du trapèze) que le sterno-mastoïdien peuvent, en se rétractant, causer le torticolis, mais le fait est assez rare. On reconnaît ces variétés à ce que l'on ne détermine pas la tension du sterno-mastoïdien, lorsqu'on cherche à corriger l'attitude vicieuse.

Rarement la rétraction porte sur les deux faisceaux du muscle sterno-mastoïdien. Chacun de ses deux faisceaux sternal et claviculaire peut être rétracté isolément. Le plus fréquemment, c'est la rétraction isolée du faisceau sternal qui détermine le torticolis.

La section du muscle sterno-mastoïdien se pratique par la méthode sous-cutanée. C'est une opération simple et d'une exécution facile. Les dangers auxquels elle peut exposer, mais qu'il est très facile d'éviter, sont la blessure de la veine jugulaire antérieure, dans la section du faisceau sternal, et celle de la veine jugulaire externe, quand on divise le faisceau claviculaire.

La veine jugulaire antérieure est située sous l'aponévrose superficielle du cou, au côté interne du sterno-mastoïdien, mais à une certaine distance et plus rapprochée de la ligne médiane que celui-ci. Au voisinage du sternum, elle se coude à angle droit et passe en arrière du muscle pour se jeter dans la veine jugulaire externe. En pratiquant la section du muscle à 2 centimètres du sternum, on est suffisamment éloigné de la veine pour n'avoir pas à craindre de la blesser.

La veine jugulaire externe, située sous la peau et le muscle peaucier, en avant de l'aponévrose cervicale superficielle, croise à sa partie moyenne la face antérieure du muscle sterno-mastoïdien, puis longe son côté externe, pour venir dans le creux sus-claviculaire où elle s'abouche dans la veine sous-clavière. Sa situation superficielle la rend facile à reconnaître et à éviter.

Le sterno-mastoïdien est séparé inférieurement de la carotide primitive et de la veine jugulaire interne par les muscles sterno-hyoïdien et sterno-thyroïdien. La blessure de ces vaisseaux n'est donc pas à redouter; elle l'est d'autant moins que, lorsqu'on tend le muscle rétracté, il s'éloigne des parties profondes.

Les instruments nécessaires pour pratiquer cette opération sont un bistouri pointu, très étroit et un ténotome boutonné. A défaut de ténotome, on peut se servir d'un bistouri boutonné droit, à lame étroite, dont on entoure le tranchant, à partir de 2 centimètres de son extrémité jusqu'à son articulation, avec une bandelette de linge ou de diachylon. Mais le ténotome est préférable et n'expose pas, comme le bistouri boutonné, à agrandir l'incision de la peau dans les mouvements qu'on imprime à l'instrument.

On commence par tendre le muscle, en ramenant la tête du côté opposé, et en exagérant la rotation de la face.

Section du faisceau sternal. — Ce faisceau étant bien tendu de façon à soulever les téguments, on fait, soit à son côté externe, soit à son côté interne, à deux centimètres au-dessus du sternum, un pli à la peau. A la base de celui-ci, on fait pénétrer le bistouri jusqu'au muscle, de façon à diviser l'aponévrose qui le recouvre. Sans abandonner le pli cutané, on retire alors le bistouri et on lui substitue le ténotome. La section du muscle peut être faite, soit d'avant en arrière, soit d'arrière en avant. C'est à cette manière de faire que nous donnons la préférence ; elle met mieux à l'abri de la blessure des vaisseaux. Le ténotome est glissé à plat à la face postérieure du faisceau musculaire, jusqu'à ce que son extrémité boutonnée soit sentie à

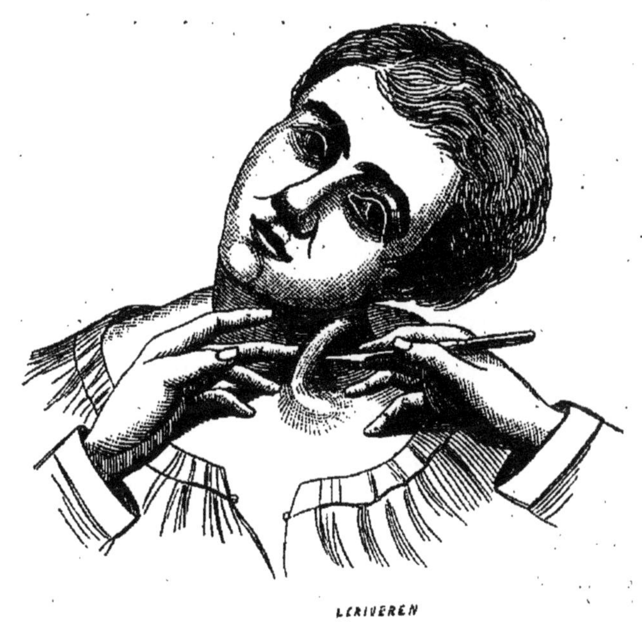

Fig. 43. — Section du faisceau sternal du muscle sterno-mastoïdien.

travers la peau par l'index gauche placé sur le bord opposé du muscle (fig. 43). Le pli des téguments peut être abandonné dès que le ténotome a pénétré un peu en arrière du muscle, on est sûr alors qu'il s'est engagé dans l'ouverture pratiquée à l'aponévrose. L'instrument ayant dépassé légèrement par son extrémité mousse le côté opposé du muscle, on lui fait décrire un quart de cercle pour diriger son tranchant en avant, et alors, tandis qu'on appuie sur le manche de façon à faire saillir la lame, on engage l'aide, qui tient la tête du patient, à exagérer la tension du muscle, en ramenant la tête du côté opposé. La section du muscle s'opère ainsi graduellement et sans secousse. L'index gauche appliqué sur le muscle suit à travers les téguments les progrès de la section. Aussitôt que celle-ci est complète, ce dont on peut s'assurer directement par le toucher et ce qu'apprend d'abord le défaut de résistance au devant de l'instrument, celui-ci est alors remis à plat et retiré.

Section du faisceau claviculaire. — La section de ce faisceau se pratique comme celle du précédent. On détermine d'abord la situation de la veine jugulaire externe, située au côté externe du muscle. Pour cela, on engage le malade à faire un effort, ou l'on comprime avec le pouce, placé en travers, immédiatement au-dessus de la clavicule; la veine distendue se dessine alors sous les téguments. On fait, en avant d'elle et à 2 centimètres au-dessus de la clavicule, un pli à la peau, à la base de celui-ci on fait pénétrer le bistouri, puis le ténotome, qu'on engage à plat sous la face profonde du muscle, dont on opère la section, comme nous l'avons dit plus haut.

Si, ce qui arrive rarement, la section des deux faisceaux musculaires est nécessaire, on la pratique en un seul temps. Il est préférable alors d'opérer à un centimètre plus haut que lorsqu'il s'agit de la section isolée de chacun des faisceaux, parce qu'à cette hauteur le muscle présente une largeur moindre qu'au voisinage de ses insertions inférieures.

Le pansement consécutif consiste ordinairement dans l'application d'une simple mouche de taffetas au niveau de la plaie des téguments. Quoique dans cette opération la section du muscle soit effectuée par la méthode sous-cutanée et que la suppuration soit peu à craindre, nous conseillons néanmoins de ne pas négliger l'emploi de certaines pratiques antiseptiques: ainsi le bain des instruments dans la solution phéniquée, le lavage de la région avec la même solution, et enfin le pansement antiseptique.

L'opération doit être suivie, sinon immédiatement, du moins dès le second ou le troisième jour, de l'application d'un bandage, destiné à maintenir l'écartement des deux portions du faisceau musculaire divisé. Pour

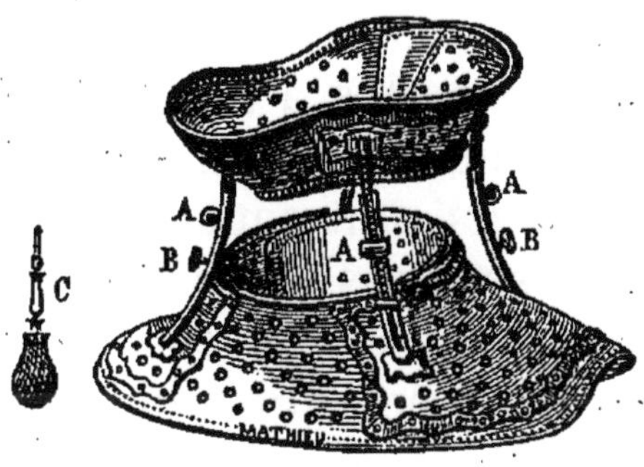

Fig. 44. — Collier en cuir moulé, formé de deux parties reliées par quatre petites crémaillières permettant de corriger graduellement la déviation.

cela, sur le bonnet du malade on fixe une bande de toile ou de tissu élastique, qu'on vient nouer sous l'aisselle du côté opposé à l'opération. Ce bandage doit être conservé pendant un certain temps, plusieurs semaines au moins. Il ne faut pas en outre le supprimer brusquement, lors même que l'attitude vicieuse paraît corrigée d'une façon satisfaisante. Il est prudent de le laisser encore appliqué pendant quelques heures par jour.

Si, après la section du sterno-mastoïdien, on ne réussit pas à l'aide du bandage à obtenir le redressement de la tête, ou si, malgré celui-ci, la déviation tend à se reproduire, il faut alors avoir recours aux appareils (colliers, fig. 44, ou minerves).

XVI

DE L'ABLATION DES TUMEURS DU SEIN

Le traitement des tumeurs du sein est, sauf de très rares exceptions, exclusivement chirurgical. Il n'y a aucun résultat favorable à attendre de l'emploi des moyens pharmaceutiques, qui sont néanmoins fréquemment prescrits, soit pour répondre au désir des malades, qui ne sont pas convaincues de leur impuissance, soit pour leur laisser le temps de se familiariser avec l'idée d'une opération, qui n'est généralement pas acceptée d'emblée. Mais on perd souvent ainsi un temps précieux, et tout retard apporté à l'opération est ordinairement préjudiciable.

L'ablation des tumeurs du sein ne se présente cependant pas toujours avec le même caractère d'impérieuse nécessité. Si certaines d'entre elles commandent une prompte intervention, il en est d'autres pour lesquelles l'opération peut être ajournée et même ne devenir jamais nécessaire. Il est donc d'un grand intérêt de savoir reconnaître la variété en présence de laquelle on se trouve.

Le diagnostic différentiel des tumeurs du sein, si on les envisage au point de vue de leur structure, présente des difficultés sérieuses; mais une pareille précision, qu'il n'est pas toujours permis d'atteindre, n'est pas heureusement nécessaire, lorsqu'il s'agit de discuter l'opportunité de leur ablation. Il suffit alors en effet de savoir si la tumeur doit être rangée parmi les tumeurs bénignes ou parmi les tumeurs malignes, c'est-à-dire si, abandonnée à elle-même, elle est d'une innocuité absolue et restera stationnaire, ou si au contraire elle tendra à se propager, à envahir les ganglions et à infecter l'économie. Dans le premier cas l'opération peut être ajournée, dans le second elle doit être pratiquée sans retard. Les caractères de ces deux groupes de tumeurs sont généralement assez accusés pour qu'il soit facile de les reconnaître.

Les tumeurs *bénignes*, adénoïdes de Velpeau, plus généralement désignées aujourd'hui, que leur structure est mieux connue, sous les noms de *fibromes* ou d'*adéno-fibromes*, se montrent dans la jeunesse ou tout au moins à un âge peu avancé, souvent avant trente ans. Elles sont parfaitement limitées, distinctes du reste de la glande, mobiles sur les parties voisines, dont il est facile de les isoler, roulant sous la peau et le plus souvent tout à fait indolentes. Elles restent longtemps stationnaires ou ne font que des progrès extrêmement lents et ne s'accompagnent jamais d'engorgement ganglionnaire. Leur consistance est ferme et uniforme, à moins qu'elles n'aient acquis un certain volume; il n'est pas rare alors d'y observer des points moins consistants, quelquefois même complètement ramollis et fluctuants, dus au développement dans leur intérieur de cavités kystiques.

Les tumeurs *malignes*, au contraire, sont diffuses, mal limitées, se confondent avec le reste de la glande et adhèrent promptement à la peau, qui alors perd à leur niveau sa souplesse, devient plus résistante et présente un pointillé très prononcé qui lui donne l'aspect de la peau d'orange. Il est impossible de la faire glisser sur la tumeur qui se déplace avec elle, et d'en saisir à ce niveau un pli entre les doigts. C'est le premier degré de l'envahissement du derme par l'altération cancéreuse. Ces tumeurs, qui se montrent à un âge plus avancé que les précédentes, sont rarement indolentes, font le plus souvent des progrès rapides et ne tardent pas à s'accompagner de l'engorgement des ganglions de l'aisselle.

Le diagnostic de ces deux groupes est basé, comme on le voit, sur des caractères différentiels qui le rendent facile, lorsqu'ils sont nettement accusés; aussi ne peut-on guère confondre un carcinome du sein et une tumeur adénoïde. Mais entre ces deux types très distincts, il existe des variétés intermédiaires, participant des caractères de l'un et de l'autre et pour lesquelles la confusion est possible, non seulement entre elles, mais aussi avec les tumeurs précédentes, c'est ce qui a lieu pour le *sarcome* et *l'épithéliome*. Suivant la période de leur évolution à laquelle on les examine, ceux-ci se rapprochent en effet tantôt des fibromes, tantôt des carcinomes, et peuvent ainsi être considérés, à des âges différents, soit comme une tumeur bénigne, soit comme une tumeur maligne.

A une époque voisine de leur apparition, ces tumeurs présentent à un degré assez prononcé, pour qu'on puisse se méprendre sur leur nature, les attributs de la bénignité (mobilité et isolement du reste de la glande et des parties voisines); mais en augmentant de volume elles peuvent perdre ces caractères, devenir diffuses, se confondre avec la mamelle et contracter même des adhérences avec les téguments. Ces différences tiennent à ce qu'au début les éléments néoplasiques sont renfermés dans une enveloppe fibreuse qui les isole et s'oppose à leur infiltration dans les parties voisines, ce qui se produit lorsque cette enveloppe vient à être détruite, soit par voie d'amincissement, soit par voie d'envahissement.

Le diagnostic de la nature de la tumeur peut alors offrir de sérieuses difficultés, et l'hésitation est permise entre un carcinome, un épithéliome et un sarcome. Mais comme, arrivées à cette période, ces dernières tumeurs suivent une marche progressive et qu'abandonnées à elles-mêmes elles entraînent fatalement des complications qui rendent leur ablation nécessaire, le chirurgien ne peut éprouver aucun embarras sur la conduite à tenir : il doit agir immédiatement. L'opération devant être pratiquée un jour, mieux vaut ne pas attendre. De plus, sans être cancéreuses, ces tumeurs présentent quelques-uns des attributs de la malignité, ainsi elles peuvent récidiver. L'opération donne des chances de guérison radicale d'autant plus grandes qu'elle est pratiquée plus tôt.

Il résulte de ce qui précède que c'est exclusivement en se basant sur le degré de mobilité de la tumeur, son isolement des parties voisines ou son adhérence avec elles, son état stationnaire ou sa marche progressive, sa consistance uniforme ou inégale, que le chirurgien doit se décider pour l'expectation ou l'opération.

L'expectation n'est permise que lorsque la tumeur est peu volumineuse (une noix, un œuf de poule au maximum), parfaitement mobile, d'une consistance uniforme, roulant sous la peau et tout à fait distincte du reste de la glande, s'observe chez un sujet jeune, ou est survenue pendant la jeunesse et depuis est restée stationnaire. On peut affirmer alors qu'il s'agit d'une tumeur bénigne, d'un adéno-fibrome, et attendre.

Lorsque les signes précédents font défaut ou ne sont pas nettement accusés, on peut hésiter entre un sarcome, un épithéliome ou un carcinome (la présence de ganglions axillaires engorgés, alors que la tumeur est de date récente et encore peu volumineuse, doit faire admettre sa nature cancéreuse); mais l'inaction n'est plus permise, il faut opérer.

L'expectation, que nous conseillons lorsqu'il s'agit d'une tumeur bénigne à caractères parfaitement tranchés, ne doit pas dispenser toutefois de toute surveillance. Il arrive en effet quelquefois que ces tumeurs, après être restées de longues années stationnaires, changent brusquement de caractère et se transforment en sarcome à marche rapide et atteignent en peu de temps un volume considérable. Les recherches de MM. Labbé et Coyne ont établi la possibilité de cette transformation, parfaitement explicable si l'on songe que le fibrome et le sarcome dérivent tous deux du même processus morbide et représentent seulement des degrés différents de l'évolution du tissu conjonctif. On doit donc surveiller le développement des tumeurs bénignes et, dès qu'elles cessent de rester stationnaires et présentent des modifications dans leur consistance, leur opposer un traitement curatif chirurgical.

Les kystes de la mamelle réclament l'ablation comme les tumeurs solides; presque toujours ils coexistent avec ces dernières qu'ils masquent et qui peuvent ainsi passer inaperçues. Les kystes laiteux, qui se montrent pendant la durée de la lactation ou au moment du sevrage, sont les seuls pour lesquels on peut se contenter d'une large incision suivie de la cautérisation de la poche.

L'ablation d'une tumeur du sein doit être pratiquée aussitôt qu'elle est reconnue nécessaire ; en temporisant, on s'expose à voir apparaître l'engorgement ganglionnaire, en même temps qu'augmentent les chances de récidive.

L'ulcération de la tumeur, loin d'être une contre-indication à l'opération, constitue une indication d'agir promptement.

L'engorgement ganglionnaire, lorsqu'il est limité aux ganglions situés sous le bord inférieur du grand pectoral, si surtout ils sont mobiles et faciles à isoler, ne constitue pas non plus une contre-indication; mais l'ablation de la tumeur doit être suivie de celle de tous les ganglions engorgés. Aussi ne doit-on pas opérer lorsque les ganglions sont volumineux, forment une masse compacte, enclavée dans le creux de l'aisselle, comprimant la veine axillaire et déterminant l'œdème du membre, ou bien encore lorsque, tout en étant mobiles, ils constituent un chapelet qui se prolonge jusque dans la région sus-claviculaire. Le nombre des ganglions engorgés est presque toujours plus grand que celui que l'on constate en explorant à travers les téguments. Le plus souvent, alors qu'on a reconnu la présence d'un seul ganglion, on en trouve, après son ablation, d'autres moins volumineux à son voisinage. Cette éventualité de rencontrer un engorgement ganglionnaire, plus étendu que la simple inspection peut le faire croire, doit donc entrer en ligne de compte lorsqu'on discute l'opportunité de l'ablation d'une tumeur du sein.

L'opération est également contre-indiquée quand la santé générale a subi une détérioration profonde ou qu'il existe des signes non douteux de généralisation du cancer. Ainsi lorsqu'on observe dans l'épaisseur de la peau, au voisinage de la tumeur et parfois à une certaine distance de celle-ci, des noyaux durs, disséminés, comparés à des pustules et qui ne sont que des cancers cutanés, des boutons squirrheux, on doit s'abstenir, lors même qu'il serait facile de faire l'ablation de la tumeur principale et de ces noyaux isolés, et que la santé ne serait pas encore très altérée. Ces noyaux cutanés indiquent la généralisation du cancer ; et l'opération la plus complète, outre qu'elle ne serait pas sans danger, car les cancéreux arrivés à cette période supportent mal les opérations, ne pourrait procurer aucun bénéfice, même de courte durée.

L'adhérence de la tumeur aux parties profondes n'est pas une contre-indication à l'ablation, lorsqu'elle est limitée au grand pectoral ; on enlève alors avec la tumeur une portion plus ou moins considérable du muscle, en dépassant notablement les limites des parties adhérentes. Mais lorsque la tumeur adhère aux côtes, ainsi qu'il arrive assez fréquemment dans les récidives, il vaut mieux ne pas opérer. L'ablation, même suivie, comme on l'a conseillé, de la rugination des côtes, ne peut être assez largement pratiquée et dépasser suffisamment les limites du mal.

La règle que nous avons posée plus haut de pratiquer l'ablation d'une tumeur du sein le plus promptement possible, lorsqu'on a des raisons de croire à sa nature cancéreuse, comporte une exception importante. Il est, en effet, une variété de tumeur cancéreuse du sein qui, par l'âge des malades chez lesquelles on l'observe, la lenteur de ses progrès et le peu de retentissement qu'elle a sur la santé générale, doit être respectée, lors même qu'elle ne s'accompagne d'aucune des contre-indications opératoires que nous venons de signaler. Cette variété de cancer du sein, désignée sous le nom de *squirrhe atrophique*, survient généralement à un âge avancé. Elle forme une tumeur dure, adhérente à la peau et souvent aux parties profondes. Loin de s'accroître, elle tend au contraire à diminuer de volume ; elle se rétracte, se ratatine et peut ainsi persister plusieurs années sans aggravation notable. Si elle vient à s'ulcérer, elle donne lieu à une ulcération très petite, presque sèche et dans laquelle la peau, attirée par la rétraction du néoplasme, s'enfonce en se fronçant.

L'ablation des tumeurs cancéreuses du sein est presque fatalement suivie de récidive, souvent à bref délai ; ainsi il n'est pas rare de la voir survenir après quelques mois, quelquefois même elle se montre avant la cicatrisation complète de la plaie. Faut-il, pour cette raison, imiter la conduite de quelques chirurgiens qui, découragés par la fréquence des récidives, ont conseillé de renoncer à opérer les cancers? Ce serait aller beaucoup trop loin. Assurément, lorsqu'il existe des signes non douteux d'une répullulation rapide, tels que la dégénérescence simultanée des téguments et l'engorgement de plusieurs ganglions axillaires, il est quelquefois plus sage de s'abstenir. Mais, à une période moins avancée, lorsque ces signes font défaut, on doit user de toute son influence pour engager la malade à se soumettre sans retard à l'opération. Si elle ne lui procure pas une guérison définitive, du moins, ainsi que toutes les statistiques le démontrent, elle prolongera son existence.

La récidive est d'autant plus certaine et d'autant plus prompte que l'opération est pratiquée à une époque plus éloignée du début du mal, que celui-ci a eu une marche plus rapide, et que déjà il existait un engorgement ganglionnaire.

Lorsqu'il s'agit, non plus d'une tumeur primitive, mais d'une tumeur récidivée, il faut également, à moins qu'il n'existe quelqu'une des contre-indications signalées plus haut, opérer le plus tôt possible. Il s'agit souvent alors d'une opération insignifiante. On peut ainsi pratiquer plusieurs opérations successives. Il n'y a qu'à persévérer dans cette voie, tant que le mal ne se reproduit que sur place ou dans des ganglions aisément accessibles, et qu'il n'existe pas de signes de généralisation.

L'opération étant résolue, doit-on faire l'énucléation de la tumeur, l'amputation partielle ou l'amputation totale de la glande mammaire? Dans la très grande majorité des cas, c'est à ce dernier parti qu'il est plus prudent de s'arrêter. Au point de vue de la gravité de l'opération, la question n'a pas une bien grande importance, tandis qu'elle en présente une considérable en ce qui concerne les chances de récidive. C'est seulement, en présence d'une tumeur manifestement bénigne et petite, qu'on peut faire choix de l'énucléation, et encore est-il préférable de pratiquer l'amputation partielle, c'est-à-dire d'enlever la zone de tissu glandulaire qui entoure la tumeur. Dans celle-ci en effet il n'est pas absolument rare de rencontrer des altérations glandulaires qui seront le point de départ de productions semblables. Dans les cas douteux, et à plus forte raison quand la nature maligne de la tumeur est démontrée, il faut toujours enlever la totalité de la glande, lors même qu'elle n'est que partiellement envahie par le néoplasme, sacrifier le mamelon et l'aréole, dépasser largement de tous côtés les limites de la glande et mettre le muscle grand pectoral à nu dans toute l'étendue de la plaie, en comprenant son aponévrose dans l'ablation.

Amputation totale. — La malade étant placée dans le décubitus dorsal et anesthésiée, le bras du côté correspondant à la tumeur est écarté du tronc et maintenu par un aide. Le chirurgien, armé d'un bistouri convexe et tendant les téguments avec la main gauche, pratique deux incisions curvilignes, circonscrivant entre elles le mamelon, l'aréole, les téguments, ayant contracté, des adhérences avec la tumeur, et les parties ulcérées à une certaine distance de leurs bords. Autant que possible le grand axe du lambeau elliptique doit être dirigé en bas et en dedans; c'est la direction du plus grand diamètre du sein. Si la tumeur, est volumineuse et que la voie créée par ces deux incisions semble insuffisante, on en fait une troisième et même une quatrième aux deux extrémités du grand axe de l'ellipse, venant se réunir aux deux premières. Il ne faut pas craindre de donner aux incisions une certaine étendue; l'opération en est rendue plus facile et l'on est plus assuré de faire une ablation complète.

Les lèvres des incisions sont ensuite disséquées tout autour de la tumeur jusqu'aux limites des parties à enlever. Les faisant alors écarter par un aide, pendant qu'on attire la tumeur en sens contraire, on divise à petits coups le tissu cellulo-graisseux jusqu'à ce qu'on ait mis à nu les fibres du muscle grand pectoral. C'est ordinairement en dehors, au niveau de son bord inférieur, que le muscle est plus facile à atteindre. On procède alors dans toute l'étendue de la plaie à sa dissection, que l'écartement du bras en dehors facilite, en tendant les faisceaux musculaires. Lorsque la tumeur a contracté des adhérences avec le muscle, on fait l'excision des parties adhérentes à une certaine distance de celles-ci.

Amputation partielle. — Dans cette opération, on

fait également deux incisions curvilignes, circonscrivant un lambeau elliptique, dont le grand axe se confond avec celui de la tumeur. Puis, lorsque, par la dissection des lèvres des incisions, on a atteint dans tous les sens les limites de la partie de la glande qu'on se propose de sacrifier, on divise le tissu glandulaire. On attire la partie ainsi circonscrite en avant avec un ténaculum ou des pinces de Museux et l'on termine en détachant les adhérences profondes. L'ablation de l'aponévrose du muscle grand pectoral n'est pas dans ce cas nécessaire.

L'*énucléation* se pratique de la même manière, avec ces différences qu'une seule incision rectiligne peut suffire et qu'on n'intéresse pas le tissu glandulaire environnant. On divise seulement les liens celluleux interposés entre celui-ci et la paroi du kyste. Comme nous l'avons déjà dit, cette opération ne saurait convenir qu'aux tumeurs bénignes d'un très petit volume.

L'ablation des tumeurs du sein est une opération généralement facile; elle ne présente guère de difficultés que chez les femmes douées d'un fort embonpoint. La tumeur et la glande sont alors plongées dans une atmosphère graisseuse, épaisse, qui rend leur isolement plus difficile. Des incisions étendues sont en pareil cas nécessaires.

Après l'opération, avant de procéder au pansement, il faut s'assurer qu'il n'est resté dans la plaie aucune partie suspecte et que les limites de la tumeur ont été suffisamment dépassées dans tous les sens. L'examen de la plaie ne renseigne pas complètement sur ce point, il faut encore examiner la tumeur, après l'avoir divisée suivant son grand diamètre. Cet examen, qu'on fait généralement après le pansement, doit être pratiqué avant de fermer la plaie; s'il apprend que la section n'a pas porté à une distance suffisante sur les tissus sains, on peut alors compléter l'opération par une dissection plus étendue.

Avant de procéder au pansement, on ne doit jamais négliger d'explorer l'aisselle, à travers les téguments d'abord, et ensuite à travers la plaie, qu'on attire en haut et en dehors vers la région axillaire. On peut ainsi découvrir des ganglions engorgés, qui avaient passé inaperçus avant l'opération. Il faut procéder à leur ablation. Le plus souvent ils sont situés à la face externe du muscle grand dentelé, au-dessous du bord inférieur du grand pectoral. On prolonge l'incision en haut pour les mettre à nu. S'ils sont difficiles à atteindre par la plaie, au lieu de donner à celle-ci des dimensions trop grandes, on pratique à leur niveau une incision distincte. Pour éviter la blessure des vaisseaux, on incise directement sur le ganglion, qu'on fait saillir sous la peau entre le pouce et l'index gauches et qu'on fixe, ou encore on fait une incision sur le bord même du grand pectoral, après avoir attiré en haut les téguments. Lorsqu'on les abandonne ensuite, l'incision correspond au-dessous du muscle, au niveau des ganglions. On divise ainsi la peau, le tissu cellulaire sous-cutané et l'aponévrose de façon à mettre à nu les fibres musculaires. On peut ensuite par cette voie pénétrer dans la cavité de l'aisselle et aller à la recherche des ganglions. Pendant qu'avec les doigts, une pince à griffes ou un ténaculum, on les attire au dehors, on les isole avec la sonde cannelée, la spatule, ou les branches fermées de ciseaux mousses. Il faut éviter d'exercer sur eux des tractions trop fortes qui pourraient les déchirer; on éprouverait ensuite de la difficulté à retrouver dans l'aisselle la portion restante.

On ne doit se servir de l'instrument tranchant pour

détacher les ganglions qu'après ligature préalable. Si leur isolement complet ne peut être obtenu avec les instruments mousses, on place, au niveau des parties restées adhérentes, une ligature, et c'est entre celle-ci et le ganglion qu'on fait la section. L'absence de cette précaution expose à un accident opératoire fâcheux. Lorsqu'en effet on attire les ganglions, on abaisse le paquet vasculo-nerveux, et en faisant alors usage du bistouri on peut blesser les vaisseaux axillaires ou des branches collatérales importantes au voisinage de leur origine. Après l'ablation du ganglion, les vaisseaux remontent dans l'aisselle et sont difficilement accessibles ; c'est donc avec peine qu'on peut se rendre maître de l'hémorrhagie résultant de leur blessure. Isoler les ganglions avec un instrument mousse, et ne diviser les liens qui les rattachent aux parties profondes qu'après avoir porté une ligature au-dessus du point sur lequel la section doit être faite, est une règle dont il ne faut jamais s'écarter. En s'y conformant et en agissant doucement et méthodiquement, on peut, sans s'exposer au danger d'une hémorrhagie, faire successivement l'ablation de tous les ganglions axillaires. Il ne faut pas craindre alors de donner à l'incision une étendue suffisante pour agir commodément. On l'agrandit au besoin avec le bistouri boutonné porté sur le doigt dans la plaie.

L'écoulement sanguin qui accompagne l'ablation des tumeurs du sein est rarement abondant. Quelquefois cependant il l'est assez pour gêner l'opérateur. Il faut alors, au fur et à mesure de leur division, oblitérer la lumière des vaisseaux, avec des pinces à forcipressure. On les laisse en place et l'on poursuit l'opération. Celle-ci terminée, on fait les ligatures avec des fils de catgut ou de soie phéniquée, toujours préférables aux fils cirés ordinaires et d'un emploi indispensable lorsqu'on se propose de tenter la réunion immédiate de la plaie. On procède seulement au pansement, quand l'écoulement sanguin a complètement cessé; on s'épargne ainsi les ennuis d'une hémorrhagie secondaire.

La réunion immédiate de la plaie peut être tentée dans la très grande majorité des cas. En l'associant au drainage et au pansement antiseptique, on évite presque sûrement les accidents, tels que l'érysipèle et l'angioleucite, qui l'avaient fait condamner et avaient même conduit quelques chirurgiens à renoncer à l'emploi du bistouri dans l'ablation des tumeurs du sein, pour lui substituer les caustiques. Elle est seulement contre-indiquée lorsque le sacrifice d'une notable étendue des téguments a été nécessaire et que les lèvres de la plaie n'arrivent au contact que difficilement et au prix de tiraillements énergiques.

La réunion doit être pratiquée méthodiquement et avec soin; quand elle échoue, c'est souvent à cause de son exécution défectueuse. On rapproche le bras du corps pour relâcher les téguments. On lave la plaie dans toute son étendue avec la solution phéniquée forte, puis on la réunit par des points de suture entrecoupée, pratiqués avec des fils fins d'argent, de catgut ou de soie phéniquée et assez rapprochés les uns des autres pour obtenir une coaptation exacte. Avant de nouer les fils, on dispose aux deux extrémités de la plaie et également à sa partie moyenne, quand elle a une certaine étendue, des tubes à drainage debout, allant de la profondeur à la surface, qu'on coupe au ras de la plaie. Lorsqu'on a fait l'ablation de ganglions axillaires, il faut drainer avec soin l'aisselle. On a conseillé de faire une contre-ouverture à sa paroi postérieure et d'y passer un drain, mais, dans le décubitus dorsal que garde l'opérée, un tube à drainage, placé dans l'angle inférieur de la plaie, suffit à assurer l'écoulement des liquides.

Pour prévenir la stagnation des liquides et favoriser l'adhésion de la face profonde des lambeaux, une bonne pratique consiste à exercer, à la surface de ceux-ci, une compression douce et continue avec des éponges molles, trempées dans la solution phéniquée et bien exprimées. On ne doit jamais négliger d'y avoir recours, quand on a pratiqué l'ablation de ganglions axillaires; on place alors sous le bandage une éponge dans le creux de l'aisselle. Ces éponges ne sont pas appliquées directement sur la peau, mais entre les pièces de pansement et le bandage.

Lorsque les lèvres de la plaie n'arrivent au contact que sur une portion seulement de son étendue, on se borne à les réunir en ce point par la suture, on applique simplement partout ailleurs des bandelettes destinées à soutenir les lambeaux et à prévenir leur écartement. La suture sèche, formée par des bandelettes de linge fin ou de gaze antiseptique, larges d'un centimètre, dont on fixe les extrémités avec du collodion, ne détermine aucune irritation de la peau et est, pour cette raison, préférable aux divers agglutinatifs recommandés en pareil cas. C'est le seul mode de rapprochement auquel on a recours lorsque, par suite de l'étendue de la perte de substance, la réunion même partielle de la plaie est impraticable.

On termine enfin par l'application d'un pansement antiseptique. Par suite des mouvements du cou et du thorax, ce pansement doit être appliqué avec soin. Il doit d'abord dépasser notablement les limites de la plaie, et lorsque des ganglions axillaires ont été enlevés, couvrir non seulement la région de l'aisselle et la moitié correspondante du thorax, mais encore la moitié du bras et s'étendre jusqu'au cou. Pour empêcher le pansement de se desserrer et l'accès direct de l'air sur la plaie, les chirurgiens anglais se servent de bandes élastiques pour en fixer les bords, là où l'on craint qu'ils viennent à se soulever (fig. 45);

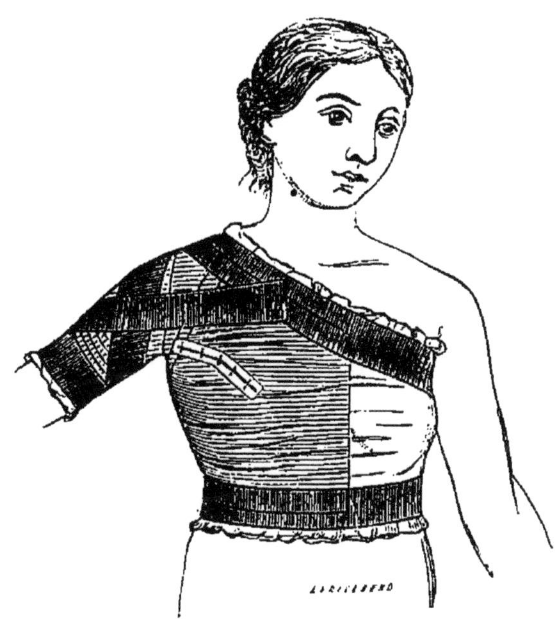

Fig. 45. — Pansement antiseptique après l'ablation d'une tumeur du sein.

mais on peut obtenir le même résultat en se servant de bandes de flanelle, dont l'élasticité est suffisante.

La sécrétion de la plaie est généralement assez abondante pour qu'il soit nécessaire de renouveler le pansement dès le lendemain de l'opération. Le second pansement peut rester appliqué plus longtemps, deux ou trois jours et même plus. Il y a avantage à ne pas faire de trop fréquents pansements. Les tubes à drainage sont retirés, dès qu'ils ne fournissent plus qu'une sécrétion séreuse, peu abondante.

Après l'ablation des sutures, qui peut se faire le cinquième ou le sixième jour, il est nécessaire, pour prévenir la déchirure de la cicatrice, de maintenir les lèvres de la plaie à l'aide d'une suture sèche.

Pratiquée dans de bonnes conditions hygiéniques, l'ablation des tumeurs du sein est une opération bénigne. Lorsqu'elle s'accompagne de l'ablation de ganglions axillaires, sa gravité augmente, mais même dans ces conditions elle n'est guère suivie d'accidents. L'érysipèle, dont on a signalé la fréquence à la suite de cette opération, se montre rarement en dehors des hôpitaux et reconnaît le plus souvent pour cause soit une réunion intempestive ou mal exécutée, soit un pansement défectueux. L'adoption de la méthode antiseptique en a diminué encore la fréquence.

XVII

DE L'OPÉRATION DE L'EMPYÈME OU PLEUROTOMIE

Cette opération consiste à ouvrir la cavité thoracique pour donner issue aux liquides épanchés dans la plèvre.

Manuel opératoire. — A moins d'indications spéciales, tirées de la présence d'un trajet fistuleux, d'un abcès de la paroi thoracique en communication avec la cavité pleurale, ou encore de l'enkystement de la collection liquide, c'est au niveau des espaces intercostaux inférieurs qu'on pratique cette ouverture. On choisit leur tiers moyen; c'est en ce point en effet qu'ils présentent leur plus grande largeur, et l'artère intercostale se trouve logée à ce niveau dans une gouttière osseuse qui la protège.

Pour déterminer le lieu de l'incision, on prend comme point de repère la ligne axillaire postérieure. Le bras étant écarté du tronc et relevé, on tire sur le thorax une ligne dans le prolongement de la paroi postérieure de l'aisselle. C'est à l'intersection de cette ligne et de l'espace intercostal qu'on doit inciser.

On choisit généralement pour siège de l'opération le huitième espace intercostal (quatrième en comptant de bas en haut). En agissant sur les trois derniers espaces intercostaux, on s'exposerait à blesser le diaphragme. L'incision, faite dans le huitième ou même le septième espace intercostal, occupe une situation suffisamment déclive pour l'écoulement des liquides, si surtout on tient compte de cette circonstance, que le malade est placé dans la position horizontale. L'expansion pulmonaire concourt du reste tout autant que la pesanteur à provoquer l'écoulement des liquides. M. A. Guérin la considère même comme l'agent principal de leur expulsion, aussi conseille-t-il d'inciser dans le cinquième ou le sixième espace intercostal. Le choix de l'espace intercostal n'a donc pas, comme on le voit, une extrême importance.

Les couches à diviser sont la peau, le tissu cellulaire sous-cutané, l'aponévrose, les muscles intercostaux, une couche abondante de tissu cellulaire et enfin la plèvre. Les deux muscles intercostaux (externe, à fibres obliques en bas et en avant, et interne, à fibres obliques en bas et en arrière) sont séparés par une couche de tissu cellulaire lâche. Ces couches présentent souvent une épaisseur plus grande qu'à l'état normal, par suite de l'œdème de la paroi thoracique, qui accompagne la pleurésie purulente, indication la plus fréquente de la pleurotomie. Aussi, comme le fait remarquer M. Tillaux, quand on n'a ouvert d'autre espace intercostal que celui d'un cadavre, on est surpris de la profondeur à laquelle il faut pénétrer sur le vivant pour rencontrer les côtes. Une incision de 3 centimètres de profondeur est fréquemment nécessaire pour les atteindre.

A la partie moyenne des espaces intercostaux, l'artère intercostale est logée dans une gouttière osseuse, creusée aux dépens du bord inférieur de la côte qui limite supérieurement l'espace intercostal. Ainsi protégée sa blessure n'est en ce point pas à craindre.

Pour pratiquer l'opération de l'empyème, le malade doit être couché sur le côté opposé à celui sur lequel on opère, le tronc un peu élevé et incliné latéralement, de telle sorte que les côtes présentent leur maximum d'écartement. Le bras du côté correspondant est relevé au-dessus de la tête et maintenu par un aide.

Le chirurgien détermine, en comptant soit de bas en haut, soit de haut en bas, l'espace intercostal au niveau duquel il doit inciser. Cette détermination n'est pas toujours facile, et l'œdème peut être assez prononcé pour empêcher de sentir distinctement les côtes, mais, comme nous l'avons fait remarquer, il n'y a pas grande importance à choisir exactement le huitième espace intercostal, et on peut tout aussi bien faire l'ouverture au niveau du septième et même du sixième. Pour éviter la blessure de l'artère intercostale, l'incision doit être très rapprochée de la côte qui limite inférieurement l'espace intercostal. Le bord supérieur de cette côte sert donc de point de repère pour la division des couches profondes de la paroi thoracique. Il est toujours facile de le reconnaître en portant le doigt dans la plaie après l'incision de la peau et du tissu cellulaire sous-cutané.

L'incision doit mesurer de 4 à 5 centimètres extérieurement; profondément on lui donne une étendue moindre. Il importe, en effet, que la plaie aille en s'évasant du fond vers l'extérieur, de façon que les liquides puissent s'écouler facilement et n'aient aucune tendance à s'infiltrer entre les différentes couches de la paroi thoracique. On évite également ainsi la production de l'emphysème.

Après avoir déterminé l'espace intercostal, on fixe le lieu de l'incision à sa partie moyenne, au niveau de son intersection avec la ligne axillaire postérieure. On peut inciser directement en ce point. Dans le but de rendre l'incision des parties superficielles un peu déclive par rapport à celle des parties profondes, M. Moutard-Martin donne le conseil de marquer, par un trait d'encre, le bord supérieur de la côte, limitant en bas l'espace intercostal, puis d'attirer la peau en haut et d'inciser à 3 ou 4 millimètres au-dessous du trait marqué.

On divise, en procédant méthodiquement et couche par couche, la peau, le tissu cellulaire sous-cutané et l'aponévrose, puis on porte l'index gauche dans la plaie, pour reconnaître le bord supérieur de la côte inférieure, qui doit servir de point de repère dans le reste de l'opération. Le doigt maintenu en place, les muscles intercostaux sont incisés à petits coups, ainsi que le tissu cellulaire sous-pleural, en rasant le bord supérieur de la côte. On reconnaît à la sensation d'élasticité, fournie par le doigt explorateur, qu'on est parvenu sur la plèvre. On la ponctionne alors avec la pointe du bistouri. L'absence de résistance et l'écoulement du liquide sur les côtés de la lame annoncent que la cavité est ouverte. Sans déplacer l'index gauche, on substitue au bistouri pointu un bistouri boutonné et l'on agrandit, en rasant la côte, l'ouverture dans une étendue de 2 centimètres.

Cette opération est, comme on le voit, d'une exécution extrêmement facile. Aucun danger opératoire n'est à craindre. On évite sûrement la blessure du diaphragme et celle de l'artère intercostale, en n'opérant pas au-dessous du huitième espace intercostal d'une part, et d'autre part en maintenant l'instrument au contact du bord supérieur de la côte, qui limite inférieurement l'espace intercostal.

Un écueil à éviter est l'ouverture de la plèvre en dehors de la collection purulente, ainsi qu'il peut arriver lorsque celle-ci est enkystée. Cette éventualité fâcheuse n'est à craindre qu'autant qu'on pratique d'emblée la pleurotomie, sans l'avoir fait précéder d'une ponction, ce qui n'est généralement pas le cas. Presque toujours en effet c'est seulement lorsque l'insuffisance de la thoracentèse a été démontrée qu'on se décide à ouvrir la cavité pleurale. On incise alors là où les ponctions ont été faites précédemment, et l'on est ainsi certain de pénétrer dans la collection purulente. Dans le cas contraire, il est prudent de faire précéder l'opération d'une ponction pratiquée, avec le trocart d'un appareil aspirateur, dans le point où l'on se propose d'inciser. Si l'on ne retire pas de liquide, la ponction est répétée sur un autre point. Si, au contraire, l'écoulement du pus a lieu par la canule, on laisse celle-ci en place et l'on s'en sert comme conducteur.

Après l'opération de l'empyème, on introduit profondément dans la cavité pleurale, pour assurer l'écoulement du pus, deux sondes de caoutchouc rouge où deux tubes à drainage, de gros calibre, adossés, d'une longueur de 10 à 15 centimètres. Il est prudent, afin de prévenir leur chute dans la plèvre, de passer, à leurs extrémités externes, un fil qu'on fixe sur le thorax avec du collodion, ou bien encore de les traverser avec deux épingles anglaises (fig. 46).

La complication la plus fréquente, on pourrait presque dire la seule à redouter, après la pleurotomie est la septicémie. La méthode antiseptique doit donc être, pendant et après cette opération, employée dans toute sa rigueur : Lavage avec la solution phéniquée au vingtième de la moitié correspondante du thorax, purification des instruments et des mains de l'opérateur et des aides dans la même solution, emploi du pulvérisateur pendant toute la durée de l'opération et des pansements ultérieurs; aucun de ces détails ne doit être négligé. On applique ensuite un pansement antiseptique, s'étendant de la clavicule à la crête iliaque. Pour en maintenir exactement les bords, qui, dans les mouvements du tronc, pourraient se soulever et permettre l'accès direct de l'air sur la plaie, on fait bien d'appliquer, aux limites du bandage de corps, une bande de flanelle, comme nous l'avons conseillé pour le pansement consécutif à l'ablation des tumeurs du sein.

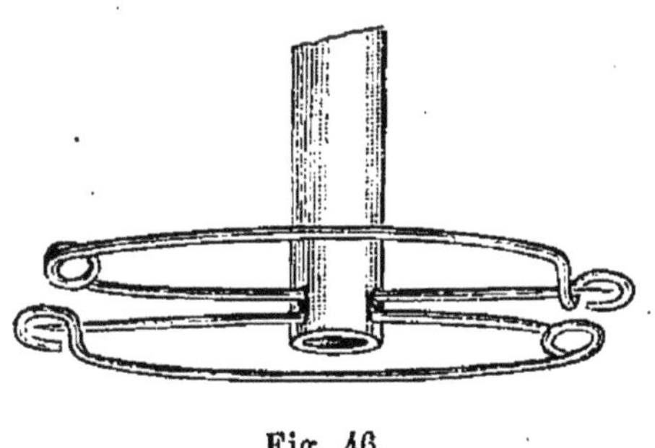

Fig. 46.

Soins consécutifs. — Les soins consécutifs à l'opération de la pleurotomie ont une importance capitale;

c'est d'eux en très grande partie que dépend la guérison. Il faut, comme nous l'avons dit, s'appliquer à prévenir et à combattre la septicémie, qui est la cause presque exclusive de la mort des opérés. On y réussit généralement. Quand on échoue, c'est souvent parce que les malades n'ont pas reçu tous les soins nécessaires.

Il était de règle, il y a peu de temps encore, de faire suivre l'opération de lavages répétés de la cavité pleurale avec un liquide antiseptique. Immédiatement après l'opération, on lavait la cavité pleurale et l'on répétait fréquemment ces lavages pendant les jours suivants. Depuis l'emploi de la méthode antiseptique, ces lavages multipliés ont été jugés moins nécessaires. Quelques chirurgiens affirment même qu'il est préférable de n'en pas faire, non seulement immédiatement après l'opération, mais même dans les pansements ultérieurs. Il est difficile de tracer sur ce point une règle absolue. C'est en tenant compte de l'état du malade, de l'absence ou de l'apparition de symptômes pouvant faire redouter la septicémie, qu'on doit se décider pour l'abstention ou le lavage de la cavité pleurale. Tant que le malade est dans un état satisfaisant, on peut s'abstenir; mais on doit agir et désinfecter la cavité pleurale par des injections antiseptiques, aussitôt qu'il survient des frissons, de l'élévation de la température, que l'appétit se perd, et que le pus prend une odeur fétide, c'est-à-dire quand se montrent les signes de l'intoxication septicémique. Les lavages doivent être alors répétés à intervalles rapprochés, jusqu'à ce que les accidents aient disparu; plusieurs lavages quotidiens peuvent être alors nécessaires.

Les lavages de la plèvre sont pratiqués à travers les tubes à drainage, soit à l'aide d'un irrigateur ou d'une seringue, soit simplement avec un vase percé à sa partie inférieure, qu'on place au-dessus du lit et qu'on abouche, à l'aide d'un tuyau, avec l'un des tubes de caoutchouc. Le liquide sort par l'un des tubes à mesure qu'il entre par l'autre.

La solution phéniquée, qui est le plus puissant antiseptique, ne doit être employée pour ces lavages qu'à faible dose et avec prudence, surtout chez les enfants. Son absorption par la plèvre est si rapide, qu'elle peut donner lieu à des accidents d'empoisonnement. Il est préférable, pour cette raison, de faire usage soit d'une solution d'acide borique à 4 grammes pour 100, soit d'une solution faible de chlorure de zinc, 1 gramme pour 100 ou pour 200. On injecte du liquide en quantité suffisante pour qu'il ressorte propre. Pendant l'injection on fait coucher le malade sur le côté sain, de façon à mettre toute la surface de la cavité en contact avec le liquide modificateur.

L'opération de la pleurotomie est presque toujours suivie d'une amélioration prononcée. C'est quelques jours après seulement, quelquefois plus tard même, qu'on voit survenir les accidents septicémiques. Les précautions que nous avons recommandées doivent donc être observées, et une surveillance rigoureuse exercée, jusqu'à la guérison complète, ou tout au moins jusqu'à ce que le liquide sécrété par la plèvre soit réduit à des proportions insignifiantes. La cavité pleurale diminue très rapidement de capacité, et il n'est pas rare qu'après une semaine elle ne contienne plus que le quart du liquide qu'elle contenait au moment de l'opération. Cette diminution rapide est due à l'aplatissement du thorax et au relèvement du diaphragme. La cavité ne se comble plus ensuite que lentement, car c'est le poumon qui seul doit par sa dilatation combler le vide qui reste, et cette dernière période de la maladie exige souvent un temps fort long.

Lorsque la capacité de la plèvre s'est réduite, au point de ne plus admettre que 200 ou 300 grammes de liquide, ce dont on s'assure en pratiquant une injection, on retire l'un des tubes; plus tard, quand la quantité de liquide sécrété est devenue moindre encore, on remplace le tube restant par un autre d'un plus petit calibre et moins long. On le raccourcit ensuite graduellement, de 2 ou 3 centimètres, tous les huit ou dix jours, de façon que la cicatrisation se fasse des parties profondes vers les parties superficielles. Lorsque le tube ne présente plus qu'une longueur égale à l'épaisseur de la paroi thoracique, on le maintient encore en place pendant une quinzaine de jours et on le supprime complètement, lorsqu'il ne livre plus passage qu'à quelques gouttes de pus. Il ne faut pas toutefois se trop hâter de retirer définitivement le tube, car, si la suppuration n'est pas presque complètement tarie, le pus peut s'accumuler dans le trajet, dont l'orifice extérieur s'est oblitéré, et causer des accidents. Quelquefois il persiste pendant un certain temps une fistule fournissant quelques gouttes de pus; on continue à y faire des injections jusqu'à ce qu'elle soit cicatrisée.

Il peut arriver que, par suite du retrait du thorax, l'intervalle des côtes diminue au point qu'elles compriment le tube et suspendent l'écoulement du liquide de la plèvre. L'injection permet de reconnaître quelle est encore la capacité de la cavité. On remplace alors le tube de caoutchouc par un tube métallique, d'argent ou d'étain.

En même temps qu'on assure ainsi l'écoulement du pus, que par l'emploi des antiseptiques on prévient ou l'on combat les accidents, il faut instituer un traitement général approprié pour soutenir les forces du malade et lui permettre de faire les frais d'une suppuration d'aussi longue durée.

Indications et contre-indications. — La pleurotomie n'est jamais indiquée pour évacuer les épanchements séreux de la plèvre. C'est seulement, dans le cas d'épanchements purulents ou sanguins, qu'on doit y avoir recours, et encore dans la pleurésie purulente la guérison peut-elle être quelquefois obtenue par la thoracentèse seule ou associée aux injections modificatrices dans la cavité pleurale.

Avant d'en venir à la pleurotomie, on doit toujours pratiquer la thoracentèse. Cette opération confirme le diagnostic, indique le point dans lequel il faut pratiquer l'ouverture de la plèvre, si la pleurotomie devient nécessaire, fait cesser momentanément la gêne mécanique qu'entraîne un épanchement pleural abondant et peut enfin, comme nous venons de le dire, amener la guérison, si le liquide pleural n'a encore subi aucune fermentation putride. Quand la thoracentèse est suivie de la reproduction du liquide, on la peut répéter une seconde et même une troisième fois. Mais après trois ponctions, à moins d'une amélioration notable, il y faut renoncer et avoir recours à la pleurotomie. Cette opération est indiquée plus tôt encore, si les ponctions sont suivies de fièvre et d'épuisement des forces, ou si se montrent des symptômes de septicémie. Elle est alors indispensable et peut seule amener la guérison.

Le drainage de la plèvre, recommandé par Chassaignac, doit être abandonné. Il est d'une exécution difficile, parfois même impossible et donne des résultats inférieurs à ceux fournis par l'opération de l'empyème. Il permet seulement en effet l'écoulement du pus et non l'issue des fausses membranes et des détritus organiques contenus dans la plèvre. Ce dernier reproche peut être également adressé à la ponction suivie de l'emploi du siphon imaginé par le professeur Potain. Cet appareil exige en outre une assez grande surveillance, qu'il n'est pas toujours possible d'exercer. La pleurotomie, associée aux pansements antiseptiques, se concilie bien mieux à notre avis avec les nécessités de la pratique.

Lorsque la pleurésie purulente s'est ouverte dans les bronches, la guérison peut se produire sans opération. Il ne faut donc pas en pareil cas se hâter d'intervenir, et c'est seulement lorsque se montrent des accidents de putridité que l'opération de l'empyème se trouve indiquée.

La pleurotomie, étant destinée à combattre des accidents à marche souvent rapide, doit être pratiquée aussitôt qu'elle a été jugée nécessaire ; la guérison est d'autant plus prompte que l'opération a été faite plus tôt et que le poumon a perdu depuis moins longtemps la faculté de se dilater.

Les épanchements sanguins de la plèvre ne réclament la pleurotomie qu'autant que le sang vient à s'altérer et donne lieu à une pleurésie purulente aiguë. Tant que le sang est bien toléré, il faut attendre, et, si une intervention chirurgicale semble nécessaire pour mettre un terme à la gêne mécanique de la respiration, c'est à la thoracentèse qu'il faut avoir recours. Mais quand des accidents généraux graves se déclarent, la ponction est insuffisante et l'ouverture de la plèvre est formellement indiquée.

La pleurotomie ne comporte pas d'autre contre-indication que l'existence de lésions organiques devant fatalement et à bref délai causer la mort. L'extrême faiblesse du malade ne doit pas arrêter l'opérateur; car des guérisons ont été obtenues dans des cas qui paraissaient absolument désespérés.

On a conseillé de s'abstenir de toute opération quand le malade atteint de pleurésie purulente est tuberculeux. Cette règle nous semble trop absolue, et nous pensons qu'il y a seulement contre-indication lorsque les lésions pulmonaires sont assez prononcées pour entraîner une fin prochaine.

XVIII

PARACENTÈSE ABDOMINALE

A. — ASCITE.

La paracentèse abdominale est indiquée dans l'ascite, lorsque l'épanchement est devenu si abondant qu'il refoule le diaphragme, au point de comprimer les poumons et le cœur et d'entraver le jeu de ces organes. Dans ces conditions, cette opération présente même une incontestable urgence. Elle procure toujours un soulagement au moins temporaire; quelquefois même, si la cause qui a produit l'épanchement a cessé d'exister, elle peut constituer un moyen définitivement curatif.

La ponction de l'abdomen est, dans la très grande majorité des cas, absolument inoffensive; cependant on l'a vue être suivie d'accidents phlegmasiques du péritoine, entraînant rapidement une terminaison funeste. Quoique ces accidents soient tout à fait exceptionnels, comme ils sont impossibles à prévoir et peuvent survenir dans toutes les variétés d'ascite[1], il en faut néanmoins tenir compte et réserver la paracentèse pour les cas signalés plus haut, c'est-à-dire dans lesquels l'abondance de l'épanchement apporte une gêne considérable à l'exercice des fonctions principales et constitue un véritable danger.

On a proposé différents points pour pratiquer la ponction de l'abdomen : la ligne blanche à égale distance de l'ombilic et du pubis, adoptée par les chirurgiens anglais, l'ombilic, le scrotum, lorsque la tunique vaginale communique avec le péritoine; mais le lieu d'élection est le milieu d'une ligne étendue de l'épine iliaque antérieure et supérieure gauche à l'ombilic. On est ainsi certain d'éviter la blessure de l'artère épigastrique, dont la direction est représentée par une ligne, qui, du milieu de l'arcade crurale, se rend à 3 centimètres en dehors de l'ombilic.

On pratique cette opération avec un trocart de moyen calibre, jouant facilement dans sa canule et préalablement enduit d'huile phéniquée.

Le malade, couché sur le dos, les jambes étendues, est approché du bord du lit. Le chirurgien reconnaît le lieu d'élection et s'assure par la percussion qu'il existe en ce point une matité absolue. Cette précaution ne doit jamais être négligée; elle permet d'éviter la blessure de l'intestin, dans le cas où il aurait contracté à ce niveau des adhérences avec la paroi abdominale. Un aide situé en face du chirurgien comprime modérément, avec les mains étalées à plat, le côté droit de

1. D'après M. Péan, la péritonite serait surtout à craindre lorsque l'ascite reconnaît pour cause une tumeur cancéreuse de l'abdomen.

l'abdomen, de façon à refouler le liquide vers l'opérateur. Celui-ci, marquant avec l'index gauche le point où doit être pratiquée la ponction, enfonce, d'un coup sec, dans l'abdomen, le trocart, sur la tige duquel l'index étendu limite la profondeur à laquelle il doit pénétrer. Par suite de l'amincissement de la paroi abdominale, résultant de sa distention, une profondeur de 3 à 4 centimètres est largement suffisante. La mobilité de la pointe du trocart et le défaut de résistance annoncent la pénétration de l'instrument dans la cavité péritonéale. La tige du trocart est alors retirée, tandis que la canule est maintenue avec la main gauche. Le liquide qui s'écoule en jet est dirigé dans un vase préparé pour le recevoir.

Pendant toute la durée de l'écoulement du liquide, l'aide continue à presser modérément et régulièrement sur le côté droit de l'abdomen. Si l'écoulement vient à s'arrêter brusquement, alors que le volume du ventre permet de supposer qu'il existe encore du liquide dans la cavité péritonéale, on incline la canule dans différents sens et, si l'on ne réussit pas ainsi à rétablir l'écoulement, on introduit dans la canule un stylet enduit d'huile phéniquée pour lever l'obstacle. Celui-ci peut être un grumeau en suspension dans le liquide, qui oblitère la canule, ou bien l'épiploon venant s'appliquer contre son ouverture.

Lorsque l'écoulement est arrêté définitivement, on saisit un pli de la paroi abdominale entre le pouce et l'index gauches, appliqués de chaque côté de la canule, et avec la main droite, on retire celle-ci vivement. Une mouche de taffetas ou de diachylon est appliquée sur la piqûre ; puis l'abdomen, recouvert d'une serviette ou d'une feuille d'ouate, est entouré d'un bandage de corps assez serré.

La soustraction brusque de la pression, à laquelle sont soumis les viscères abdominaux, est quelquefois suivie d'un afflux sanguin si grand vers ces organes, longtemps comprimés, qu'une syncope peut en être la conséquence. La pression, exercée sur l'abdomen par les mains de l'aide pendant l'opération, n'a donc pas seulement pour objet de favoriser l'écoulement du liquide : elle modère cet afflux sanguin. De là aussi, l'utilité de faire suivre la paracentèse abdominale de l'application d'un bandage assez serré.

Quelque bénignes que soient ordinairement les suites de cette opération, il est toujours prudent de faire garder le lit pendant au moins deux ou trois jours. La reproduction du liquide ne tarde généralement pas à se faire; il faut alors répéter la paracen- tèse, mais seulement lorsque l'abondance de l'épanchement apporte de nouveau une gêne notable à la respiration et à la circulation. Ces opérations successives contribuent beaucoup, en effet, à épuiser le malade.

Lorsque l'ascite est liée à la présence d'une tumeur de l'abdomen ou coïncide avec elle, on peut se trouver dans l'obligation, pour éviter la blessure de la tumeur, de pratiquer la ponction en un point autre que le lieu d'élection que nous avons indiqué. On peut alors agir soit à droite en un point symétrique, soit sur la ligne blanche, ou bien encore faire la ponction à l'ombilic, si celui-ci forme une tumeur saillante, fluctuante, transparente, et ne contenant dans sa cavité ni anse intestinale, ni hernie épiploïque. C'est ce point qu'on doit choisir dans le cas d'ascite compliquant une grossesse; la saillie de l'ombilic est alors toujours assez prononcée pour rendre cette opération facile. Mais, durant la grossesse plus encore qu'en toute autre circonstance, la paracentèse abdominale ne doit être pratiquée que sur des indications pressantes. Il faut reculer, autant qu'on le peut, le moment de l'opération. Celle-ci peut, en effet, provoquer l'accouchement; or, plus la parturition est avancée, moins grands sont les inconvénients de l'accouchement prématuré. De plus, une femme enceinte ascitique peut accoucher sans accidents, et l'ascite disparaître ensuite spontanément. Lorsqu'on est forcé d'agir, on pratique la ponction à l'ombilic avec un trocart capillaire, de façon à ne pas soustraire brusquement une grande quantité de liquide. On ne retire pas celui-ci en totalité; on évacue seulement la quantité nécessaire pour permettre le jeu facile et régulier des organes. On recommande ensuite le décubitus dorsal, qu'on fait conserver quelques jours de plus que dans les cas ordinaires, et, par mesure de précaution, on prescrit les narcotiques sous forme de lavements laudanisés. Avec ces précautions, on peut assez souvent conjurer les accidents, sans que la grossesse soit menacée.

B. — KYSTES DE L'OVAIRE

De toutes les tumeurs liquides de l'abdomen, ce sont celles qu'on observe le plus communément. La ponction simple du kyste de l'ovaire, quoique ayant été suivie, dans quelques cas exceptionnels de kystes uniloculaires à contenu séreux, d'une guérison définitive, ne doit être considérée que comme un moyen purement palliatif. C'est une opération de nécessité à laquelle on a seulement recours pour remédier à une dyspnée intense résultant du développement excessif du kyste, ou à des accidents menaçants de compression viscérale. En dehors de ces conditions, cette opération doit être d'autant moins pratiquée que, quelque minime qu'elle puisse paraître, elle n'est pas exempte de dangers. C'est ainsi qu'elle expose à une péritonite, quelquefois mortelle, si le liquide kystique vient à s'épancher dans la cavité péritonéale; les accidents phlegmasiques sont surtout à craindre, lorsque le liquide est de couleur foncée, mélangé à du sang, du pus ou des principes organiques en décomposition. La diminution de pression résultant de l'évacuation du liquide, ou la blessure d'un vaisseau important de la paroi du kyste, peut en outre donner lieu dans son intérieur à une hémorrhagie inquiétante. Enfin si, comme il arrive le plus souvent, la reproduction du liquide se fait avec rapidité et qu'il faille répéter la ponction, ces opérations successives entraînent un affaiblissement rapide de la malade. La guérison des kystes de l'ovaire ne pouvant être obtenue par la ponction, celle-ci reste un moyen précieux de conjurer des accidents menaçants. Elle permet de placer la malade dans des conditions meilleures pour subir une opération curative, et dans les cas inopérables procure un soulagement temporaire.

Il n'existe pas de lieu d'élection pour la ponction des kystes de l'ovaire. Elle se fait tantôt à droite, tantôt à gauche, de préférence du côté où le kyste a pris naissance, et à défaut de renseignements, du côté où la fluctuation est plus nette. On la pratique au-dessus de l'arcade crurale, en dehors de l'artère épigastrique, à égale distance de l'os iliaque et de l'ombilic.

Avant l'opération, il faut s'assurer, par la percussion, qu'il n'existe aucune anse intestinale interposée entre le kyste et la paroi abdominale, là où devra être faite la ponction. M. Kœberlé donne le conseil d'ausculter la région, afin de reconnaître la présence de gros vaisseaux, qui serait indiquée par un bruit de souffle. Ces précautions ont une importance sur laquelle il est inutile d'insister.

Le trocart dont on fait usage doit être de moyen calibre. Plus est étroite l'ouverture du kyste, plus facilement elle revient sur elle-même, et moins l'épanchement du liquide dans la cavité péritonéale est à craindre. Un trocart capillaire mettrait plus sûrement à l'abri du danger, mais il aurait, outre l'inconvénient assez peu important de prolonger la durée de l'opération, celui plus sérieux de ne pas permettre l'écoulement d'un liquide visqueux et contenant, comme il arrive souvent, des grumeaux en suspension.

La malade est couchée sur le dos et inclinée sur le côté, de façon que la partie proéminente du ventre avance un peu sur le bord du lit. Une bonne précaution consiste à passer d'avance, au-dessous d'elle, le bandage de corps qui devra comprimer l'abdomen, afin d'éviter tout mouvement un peu brusque après l'opération.

Un aide exerce sur le coté opposé du ventre une compression modérée, qui doit être continuée pendant toute la durée de l'opération, pour repousser le kyste vers le point où s'opère son évacuation, empêcher le trocart de s'échapper de sa cavité, et prévenir, surtout vers la fin de l'opération, la pénétration de l'air par aspiration dans la cavité du kyste.

Le chirurgien tend les téguments avec la main gauche placée à plat, et après avoir reconnu, pour les éviter, les veines superficielles, qui sont souvent dilatées et fort apparentes, il fait pénétrer d'un coup sec le trocart bien enduit d'huile phéniquée ou de vaseline. Le défaut de résistance annonce que l'instrument est arrivé dans le kyste. Il est prudent de l'y faire pénétrer à une profondeur de 5 à 6 centimètres, on est ainsi moins exposé à ce qu'il abandonne le kyste lorsque celui-ci revient sur lui-même, pendant son évacuation. La canule étant maintenue, on retire le poinçon. Pendant l'écoulement du liquide, la canule doit être dirigée en bas et en dehors, de façon que son extrémité interne soit relevée, parce que le kyste subit un retrait de haut en bas.

Si l'écoulement vient à se suspendre, il suffit souvent de modifier la position de la canule pour voir le liquide s'écouler de nouveau. Si l'on échoue, avec un stylet on désobstrue la canule encombrée par des grumeaux.

Pendant l'opération, on doit observer la figure de la malade afin, si on la voit pâlir et présenter une tendance à la syncope, de suspendre l'écoulement.

Lorsque l'écoulement a définitivement cessé, et nous ferons remarquer à ce sujet qu'on ne doit pas s'appliquer à évacuer le liquide jusqu'à la dernière goutte, on retire la canule d'un mouvement brusque, après avoir saisi, entre le pouce et l'index gauches, un pli de la paroi abdominale, d'une assez grande hauteur pour comprendre la piqûre du kyste. On le maintient pendant quelques minutes. La piqûre de la peau est ensuite laissée libre jusqu'à ce que l'écoulement sanguin, ordinairement insignifiant, soit arrêté; en fermant la plaie plus tôt, le sang pourrait s'épancher dans la cavité péritonéale. On applique alors sur la plaie une mouche de taffetas ou de diachylon, on recouvre le ventre d'une ou plusieurs feuilles d'ouate, et l'on fixe le bandage de corps, de façon à exercer une compression modérée, mais suffisante pour appliquer la paroi abdominale sur le kyste.

On fait coucher la malade sur le côté opposé à celui qui a été le siège de la ponction, de telle sorte que ce qui peut rester de liquide dans le kyste soit à la partie déclive de la poche, et par suite aussi éloigné que possible de l'ouverture; l'épanchement dans l'abdomen est ainsi moins à craindre. Il est prudent, même en l'absence d'accidents, de faire garder le repos pendant trois ou quatre jours à la suite de cette opération.

XIX

DES OPÉRATIONS QUI SE PRATIQUENT SUR L'ANUS

A. — DILATATION DE L'ANUS

Cette opération s'exécute de la façon suivante : le malade est couché soit dans le décubitus latéral, le membre inférieur, reposant sur le plan du lit, étendu, l'autre fléchi, soit dans le décubitus dorsal. On place alors le patient en travers du lit, le siège débordant, les membres inférieurs écartés et maintenus par des aides. Le chirurgien, ayant préalablement enduit ses index d'un corps gras, introduit l'un d'eux dans l'anus, puis glisse l'autre sur la face dorsale du premier. Les deux doigts poussés profondément et se regardant par leur face dorsale, sont alors écartés, de façon à dilater l'anus dans le sens transversal, jusqu'à rencontre de la résistance osseuse du détroit supérieur du bassin. La même manœuvre est ensuite répétée dans le sens antéro-postérieur.

Il est nécessaire de faire prendre au malade un lavement le matin avant l'opération et même un purgatif la veille, s'il existe de la constipation.

L'opération doit être pratiquée méthodiquement et sans brusquerie, surtout lorsqu'on dilate dans le sens antéro-postérieur ; dans cette direction, il n'existe aucun plan osseux pouvant limiter l'effort de l'opérateur. Un craquement perçu par les doigts indique la rupture des fibres du sphincter. On voit aussitôt après l'opération la muqueuse rectale faire saillie à l'extérieur à travers l'orifice dilaté. L'anus revient ensuite sur lui-même assez promptement, quelquefois même aussitôt que les doigts sont retirés.

Quelques opérateurs font la dilatation avec les pouces, mais il est préférable de se servir, comme nous l'avons recommandé, des indicateurs ; on est ainsi plus certain de faire également porter la dilatation sur le sphincter interne.

Aucun pansement n'est nécessaire. Si la muqueuse déchirée fournit quelques gouttes de sang, on applique une compresse froide sur l'anus. La douleur consécutive à l'opération se calme ordinairement très promptement ; après une heure, et souvent moins, elle a complètement cessé. On fait garder le lit à l'opéré pendant deux jours. Pour faciliter les garde-robes, on prescrit chaque jour un lavement, à partir du troisième jour. Vers le huitième jour au plus tard, la guérison est complète et le malade peut vaquer à ses affaires.

Les suites de cette opération sont d'une extrême simplicité. On lui a reproché cependant d'être quelquefois suivie de phlegmon et d'abcès péri-anaux. Cette complication, extrêmement rare, n'a été observée que lorsque l'opération a été pratiquée avec violence. En procédant méthodiquement, rien de pareil n'est à craindre.

La douleur qui accompagne la dilatation de l'anus est fort vive. Doit-on, quoiqu'elle soit d'une très courte durée, administrer le chloroforme avant de pratiquer cette opération ? La plupart des chirurgiens le recommandent, d'autres conseillent de s'abstenir. Le professeur Le Fort a perdu un malade du chloroforme pendant cette opération, et déclare qu'il ne consent à anesthésier un malade devant être opéré par dilatation de l'anus, qu'après avoir prévenu, lui ou les siens, des dangers du chloroforme dans ce cas particulier. La mort serait due, suivant lui, à une syncope provoquée par la violence de la douleur, quoique non perçue en apparence. Le professeur Guyon proscrit également l'anesthésie pour cette opération; la surexcitation nerveuse, qui accompagne certaines fissures à l'anus, lésion pour laquelle on pratique le plus souvent la dilatation, provoque des phénomènes alarmants, même après l'absorption d'une quantité minime de chloroforme. Enfin, il est une autre raison pour laquelle M. le professeur Courty (de Montpellier) a également conseillé de renoncer à l'administration du chloroforme. L'action de l'anesthésique détermine, surtout chez les femmes, un tel relâchement du sphincter, que la dilatation, même extrême et forcée, se fait sans difficulté et ne s'accompagne pas de la rupture des fibres musculaires. M. Courty, qui juge cette rupture nécessaire à la guérison, a pour cette raison renoncé à l'emploi du chloroforme; la récidive est, dit-il, beaucoup moins à craindre, quand l'opération a été pratiquée sans anesthésie.

La rapidité d'exécution de la dilatation de l'anus, la prompte disparition de la douleur nous ont également fait renoncer à l'anesthésie qui, comme on l'a vu par les citations précédentes, n'est pas exempte de dangers. Elle ne nous semble pas plus justifiée pour cette opération que pour l'extraction d'une dent. Si le malade la réclame, il est prudent d'imiter la conduite de M. Le Fort, et sinon de le prévenir, du moins de prévenir les siens des dangers auxquels il s'expose. L'anesthésie doit alors être complète, car c'est surtout lorsqu'elle est incomplète, qu'une douleur violente peut provoquer la syncope.

INDICATIONS

La dilatation de l'anus peut être pratiquée dans un but d'exploration, pour reconnaître une lésion rectale difficilement accessible au doigt et à la vue, même avec l'emploi du spéculum, ou bien encore comme opération préliminaire, soit qu'il s'agisse de tamponner le rectum pour arrêter une hémorrhagie, ou encore de faire l'extraction d'un corps étranger du rectum ou l'ablation d'un polype. Mais c'est dans le traitement de la fissure anale et des hémorrhoïdes que cette opération rencontre ses indications les plus fréquentes.

Fissure à l'anus. — Toutes les fissures à l'anus ne réclament pas une intervention chirurgicale; la très grande majorité peut guérir sans elle : telles sont celles qui ne déterminent que peu ou pas de douleur, ne s'accompagnent pas de contracture anale, et ont été désignées par M. Gosselin sous le nom de fissures *tolérantes*. Les fissures *intolérantes*, au contraire, caractérisées par une ulcération de la marge de l'anus se prolongeant sur la muqueuse, des douleurs intolérables survenant avec les garde-robes et persistant plusieurs heures ensuite, et une contracture continue du sphincter avec exacerbations, sont justiciables d'une opération et ne guérissent qu'à ce prix. La seule indication à remplir est de faire cesser la contracture; ce résultat obtenu, la cicatrisation de la fissure a lieu ensuite en quelques jours, sans aucun traitement local.

L'incision du sphincter, à laquelle on avait autrefois recours, est aujourd'hui complètement abandonnée. La *dilatation forcée de l'anus*, d'une exécution plus facile et plus prompte, est le seul procédé opératoire universellement admis. Elle n'offre aucun danger, et la complication d'abcès, qui a été parfois signalée, doit être attribuée à la façon brutale dont l'opération avait été exécutée. En agissant méthodiquement, comme nous l'avons conseillé, cette complication n'est pas à redouter. Loin donc de perdre son temps et de prolonger les souffrances du patient, par l'essai de mèches et de pommades, dont l'inefficacité, dans les fissures sphinctéralgiques, est surabondamment démontrée, on doit pratiquer d'emblée la dilatation de l'anus.

La fissure se trouve le plus souvent déchirée dans l'opération, mais cette déchirure n'est pas nécessaire à sa guérison, il suffit que la contracture de l'orifice anal cesse.

M. le professeur Courty fait de la déchirure du sphincter une condition de la guérison définitive, et c'est, par suite du relâchement musculaire qu'elle détermine, qu'il conseille de ne pas avoir recours à l'anesthésie. Le muscle, n'étant plus contracturé au moment de l'opération, se laisse distendre sans se déchirer. D'autres chirurgiens considèrent la dilatation suffisante en l'absence de toute déchirure, et les faits de notre pratique, dans lesquels nous avons dilaté l'anus, sans percevoir le craquement annonçant la rupture des fibres musculaires, et qui néanmoins ont été suivis de guérison, nous font partager cette dernière opinion. Il suffit donc de dilater l'anus jusqu'à la rencontre des parois osseuses du bassin dans le sens transversal, dans une étendue un peu moindre dans le sens antéro-postérieur, pour obtenir la cessation de la contracture et par suite la guérison de la fissure. Il n'y a pas lieu de se préoccuper si le sphincter a été ou non déchiré.

Hémorrhoïdes. — Lorsque les hémorrhoïdes sont le siège de fluxions répétées, se réduisent mal ou point, s'étranglent, donnent lieu à des hémorrhagies inquiétantes par leur fréquence et leur abondance, sont compliquées de sphinctéralgie avec ou sans fissure, et que les moyens médicaux, usités en pareil cas, ont échoué, la question d'une intervention chirurgicale est posée. Divers moyens ont été proposés : l'incision l'excision, la ligature, la cautérisation. Tous ces procédés, qui ne sont pas sans danger, sont actuellement, non pas abandonnés, mais réservés pour des cas exceptionnels. L'avenir semble devoir, en partie du moins, donner raison à Maisonneuve qui, en proposant la dilatation de l'anus comme moyen curatif des hémorrhoïdes, avançait que le rôle de la chirurgie armée était fini dans le traitement de cette affection.

Des travaux récents ont remis en honneur cette opération tombée dans l'oubli depuis la publication de Maisonneuve. Des faits concluants, empruntés à la pratique de MM. Verneuil et Fontan (de Lyon), ont démontré son efficacité. Cette méthode est encore d'une application trop récente pour assurer qu'elle met complètement à l'abri de la récidive, et les opérés n'ont pas été suivis assez longtemps pour affirmer leur guérison définitive ; mais il est démontré que la dilatation de l'anus fait cesser les accidents d'étranglement et d'hémorrhagie, qui le plus souvent déterminent le chirurgien à intervenir. Elle agit en supprimant la contracture musculaire qui joue un rôle si incontestable dans la pathogénie des hémorrhoïdes. La contracture cessant, la circulation se régularise, la turgescence disparaît et l'écoulement sanguin, dernier terme de l'érection des hémorrhoïdes, causée par la fermeture des boutonnières musculaires qui étranglent les veines, cesse également. Comparée aux autres méthodes de traitement des hémorrhoïdes, la dilatation de l'anus a sur elles l'avantage d'être plus simple dans son exécution, plus inoffensive et de ne pas exposer au rétrécissement du rectum. A moins qu'il n'existe quelqu'une des complications que nous signalerons plus loin, cette opération doit donc, à cause de sa facilité et de son innocuité, être pratiquée préférablement à toute autre. Si l'on échoue, on a alors recours à la cautérisation interstitielle, pratiquée avec le thermo-cautère.

Le relâchement musculaire complet étant la condition indispensable à la guérison, il est nécessaire de faire porter la dilatation sur les deux sphincters. On doit donc faire usage dans cette opération des index, plutôt que des pouces, et les pousser profondément dans le rectum.

La dilatation de l'anus n'est pas applicable à toutes les variétés d'hémorrhoïdes. Ainsi elle serait sans utilité dans le cas d'hémorrhoïdes passives, symptomatiques d'une tumeur abdominale, ou d'une grossesse, et dues à la gêne de la circulation veineuse, ou encore d'une affection viscérale. Toute opération est, du reste, contre-indiquée dans ces conditions.

Il ne saurait non plus être question de traiter, par la dilatation de l'anus, les hémorrhoïdes anciennes, procidentes, qui s'accompagnent de paralysie du sphincter, puisque cette opération n'a d'autre but que de faire cesser la contracture musculaire, qui entretient la turgescence des veines. En pareil cas, on peut avoir recours avec avantage aux injections hypodermiques d'ergotine recommandées par M. Vidal[1].

L'inflammation des hémorrhoïdes n'est pas une contre-indication formelle à l'opération; M. Gillette a opéré dans ces conditions et guéri son malade sans accidents. Mais il est préférable, lorsque les hémorrhoïdes sont très enflammées, de surseoir à l'opération, dans la crainte d'une phlébite suppurative. Si, malgré l'inflammation, on se décide à intervenir pour mettre un terme à des souffrances intolérables, il est plus important qu'en toute autre circonstance de procéder à la dilatation doucement et méthodiquement, de façon à faire cesser la contracture sans produire de déchirures étendues. On atteint plus sûrement ce but en faisant usage, non plus des doigts, mais du *speculum ani* qu'on introduit fermé, puisqu'on ouvre graduellement et tour à tour suivant les différents diamètres de l'anus. Si l'on n'obtient pas ainsi la cessation complète de la contracture, à quelques jours d'intervalle on répète la même manœuvre.

De même que lorsqu'il s'agit d'une fissure, aucun pansement consécutif n'est nécessaire. S'il s'écoule un peu de sang on se borne à appliquer, pendant quelques heures, des compresses froides. M. Fontan donne le conseil, lorsque l'opération est suivie de vives souffrances, de pratiquer, pour les calmer,

1. On injecte sous la peau, en dehors de l'orifice anal, au milieu des fibres du sphincter externe, à une profondeur de 1 cent. à 4 cent., 15 à 20 gouttes de la solution suivante: ergotine Bonjean, 1 gr.; hydrolat de laurier-cerise, 5 gr. Ces injections sont répétées à deux ou trois jours d'intervalle.

la compression de la région anale avec un fort tampon d'ouate. On pourrait également faire une injection sous-cutanée de morphine.

Les suites de l'opération sont en général fort simples. Dès le second jour, les malades n'éprouvent qu'un peu de pesanteur à l'anus et on peut, dès le troisième jour, leur permettre de se lever. Quelquefois, cependant, on observe de la dysurie et on peut même se trouver dans l'obligation de pratiquer le cathétérisme, mais ce léger accident est de courte durée et, au bout de vingt-quatre heures, toute difficulté dans l'émission de l'urine a généralement disparu.

L'un des partisans de la dilatation de l'anus, M. Fontan (de Lyon), ne se borne pas à recommander cette opération dans le traitement des hémorrhoïdes, il conseille encore d'y avoir recours pour combattre la constipation rebelle à tous les moyens médicaux, la lenteur et la difficulté de la défécation, étant le plus souvent sous la dépendance de la contracture anale. Nous croyons qu'en pareil cas on est parfaitement autorisé à pratiquer cette opération, absolument inoffensive.

B. — OPÉRATION DE LA FISTULE A L'ANUS

On distingue les fistules à l'anus en complètes et en incomplètes ou borgnes, suivant qu'elles s'ouvrent à la fois sur la peau et dans l'intestin ou n'ont qu'un seul orifice, soit du côté des téguments (borgnes externes), soit du côté de la muqueuse (borgnes internes) (fig. 47). Les fistules complètes sont les plus communes ; il est rare qu'une fistule, datant de plusieurs mois, ne présente pas un orifice interne.

La cause la plus fréquente des fistules anales est un

abcès mal ouvert, soit par la nature, si on l'a laisssé s'ouvrir spontanément, soit par l'art, si l'incision n'a pas été pratiquée suivant les règles que nous avons indiquées[1].

On les rencontre assez fréquemment chez les phthisiques (14 pour 100, Allingham).

Indications et contre-indications[2]. Les fistules à l'anus présentent généralement plus d'inconvénients que de dangers. Elles provoquent des démangeaisons plus ou moins pénibles, entretiennent une malpropreté difficile à combattre et de temps en temps déterminent des accidents inflammatoires, douloureux dus à la rétention du pus dans le trajet fistuleux, par suite de l'occlusion de son orifice externe. Si celui-ci redevient promptement perméable, le pus s'écoule, les accidents disparaissent et le malade se retrouve dans le même état que précédemment. Mais ces retours de douleurs, conséquence de l'oblitération passagère de l'orifice externe, peuvent se montrer à d'assez courts intervalles; les choses, en outre, ne se passent pas tou-

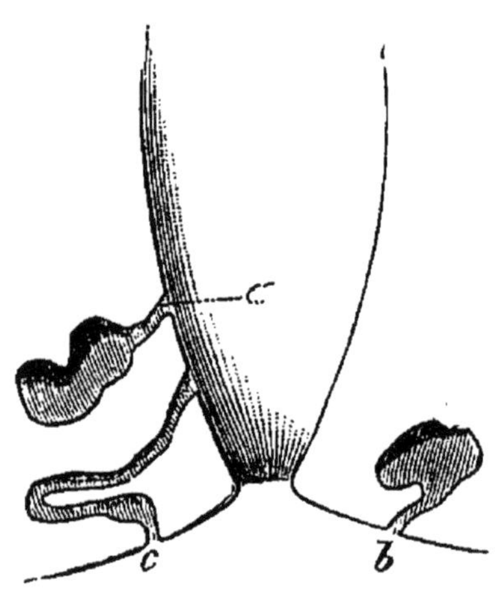

Fig. 47. — Fistules à l'anus; *a* borgne interne; *b*, borgne externe; *c*, complète.

1. *Traité des opérations d'urgence. Abcès de l'anus*, p. 551.

2. Nous n'avons en vue dans ce chapitre que les fistules anales ordinaires, simples et faciles à opérer. Nous ne nous occuperons donc pas des cas, assez rares du reste, dans lesquels les fistules s'accompagnent de larges décollements, s'étendant jusque dans l'excavation pelvienne, et dont la guérison peut réclamer plusieurs opérations successives, différentes suivant chaque cas particulier.

jours aussi simplement, et si la perméabilité de l'orifice externe tarde à se rétablir, le trajet fistuleux s'ulcère sur un point quelconque de sa longueur et il en résulte de nouveaux abcès et un décollement plus étendu de la muqueuse ou des téguments. La temporisation expose donc à l'aggravation du mal, aussi doit-on opérer la fistule à l'anus aussitôt que possible. Cette opération, sans gravité, peut seule assurer la guérison.

Lorsque le trajet fistuleux est le siège d'une de ces poussées inflammatoires, dont nous venons de parler, il faut surseoir à l'opération. On incise l'orifice externe pour donner au pus un écoulement facile, puis on prescrit le repos et des applications émollientes. Lorsque l'inflammation a disparu, on procède alors à l'opération.

La tuberculisation pulmonaire n'est une contre-indication à l'opération qu'autant qu'elle est arrivée à sa dernière période ou qu'elle suit une marche galopante. La guérison d'une fistule à l'anus ne peut, comme on le croyait autrefois, exercer aucune influence fâcheuse sur la marche de la maladie de poitrine. Loin d'aggraver la situation d'un phthisique, elle ne peut que l'améliorer, en supprimant une cause d'affaiblissement et de souffrances.

L'opération de la fistule à l'anus consiste à diviser le trajet fistuleux dans toute son étendue. On le transforme en une gouttière par la section des tissus intermédiaires à ses deux orifices. Cette section peut être pratiquée soit avec le bistouri, soit avec le thermocautère, soit par la ligature élastique.

Avant d'entreprendre l'opération, il faut vider l'intestin et préparer une constipation de quelques jours, nécessaire au succès. On administre donc la veille un purgatif salin et, quelques heures avant l'opération, un lavement simple.

Opération avec le bistouri. — Le malade est couché, les fesses débordant un peu le bord du lit, sur le côté correspondant à la fistule. La cuisse du même côté est placée dans l'extension, tandis que l'autre est fléchie sur le bassin. Un aide relève la fesse du côté sain. On a aussi conseillé de placer le malade dans le décubitus dorsal, les jambes fléchies sur les cuisses et les cuisses sur le bassin, comme dans l'opération de la taille, mais cette attitude est moins commode que la précédente.

La région anale étant ainsi mise à découvert et en pleine lumière, on l'explore doucement avec le doigt, pour reconnaître s'il n'existe pas quelque induration, capable de renseigner sur la direction du trajet fistuleux, puis on procède à la recherche de l'orifice externe. Il occupe tantôt le sommet d'un bourgeon charnu, tantôt le fond d'une dépression cicatricielle, quelquefois il est seulement indiqué par un simple changement de coloration de la peau et présente de si petites dimensions qu'il faut une certaine attention pour le découvrir. Il est situé ordinairement à 2 ou 3 centimètres de l'orifice anal, rarement plus, quelquefois moins et alors c'est seulement en étalant les plis radiés de la marge de l'anus qu'on peut l'apercevoir. On le trouve plus souvent sur les côtés de l'anus qu'en avant ou en arrière.

Lorsqu'on a découvert l'orifice externe de la fistule, on y introduit, suivant qu'il est plus ou moins large, un stylet ou une sonde cannelée, qu'on dirige vers le rectum par une pression douce, en laissant, pour ainsi dire, l'instrument trouver sa voie. Si on rencontre une résistance, on s'arrête, on retire un peu le stylet et on essaie de l'engager dans une autre direction. Le trajet fistuleux, dirigé obliquement en haut et en dedans vers l'intestin, n'est pas en effet toujours rectiligne, quelquefois il est sinueux ou même curviligne, contournant l'orifice anal (fistules en fer à cheval). Il est d'autant plus court que l'orifice externe est plus voisin de l'anus. Tantôt il est situé directement sous la peau et la muqueuse (*fistule sous-tégumentaire*), tantôt il traverse le sphincter (*fistule sous-musculaire*).

Lorsque le stylet est arrivé dans l'intestin, ce qu'on reconnaît à la profondeur à laquelle il a pénétré, à la liberté de son extrémité et à la possibilité de le pousser encore sans résistance, on introduit dans le rectum l'index droit préalablement enduit de cérat, puis, lorsqu'il a dépassé la pointe du stylet, on abaisse celle-ci, pendant qu'on pousse l'instrument de la main gauche, de façon à le faire ressortir par l'orifice anal. Il ne reste plus alors pour terminer l'opération qu'à diviser avec un bistouri, conduit dans sa cannelure, tous les tissus soulevés sur la sonde.

On ne réussit pas toujours à faire pénétrer le stylet dans la cavité de l'intestin, soit que l'orifice interne soit trop étroit ou momentanément oblitéré, soit même qu'il n'existe pas (fistule borgne externe) ou bien encore parce que le trajet fistuleux décrit des sinuosités. Lorsque le stylet est arrêté et qu'on sent qu'il n'est plus possible de le faire progresser sans user de violence, on introduit alors l'index dans le rectum pour rechercher l'orifice interne et guider l'instrument. L'orifice interne est le plus souvent situé assez près de l'anus. On le reconnaît soit à une induration, si la fistule est ancienne et entourée de callosités soit à une dépression, quelquefois assez accusée pour que le doigt puisse s'y engager. On explore donc d'abord le voisinage de l'anus, puis les parties plus élevées de l'intestin. Il ne faut pas se borner à rechercher l'orifice interne du côté correspondant à l'orifice externe, car quelquefois la fistule contourne l'anus, et son orifice interne est situé du côté opposé à celui sur lequel siège l'orifice externe. Lorsqu'on l'a rencontré, on pousse alors le stylet dans cette direction, en lui imprimant au besoin une courbure convenable, pour le faire cheminer à travers le trajet fistuleux jusque dans l'intestin.

Lorsqu'il n'y a pas d'orifice interne (F. borgne externe) ou qu'il est impossible de le rencontrer, on trouve du moins un point où la muqueuse seule sépare le stylet du doigt explorateur. On complète alors la fistule en poussant le stylet, que le doigt dirige, de façon à lui faire traverser la muqueuse. Lorsqu'il a pénétré dans l'intestin, on l'abaisse pour le faire ressortir par l'orifice anal et on termine l'opération comme il a été dit plus haut.

La simple incision des tissus soulevés par la sonde, qui transforme le trajet fistuleux en une gouttière ouverte en bas, ne suffirait pas dans tous les cas à assurer la guérison. Il arrive en effet que la fistule a plusieurs trajets ou, tout au moins, qu'il existe, soit du côté de la peau, soit du côté de la muqueuse, des décollements plus ou moins étendus. Généralement, au pourtour de l'orifice interne, la muqueuse est décollée dans l'étendue d'un centimètre, mais quelquefois le décollement remonte plus haut, au point même qu'il peut être difficile d'en atteindre avec le doigt la limite supérieure. Dans les fistules directement dorsales ou périnéales, cette complication se rencontre assez fréquemment. Après l'incision du trajet principal de la fistule, il faut, pour obtenir une guérison complète, inciser tous les trajets secondaires et diviser les parties décollées, peau ou muqueuse, de façon à ce qu'il n'existe aucun cul-de-sac ou clapier, dans lequel le pus puisse séjourner. On recherche donc, avec le doigt et le stylet, si d'autres trajets fistuleux ne viennent pas s'aboucher dans le premier. Qu'ils se terminent en cul-de-sac, ou s'ouvrent par un orifice distinct dans l'intestin, on les incise sur la sonde cannelée, dans toute leur étendue. Les parties décollées sont ensuite divisées, soit avec le bistouri sur la sonde cannelée, s'il s'agit des téguments, soit avec les ciseaux droits à pointes mousses, s'il s'agit de la muqueuse. On introduit une des branches dans la cavité de l'intestin, l'autre en dehors de la muqueuse et lorsque celle-ci a atteint la limite du décollement, on en fait la section. On peut inciser ainsi sans crainte jusqu'au niveau de la hauteur du doigt, à partir de l'anus. Si le décollement remonte plus haut, il vaut mieux s'arrêter et ne pas prolonger la section au delà de la limite que nous venons d'indiquer dans la crainte de blesser le péritoine. La partie profonde de ces décollements peut du reste se cicatriser, sans avoir été incisée, sous l'influence de la compression, qu'on exerce en introduisant une mèche dans le rectum.

Souvent les téguments décollés sont très amincis, livides, et n'ont qu'une très faible vitalité. Il faut alors avec des ciseaux courbes exciser leurs bords qui se renversent en dedans. Mais cette excision doit être pratiquée avec sobriété pour ne pas retarder la cicatrisation.

Lorsque la fistule est ancienne et est entourée de tissus indurés, on a conseillé, après avoir incisé le trajet fistuleux sur la sonde cannelée, de retourner le bistouri en arrière et d'inciser également la paroi opposée du trajet dans toute son étendue, y compris l'orifice externe. Cette pratique, recommandée par les chirurgiens anglais, hâterait la disparition de l'induration et par suite la guérison.

Fistule borgne interne. — La fistule borgne interne est constituée par un cul-de-sac dans lequel le pus s'amasse pour être ensuite versé dans l'intestin. Elle donne fréquemment lieu à des accidents douloureux, dus à la rétention du pus. Par le toucher rectal, on reconnaît son orifice interne; son trajet est indiqué par une induration extérieure, située sur le côté de l'anus, douloureuse à la pression, présentant quelquefois un point ramolli, qui correspond à son fond. La pression à ce niveau fait refluer du pus dans le rectum.

Pour obtenir la guérison de ces fistules, il faut d'abord, par l'incision des téguments, les transformer en fistules complètes. Lorsqu'à leur niveau, les téguments sont amincis et qu'il existe de la fluctuation, il suffit alors de plonger un bistouri en ce point. En l'absence d'induration ou de changement de coloration et d'amincissement de la peau, il faut rechercher l'orifice interne. Lorsqu'on réussit à le trouver, on y engage en se guidant sur le doigt un stylet recourbé en hameçon dont on fait saillir la pointe sous la peau qu'on incise. La fistule ainsi transformée en fistule complète, on achève ensuite l'opération comme dans le cas précédent.

Pansement. — Lorsqu'on a incisé, comme nous venons de le dire, le trajet principal d'abord et ensuite tous les trajets secondaires, divisé les parties décollées et excisé leurs bords, s'ils sont minces et sans grande vitalité, l'opération est terminée et il faut procéder au pansement. Celui-ci présente une extrême importance et on ne saurait apporter trop de soin dans son exécution.

L'opération de la fistule à l'anus donne généralement lieu à un écoulement sanguin peu abondant; quelquefois cependant elle a été suivie d'hémorrhagies inquiétantes. On doit donc, avant de procéder au pansement, s'assurer que tout écoulement de sang a cessé. Si une artère a été ouverte, on en fait la ligature, si l'hémorrhagie a lieu en nappe, on applique à la surface de la plaie une ou plusieurs boulettes de charpie, imbibées de liquide hémostatique (eau de Pagliari ou perchlorure de fer à 30 degrés additionné de deux tiers d'eau), et on les soutient en exerçant une certaine compression.

Le but à poursuivre est d'empêcher la réunion des parties divisées. Il faut interposer entre elles un corps isolant, coton ou charpie, de telle sorte que le bourgeonnement se fasse simultanément sur toute la surface de la plaie, que la cicatrisation ait lieu du fond à la surface et qu'il ne puisse se former ni clapiers ni trajets nouveaux.

Lorsque la fistule est superficielle, on peut se borner à introduire entre ses lèvres un peu de ouate qu'avec un stylet on pousse jusque dans le fond de la plaie. On bourre ensuite complètement celle-ci avec de nouvelles couches d'ouate, puis on applique un large et épais tampon de même substance, qu'on maintient à l'aide d'un bandage en T.

Quand la fistule remonte plus haut, si surtout la muqueuse est décollée dans une certaine étendue au dessus de l'orifice interne, il faut introduire, dans le rectum, une mèche de charpie longue, de la grosseur du pouce au moins, de façon à favoriser, par la compression qu'elle exerce, le recollement de la muqueuse. Elle offre en outre l'avantage de mettre à l'abri d'une hémorrhagie consécutive. Cette mèche, qui doit être portée dans l'intestin plus haut que l'incision, est placée de la façon suivante : on introduit l'index gauche dans le rectum, au delà de l'angle supérieur de la plaie. Sur la face palmaire, sa face dorsale protégeant la plaie, on conduit, à l'aide d'un porte-mèche ou d'une sonde cannelée, la mèche préalablement enduite de cérat. Lorsqu'elle est parvenue à la hauteur indiquée, on retire le doigt, puis le porte-mèche. L'extrémité inférieure de la mèche est alors placée entre les lèvres de la plaie, qu'on tient écartées, puis on achève de combler leur intervalle avec des boulettes de charpie; on recouvre la région anale d'un plumasseau de charpie, de quelques compresses et on applique un bandage en T.

Les jours suivants, on se borne à changer les pièces superficielles du pansement et le cinquième jour seulement on retire la mèche, qu'on remplace par une autre un peu moins grosse et qu'on renouvelle ensuite chaque jour, en observant toujours les mêmes règles que pour l'introduction de la première; en ne s'y conformant pas, on s'expose à l'engager entre la plaie et la paroi rectale. Jusqu'à ce que la cicatrisation soit presque complète, la mèche est nécessaire, ainsi que l'interposition de son extrémité inférieure entre les lèvres de la plaie.

Comme il est important que le malade n'ait pas d'évacuation alvine pendant les premiers jours qui suivent l'opération, on doit le soumettre à un régime assez sévère et même administrer quelques préparations opiacées pour assurer la constipation. Ainsi pendant les trois premiers jours, il faut permettre seulement du bouillon, et quelques potages légers, le quatrième jour on peut donner des aliments solides, mais en petite quantité, enfin à partir du cinquième jour le régime n'a d'autre règle que l'appétit de l'opéré.

Si vers le sixième jour il n'y a pas eu de garde-robes, on les provoque par l'administration d'un laxatif, qu'on renouvelle de temps en temps, s'il est nécessaire, pour assurer la liberté du ventre. Mais on ne doit pas avoir recours aux lavements, car la canule maladroitement poussée pourrait décoller la muqueuse rectale. L'opération de la fistule anale ordinaire simple, ne présente pas habituellement de gravité. On n'a guère à redouter qu'un insuccès, si la cicatrisation a été mal dirigée. L'hémorrhagie est une complication rare, on l'évite par l'introduction d'une mèche un peu grosse; mais on ne doit pratiquer le pansement qu'après la cessation de tout écoulement sanguin. Une grosse mèche a quelquefois l'inconvénient de déterminer un certain malaise (coliques et ballonnement du ventre) par l'obstacle qu'elle apporte à l'émission des gaz. S'il en est ainsi, 24 heures après l'opération tout danger d'hémorrhagie est écarté et on peut retirer la mèche pour la remplacer par une autre moins forte.

Quelquefois, mais rarement, l'opération est suivie de rétention d'urine par action réflexe, il faut alors pratiquer le cathétérisme, mais dès le lendemain en général l'urine a repris son cours normal.

La durée de la cicatrisation est subordonnée à l'étendue et à la profondeur de l'incision. Pour les fistules moyennes elle est d'environ six semaines, à la condition toutefois de tenir le malade, sinon constamment dans le décubitus dorsal, du moins au repos, car la marche retarde la cicatrisation. Lorsque celle-ci languit, ou ne suit pas une marche également rapide sur toute l'étendue de la plaie, la cause en est généralement due à la formation d'un clapier et au décollement de la muqueuse. On en est quelquefois averti par l'augmentation de la suppuration. Il faut alors explorer la surface de la plaie avec le doigt ou la sonde cannelée et, si on rencontre quelque décollement, en pratiquer immédiatement l'incision ; c'est le seul moyen d'éviter une récidive.

A la suite de l'opération d'une fistule anale, remontant au-dessus du sphincter et présentant des embranchements multiples, qui ont dû être incisés, la division du sphincter sur plusieurs points entraîne quelquefois l'incontinence des matières fécales. Elle n'est ordinairement pas absolue, il y a seulement échappement involontaire des matières liquides et des gaz; avec le temps cette incontinence diminue et finit même par disparaître complètement. Cette conséquence fâcheuse de l'opération est plus à craindre chez les femmes, surtout lorsque le trajet est voisin du périnée; en pareil cas, il ne faut donner aux incisions que l'étendue strictement nécessaire.

Opération avec le thermo-cautère. — Ce procédé ne diffère du précédent qu'en ce qu'on substitue le couteau du thermo-cautère au bistouri, dans l'incision de la fistule. Il offre plusieurs avantages importants qui doivent lui faire donner la préférence toutes les fois qu'il est applicable, c'est-à-dire lorsqu'il s'agit de fistules sous-tégumentaires ou de fistules sous-musculaires avec décollement peu étendu. Il expose moins à la phlébite, la section a lieu sans effusion de sang, et, considération sérieuse pour le praticien, si surtout la demeure de l'opéré est éloignée de la sienne, il permet de supprimer la mèche rectale et n'exige qu'un pansement consécutif d'une extrême simplicité.

Les préliminaires de l'opération sont les mêmes que dans l'opération avec le bistouri. On recherche la fistule, on y introduit la sonde cannelée de la même manière, puis, lorsqu'elle a traversé les deux orifices et que son bec a été ramené au dehors, on divise les tissus, qu'elle soulève, avec le couteau rougi du thermo-cautère, qu'on promène lentement jusqu'à ce que la section soit complète. On explore alors avec soin le fond de la gouttière pour s'assurer s'il n'existe pas de cul-de-sac ou de décollement de la muqueuse. A moins qu'ils ne remontent à une certaine hauteur, on en fait également la section avec le thermo-cautère, autrement on procède comme nous l'avons dit plus haut.

L'opération terminée, le pansement consiste simplement en applications froides alcoolisées ou phéniquées, qu'on renouvelle de temps en temps.

Ce procédé est moins expéditif et plus douloureux que l'incision avec le bistouri. Aussi, à moins que les tissus à diviser ne soient très minces et le trajet très court, comme dans certaines fistules sous-tégumentaires, qui se réduisent à un très petit pont cutané, on doit administrer le chloroforme.

Ligature élastique. — Dans ce procédé la section du trajet fistuleux se fait graduellement sous l'influence de la striction opérée avec un lien de caoutchouc. On passe à travers le trajet de la fistule un cordon de caoutchouc de 2 à 3 millimètres de diamètre, on le tend en tirant sur ses deux extrémités, et, lorsque cette tension est suffisante, on la rend permanente en rapprochant les deux chefs de l'anse élastique et en jetant autour d'eux, au ras des téguments, un fil ciré qu'on arrête par un double nœud. On peut encore engager les deux chefs du cordon de caoutchouc dans un anneau de plomb (tube de Galli), qu'on pousse vers la peau, tandis qu'on attire à soi le cordon élastique. Lorsque celui-ci est suffisamment tendu, on écrase le tube de plomb entre les mors d'une pince.

Le passage du cordon élastique à travers le trajet fistuleux se fait au moyen d'un stylet aiguillé, armé d'un fil, qu'on pousse dans la cannelure de la sonde introduite à travers la fistule. Le fil sert ensuite à entraîner le lien de caoutchouc. Allingham a imaginé dans ce but un instrument spécial, mais il ne nous semble pas avoir, sur le stylet, une supériorité bien établie.

Cette opération n'exige aucun pansement. On se borne à faire des applications émollientes si quelque inflammation se développe, et dans le cas contraire, à protéger la région par une feuille d'ouate placée dans le sillon interfessier. L'opéré n'est pas forcé de garder le lit plus de quarante-huit heures. Dès le troisième jour il peut vaquer à ses occupations. La section du trajet fistuleux a lieu graduellement, sans qu'il soit nécessaire de resserrer le lien de caoutchouc. Ordinairement celui-ci tombe vers le sixième jour. La plaie ne fournit que quelques gouttes de pus et est promptement cicatrisée.

Ce procédé offre, comme on le voit, de nombreux avantages, il n'occasionne aucune perte de sang, ne donne lieu qu'à une suppuration minime, n'exige pour ainsi dire ni pansement ni surveillance, et ne force le malade à garder le repos que pendant un temps très court.

Ces avantages sont compensés par quelques inconvénients. Ainsi une douleur très vive, pouvant persister pendant vingt-quatre ou même quarante-huit heures succède à l'emploi de ce procédé, lorsque les tissus à diviser présentent une grande épaisseur, ou, lorsque l'orifice externe étant éloigné de l'anus, une étendue notable de peau est comprise dans l'anse élastique. La rétention d'urine par action réflexe peut, ainsi que nous l'avons vu, se montrer après la ligature élastique d'une fistule anale; il est vrai que, dès le lendemain, l'émission des urines est généralement rétablie.

Mais le reproche le plus sérieux, qu'on puisse adresser à la ligature élastique, est de ne procurer la guérison qu'autant que le trajet est simple. Dans le cas contraire, après la chute du fil, l'exploration révèle la présence de décollements de la muqueuse ou de trajets secondaires, dont il faut faire la section, soit par une seconde ligature élastique, soit avec l'instrument tranchant ou le thermo-cautère. On ne saurait donc promettre la guérison avant la chute du lien constricteur, et toujours on doit prévenir l'opéré qu'une seconde intervention pourra être nécessaire.

Ce procédé mérite néanmoins d'être conservé. Il peut rendre service pour les fistules superficielles, peu étendues, dans lesquelles on a lieu de supposer que le trajet est simple et chez les sujets pusillanimes qui reculent devant le bistouri ou le cautère, ou, bien encore chez ceux qui ne peuvent rester longtemps éloignés de leurs affaires.

Le thermo-cautère est supérieur à la ligature élastique par la possibilité de terminer l'opération en une séance. Par l'anesthésie on supprime la douleur, qui est ensuite insignifiante. Le pansement consécutif est d'une extrême simplicité, peut être appliqué par le malade lui-même, qui n'est en outre pas obligé de s'astreindre à un repos aussi complet qu'après l'opération avec le bistouri. Celle-ci, qui nécessite, jusqu'à la guérison, l'introduction d'une mèche rectale et une surveillance incessante de la plaie, ne doit donc plus tenir, comme par le passé, le premier rang dans le traitement de la fistule à l'anus. Pour les raisons qui précèdent l'emploi du thermo-cautère est préférable.

XX

OPÉRATIONS QUI SE PRATIQUENT SUR LES ORGANES GÉNITAUX DE L'HOMME

A. — PHIMOSIS

Trois méthodes opératoires, entre lesquelles on doit faire un choix, suivant chaque cas particulier, sont applicables au traitement du phimosis : la *dilatation*, l'*incision* et la *circoncision*. Nous les décrirons d'abord, puis nous signalerons les indications de chacune d'elles.

DILATATION

Cette opération se pratique avec une pince dilatatrice spéciale imaginée par Nélaton. C'est une pince à anneaux, présentant trois mors coudés à angle droit, dont l'écartement peut être gradué à volonté à l'aide d'un arrêt mobile fixé sur les branches de l'instrument (fig. 48). On pourrait à la rigueur se servir d'une pince à pansements à mors étroits, mais la dilatation, ne portant que sur deux points opposés du fourreau préputial, serait moins complète. Quoique la douleur de l'opération soit assez vive, elle est de trop courte durée pour réclamer, excepté chez les enfants, l'emploi des anesthésiques.

Avant l'opération, le chirurgien fixe avec l'arrêt le degré d'écartement qu'il veut donner aux mors de l'instrument.

L'une des lèvres du prépuce est tendue et attirée en haut par un aide, celle du côté opposé par la main gauche du chirurgien. La pince, préalablement enduite d'un corps gras, est introduite fermée

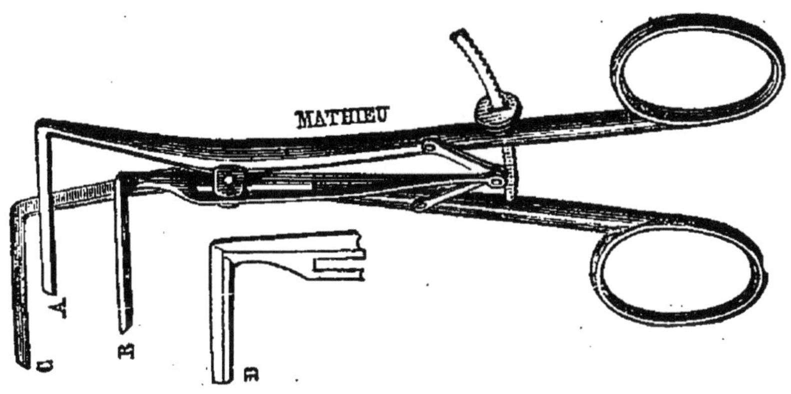

Fig. 48. — Pince dilatatrice de Nélaton.

dans l'orifice du prépuce et poussée en avant du gland jusque dans le cul-de-sac balano-préputial. Le prépuce est alors abandonné. Le chirurgien, entourant la verge de la main gauche, refoule les téguments vers le gland, de telle sorte que le prépuce ne quitte pas les mors de l'instrument, qu'il entr'ouvre brusquement jusqu'à la limite de l'écartement des mors. Le gland apparaît alors, on le découvre complètement en attirant en arrière le prépuce, qu'on refoule en même temps avec les mors écartés de la pince. L'instrument est ensuite retiré ; on laisse pendant quelques minutes le gland découvert, et, après l'avoir enduit de cold-cream ou de vaseline, on ramène avec les doigts le prépuce en avant.

Chaque jour, pendant une semaine ou deux, on découvre le gland pendant quelques minutes. Si la rétraction du prépuce est un peu difficile, on fait dans le sac préputial une injection d'huile, mais il ne faut pas laisser passer un jour sans pratiquer cette manœuvre, sous peine de perdre le bénéfice de l'opération. La rétraction du prépuce devient de plus en plus facile et au bout de quelques jours ne cause plus aucune souffrance. Le résultat de la dilatation est alors définitif et l'orifice préputial conserve les dimensions qu'il a acquises.

INCISION

Le prépuce étant attiré en avant avec la main gauche, on introduit par l'orifice préputial et on glisse ensuite à plat entre la face dorsale du gland et le prépuce, sur la ligne médiane, un bistouri à lame étroite, à l'extrémité de laquelle on a piqué une petite boulette de cire. Lorsque le bistouri a atteint le cul-de-sac balano-préputial, on tourne en haut son tranchant, au devant duquel on tend le prépuce, que le pouce et l'index gauches, appliqués de chaque côté, attirent vers la face inférieure de la verge. On abaisse alors le manche du bistouri et avec la pointe on traverse le prépuce, dont on achève la section en ramenant l'instrument à soi.

On peut encore opérer de la façon suivante : Une sonde cannelée est insinuée entre le prépuce et la face dorsale du gland, sur la ligne médiane, jusque dans le cul-de-sac balano-préputial. Un aide attirant alors le prépuce vers la face inférieure de la verge, le chirurgien pousse dans la cannelure de la sonde, qu'il tient de la main gauche, soit un bistouri à lame étroite, soit l'une des branches d'une paire de ciseaux droits et débride comme dans le cas précédent.

Il n'est pas nécessaire que l'incision atteigne le cul-de-sac balano-préputial, une étendue de 2 centimètres est parfaitement suffisante pour mettre le gland à découvert.

Cette opération laisse une plaie angulaire ou semi-lunaire. Suivant les cas, on l'abandonne à elle-même ou l'on réunit la muqueuse à la peau par trois serre-fines ou trois points de suture, qu'on applique, le premier au sommet de l'incision, les deux autres sur chacun des côtés de la plaie.

Cette opération, qui ne doit être pratiquée que dans un petit nombre de cas, que nous ferons connaître, ne permet de découvrir qu'incomplètement le gland. Elle laisse en outre à sa suite deux lambeaux latéraux, qui sont souvent le siège d'une infiltration persistante et dont parfois, dans la suite, les malades demandent d'eux-mêmes à être débarrassés. C'est un procédé de nécessité.

CIRCONCISION

Cette opération consiste à retrancher, sous forme d'anneau, la partie exubérante du prépuce. Elle est assez douloureuse pour justifier l'emploi du chloroforme.

Après avoir attiré le prépuce à soi, on le saisit entre les branches d'une pince à anneaux en avant du gland. La pince est alors confiée à un aide qui en maintient les branches fortement rapprochées. En rasant celles-ci avec un bistouri bien tranchant, on opère la section de toute la portion du prépuce, qui dépasse l'instrument.

On a imaginé pour fixer le prépuce dans cette opération des pinces spéciales à mors parallèles. Ces instruments nous semblent inutiles et de nature à accroître sans profit l'arsenal du praticien. On atteint le même but avec des pinces à pansement ordinaires. On saisit le prépuce entre les branches, et non entre les mors de l'instrument, et l'aide le maintient en tenant d'une main les anneaux et de l'autre les mors.

L'application de la pince joue dans cette opération un rôle capital; c'est d'elle qu'en dépend la bonne exécution. Si elle est mal appliquée, on peut retrancher trop ou pas assez du prépuce. Une résection insuffisante présente des inconvénients, qui peuvent être corrigés séance tenante, et par suite moindres que la dénudation trop étendue de la verge. Celle-ci constitue une faute opératoire irréparable, qui peut être suivie d'une déformation de l'organe ou tout au moins d'une cicatrice disgracieuse et gênante.

Lorsqu'on tend le prépuce, la peau, plus lâche que la muqueuse, se trouve plus qu'elle attirée en avant; on est ainsi exposé à faire, à des hauteurs très inégales, la section des deux parois du limbe préputial et à retrancher beaucoup plus de peau que de muqueuse. Il n'est pas nécessaire que la section porte sur des points correspondants, il est même préférable de sacrifier un peu plus de peau que de muqueuse, aussi suffit-il d'éviter une trop grande disproportion entre la résection de la peau et celle de la muqueuse. On atteint ce résultat de la façon suivante : après avoir fait légèrement attirer en arrière le fourreau de la verge, on saisit, aux deux extrémités du diamètre transversal de l'orifice préputial, entre les mors de deux pinces à verrou ou à dents de souris, toute l'épaisseur du prépuce sur une hauteur d'un centimètre environ. La peau et la muqueuse se trouvant ainsi fixées à l'aide des pinces, le prépuce est ensuite attiré en avant.

La hauteur de l'anneau réséqué doit-être proportionnée à la longueur du prépuce. La section ne doit jamais porter sur la portion qui se moule sur le gland et n'est le siège d'aucun rétrécissement; la longueur de la portion rétrécie, quelquefois limitée à l'orifice du prépuce, n'excède jamais un centimètre et demi; la résection d'une hauteur de deux centimètres est donc largement suffisante, même dans les cas de prépuce très exubérant.

L'insertion du prépuce se fait beaucoup plus près du méat en arrière qu'en avant; celui-ci ne doit donc pas être également diminué sur toute sa circonférence et l'anneau réséqué ne doit pas présenter la même hauteur sur tout son pourtour. Celle-ci doit être moindre en arrière qu'en avant, où elle peut, comme nous l'avons dit, atteindre, dans certains cas, deux centimètres. La pince, qui limite la section, doit donc être inclinée en bas et en avant, de telle sorte que la perte de substance soit elliptique et non circulaire (fig. 49). En ne réséquant pas le prépuce trop près de son insertion à la face inférieure de la verge, on a l'avantage de ne pas intéresser l'artère du frein et on se met ainsi à l'abri de l'accident le plus grave et le plus souvent signalé après la circoncision, l'hémorrhagie.

Pour plus de sûreté, on peut du reste mettre en pratique le conseil suivant donné par Ricord : Après avoir appliqué la pince, on trace sur le prépuce, avec de l'encre ou un crayon de nitrate d'argent mouillé, la ligne que doit suivre le bistouri. On retire la pince et, le prépuce abandonné à lui-même, on juge de l'effet de la section. On réapplique alors la pince sur la ligne

donner qu'avec les serre-fines, qui peuvent facilement se déplacer dans les moindres mouvements de l'opéré et exigent par suite, de sa part, un repos plus complet. L'application de topiques sur la plaie est en outre beaucoup plus facile. Enfin quelquefois, les serre-fines sont difficilement supportées et occasionnent des souffrances intolérables.

On applique le premier point de suture à la face inférieure sur la ligne médiane, le raphé sert de point de repère. Les autres sont ensuite placés symétriquement et alternativement de chaque côté, à une distance de 4 à 5 millimètres les uns des autres, jusqu'à ce que la réunion soit complète. Pour éviter l'inflammation, on doit faire usage d'aiguilles et de fils de soie ou métalliques, aussi fins que possible.

Le pansement consécutif consiste simplement à entourer la verge de compresses imbibées d'une solution froide d'acide borique (4 grammes pour 100) ou d'eau froide légèrement alcoolisée. Le quatrième jour on peut retirer les fils, sinon en totalité du moins en partie; mais s'ils sont bien tolérés, il y a avantage à les laisser encore vingt-quatre ou quarante-huit heures, pour donner à la cicatrice le temps d'acquérir plus de consistance.

Les accidents consécutifs à cette opération sont l'hémorrhagie, la lymphangite et l'absence de réunion.

L'hémorrhagie est le plus souvent fournie par l'artère du frein. Nous rappellerons qu'en ne divisant pas le prépuce trop près de son insertion, à la partie inférieure de la verge, on évite la blessure de cette artère. Si cependant elle a été divisée, il ne faut pas négliger d'en faire la ligature avec un fil fin de catgut ou de soie phéniquée, qu'on coupe au ras du nœud, et qui n'est pas un obstacle à la réunion. L'hémorrhagie secondaire, qui succède à l'oubli de la ligature de cette artère, peut-être sinon inquiétante, du moins assez abondante; elle détermine en outre une infiltration sanguine du prépuce souvent considérable et entraîne la désunion de la plaie. Il faut en ce cas, lors même que l'écoulement sanguin est arrêté, aller à la recherche de l'artère, et en faire la ligature.

Si on est appelé au moment même de l'hémorrhagie et que la présence du sang gêne pour la recherche de l'artère, celle-ci sera rendue plus facile par l'ischémie préalable, recommandée par M. Verneuil. On l'exécute avec un tube à drainage, qu'on enroule méthodiquement de l'extrémité du prépuce, attiré et tendu, jusqu'à la partie moyenne de la verge.

Dans certains cas, notamment lorsque le sac balano-préputial à été le siège d'inflammations répétées, l'hémorrhagie peut avoir lieu en nappe à la surface de la plaie; on fait alors des applications froides ou styptiques et on attend pour réunir que l'écoulement sanguin ait cessé.

La lymphangite et l'adénite inguinale, qui se montrent à la suite de la circoncision, sont généralement modérées et cèdent facilement sous l'influence d'applications émollientes.

Elles ont surtout pour inconvénient de compromettre la réunion de la plaie. On les prévient par l'emploi des antiseptiques, une réunion bien faite et l'emploi de fils très tenus.

L'absence de réunion de la plaie peut-être due soit à l'inflammation, comme nous venons de le dire, soit à une hémorrhagie secondaire et à l'infiltration sanguine du prépuce, qui en est la conséquence, ou bien encore à la section, par les fils, des lèvres de la plaie, sous l'influence des érections, qui suivent fréquemment la circoncision. On combat celles-ci, sans en avoir toujours raison, par les applications froides sur la verge et l'administration à l'intérieur du camphre ou du bromûre de potassium. La désunion de la plaie a pour conséquence de retarder la guérison et de donner lieu à une cicatrice quelquefois indurée, qui peut gêner, pendant un temps au moins, les fonctions de l'organe.

INDICATIONS, ET CONTRE-INDICATIONS DE L'OPÉRATION DU PHIMOSIS

L'opération est indiquée lorsque l'orifice préputial présente une étroitesse telle que, même en l'absence d'érection, le gland ne peut-être mis à découvert, ou ne réussit à franchir cet orifice qu'avec difficulté. La même difficulté se rencontrant ensuite pour ramener le prépuce à sa position primitive, il y a menace constante de paraphimosis. Le contact permanent de la muqueuse avec le gland, l'absence de soins de propreté, qu'une telle disposition rend impossibles, la rétention des sécrétions et aussi le séjour constant d'une certaine quantité d'urine dans la cavité préputiale, occasionnent une balano-posthite, à laquelle l'opération peut seule mettre un terme.

L'opération du phimosis peut-être contre-indiquée par l'état de maladie du sujet. Une faiblesse extrême, une affection passagère quelconque doivent faire ajourner cette opération, qui ne présente un caractère d'urgence que dans des cas tout à fait exceptionnels, lorsque, par exemple, l'émission des urines se trouve empêchée. Il nous a été donné d'observer un fait semblable : la rétention d'urine était due à la rétraction d'adhérences cicatricielles unissant le pourtour du méat à l'anneau préputial. Le plus souvent l'opération peut-être sans le moindre inconvénient différée ; on attend, pour agir, le retour à la santé. Cette recommandation n'a du reste rien de spécial au cas qui nous occupe.

Il est une maladie, qui peut passer inaperçue, dont on ne se préoccupe généralement pas lorsqu'on opère un phimosis chez un adulte ou un vieillard, et cependant un pareil oubli peut avoir les conséquences les plus fâcheuses ; il s'agit du diabète. Cette affection est une contre-indication absolue à l'opération. Il y faut renoncer, quelque invité qu'on puisse être à la pratiquer, pour mettre un terme à la balano-posthite, qu'entretient, chez les diabétiques, l'irritation causée par l'urine, fortement sucrée, sur la muqueuse de la cavité préputiale. M. Verneuil a cité un cas de mort survenue chez un diabétique à la suite de l'opération du phimosis. J'ai moi-même observé un fait semblable. Après une simple incision du prépuce, suivie de l'excision de deux petits lambeaux latéraux, survint un sphacèle du fourreau de la verge et du scrotum et le malade fut enlevé en quelques jours. Dans ces deux cas le diabète n'avait pas été soupçonné avant l'opération.

On doit donc ne jamais négliger de faire l'examen de l'urine d'un adulte ou d'un vieillard atteint de phimosis, surtout si celui-ci est compliqué d'une balano-posthite persistante, avant de se prononcer pour l'opération. Le diabète existe-t-il? il faut s'abstenir de toute intervention, au moins immédiate. Si à un nouvel examen on reconnaît que, sous l'influence du traitement et du régime, la glycosurie est devenue minime, alors on peut songer à l'opération, au cas où l'indication persisterait encore, car souvent la balano-posthite, associée à la fortune du diabète, disparait par le fait du traitement.

Une autre contre-indication à l'opération du phimosis est l'existence de chancres mous sous-préputiaux; la plaie de l'opération s'inoculerait et se convertirait en un chancre.

Cette contre-indication n'est cependant pas absolue. On doit s'abstenir d'opérer quand les chancres ne s'accompagnent que d'une inflammation et d'un gonflement modérés et que les injections détersives, nécessaires à la guérison des chancres, sont praticables dans la cavité du prépuce. Mais lorsque les chancres déterminent une inflammation phlegmoneuse et un gonflement énorme du prépuce, fournissent un pus abondant, sanieux et fétide, qui ne s'écoule que difficilement, et se compliquent de gangrène et de phagédénisme, alors les dangers sont plus grands que ceux qui résulteront de l'inoculation de la plaie de l'opération et il faut recourir à celle-ci pour mettre les chancres à découvert et faire cesser l'étranglement des parties.

CHOIX DU PROCÉDÉ OPÉRATOIRE

La dilatation forcée du prépuce doit être préférée chez les enfants à cause de la rapidité de son exécution, de la simplicité de ses suites et de l'excellence de ses résultats. Elle convient lors même que le prépuce est très exubérant. Les dimensions respectives du prépuce et du gland sont en effet en raison inverse, avant et après la puberté. Le prépuce, qui, avant cet âge, est long et presque toujours d'une capacité supérieure au volume du gland, se montre plus tard inférieur à celui-ci et est débordé par le gland qu'il débordait d'abord. Cet inégal développement du prépuce et du gland a pour effet de rendre moins sensible, dans la suite, la disproportion, qui existe entre eux, chez les enfants atteints de phimosis. Il suffit donc chez ceux-ci de faire disparaître le rétrécissement de l'orifice du prépuce, et la dilatation est le moyen le plus simple d'atteindre ce résultat.

La dilatation est également applicable au phimosis des adolescents, lorsque le prépuce ne présente pas un trop grand excès de longueur et que surtout les tissus sont extensibles et ont conservé leur souplesse naturelle.

L'induration du prépuce, conséquence habituelle des inflammations répétées du sac balano-préputial, est une contre-indication à l'emploi de la dilatation. On peut, dans ces conditions, réussir à vaincre, par l'écartement des mors de la pince, l'étroitesse de l'orifice et surmonter la résistance des tissus, mais c'est au prix de déchirures, suivies de cicatrices, dont la rétraction ne tarde pas à reproduire le rétrécissement et s'oppose à une guérison définitive. Dans ces conditions, il faut avoir recours à la circoncision.

C'est également à cette opération qu'on doit donner la préférence chez l'adulte. A cet âge, l'exubérance du prépuce ne peut se corriger naturellement et une résection est nécessaire. Lors même qu'il n'existe aucun excès de longueur et que le phimosis est simplement caractérisé par l'étroitesse de l'orifice préputial, il faut encore pratiquer la circoncision; presque toujours en effet, par suite de balano-posthites antérieures, les tissus du prépuce sont plus ou moins épaissis et indurés.

L'incision simple du prépuce est une opération qui, comme nous l'avons dit, donne des résultats défectueux et devrait être complètement abandonnée, si elle ne trouvait son indication dans une seule circonstance, la balano-posthite chancreuse, compliquée d'inflammation intense avec menace de gangrène. Comme la plaie opératoire doit s'inoculer et se convertir en un chancre, il faut la faire aussi petite que possible et juste suffisante pour mettre le gland à découvert et faire cesser l'étranglement. On incise donc simplement le prépuce sur la ligne médiane. Si plus tard les lambeaux latéraux du prépuce restent le siège d'une infiltration persistante, sont gênants ou disgracieux, on complète l'opération en les réséquant, quand les ulcérations sont guéries et que tout danger d'inoculation a disparu.

B. — PARAPHIMOSIS

La réduction du paraphimosis peut-être obtenue par le taxis de la façon suivante : avec la main gauche, le chirurgien entoure la verge et refoule le prépuce en avant, tandis qu'avec le pouce, l'index et le médius droits, il comprime le gland, le pétrit, pour ainsi dire, et le refoule en arrière, de façon à lui faire franchir l'anneau préputial (fig. 51). Cette manœuvre doit être exécutée méthodiquement et sans violence.

Pour éviter que la main gauche ne vienne à glisser on peut entourer la verge d'une compresse. L'onction du gland et de la face interne du prépuce avec un corps gras, cérat ou vaseline, facilite également la réduction.

On a conseillé en cas d'insuccès de débrider l'anneau du prépuce, mais cette opération, contre-indiquée dans certains cas, présente plus d'inconvénients que d'avantages. Du reste après l'incision de l'anneau, le prépuce, retenu par des adhérences inflammatoires, ne peut pas davantage être ramené en avant. Nous en dirons autant de l'opération imaginée par Malgaigne pour détruire les adhérences du prépuce.

Les opérations sanglantes doivent être bannies du traitement du paraphimosis; elles sont plus nuisibles qu'utiles. Il faut s'en tenir au taxis et, en cas d'insuccès ou de contre-indication, à l'emploi des résolutifs.

Les dangers résultant d'un paraphimosis ont été

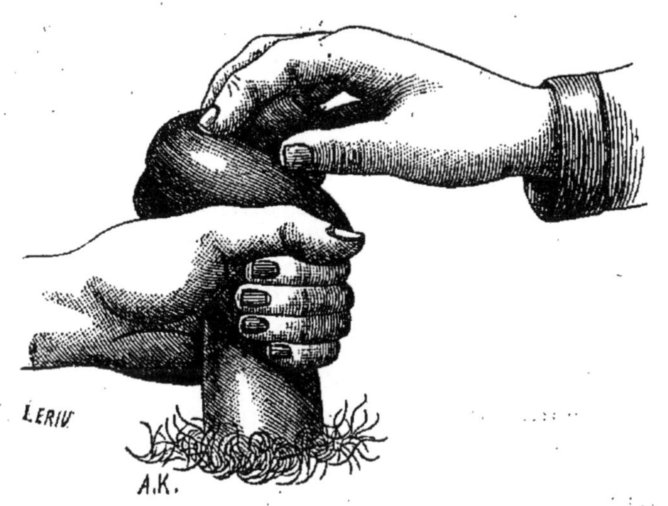

Fig. 51. — Réduction du paraphimosis.

fort exagérés. On l'a comparé à tort à l'étranglement herniaire et on a avancé qu'il pouvait entraîner la gangrène du gland ; or il faut bien savoir que l'anneau préputial est bien moins résistant que les corps caverneux; aussi, loin de les comprimer, subit-il leur effort de dedans en dehors et c'est lui qui toujours cède. Si on abandonne le paraphimosis à lui-même, on ne tarde pas en effet à voir survenir une ulcération et parfois un sphacèle linéaire du prépuce. Le débridement s'est opéré spontanément.

Le taxis, seule manœuvre à employer contre le paraphimosis, n'est pas indiqué dans tous les cas. On doit s'abstenir lorsque le paraphimosis est compliqué de chancres. Les manœuvres de réduction, que l'inflammation concomitante rendrait sinon impossible, tout au moins difficile, seraient suivies de déchirures, qui se transformeraient, par inoculation, en ulcérations chancreuses.

La réduction du paraphimosis n'offrirait pas du reste grand avantage dans cette circonstance, puisque le gonflement du prépuce rendrait les chancres inaccessibles. La verge doit être alors simplement tenue relevée contre la paroi abdominale et entourée de compresses résolutives.

Même dans le paraphimosis simple, celui qui survient chez un individu atteint de phimosis et dont le prépuce a été violemment ramené en arrière du gland, la réduction n'est pas toujours indiquée. L'inflammation, en donnant lieu à la formation d'adhérences, la rend promptement impossible et les tentatives qu'on fait alors sont infructueuses et peuvent être nuisibles. Les accidents attribués au paraphimosis ne pouraient-ils pas être plus justement rapportés à ces manœuvres tardives et réitérées ? Nous rangeant à l'avis émis par M. Verneuil, nous pensons que le taxis doit être seulement tenté pendant les vingt-quatre ou trente-six premières heures qui suivent l'apparition au maximum du paraphimosis simple. Passé ce délai, on doit s'abstenir de toute manœuvre et instituer d'emblée le traitement résolutif.

C. — HYDROCÈLE

L'hydrocèle peut être enkystée ou siéger dans la tunique vaginale. Cette dernière variété est de beaucoup la plus commune.

La fluctuation et surtout la transparence permettent de ne confondre l'hydrocèle avec aucune autre tumeur des bourses. On recherche la transparence en tendant la peau au devant de la tumeur, comme pour la faire saillir en avant, puis en interceptant avec la main droite, dont le bord cubital repose sur le scrotum, les rayons lumineux provenant d'une bougie allumée, tenue par un aide, du côté opposé, très près des bourses. On peut également dans ce but faire usage d'un stéthoscope, dont on applique la plaque sur la tumeur, tandis qu'on regarde par l'extrémité évasée. On explore ainsi successivement chacun des points de la tumeur, de façon à déterminer la situation du testicule, qui ne se laisse pas traverser par les rayons lumineux.

On peut encore, par la pression, exercée successivement sur les différents points de la tumeur, reconnaître la situation du testicule, à la sensation douloureuse spéciale que provoque sa compression. Il est ordinairement situé à la partie postérieure et interne et à une hauteur variable; quelquefois cependant il présente une inversion, et c'est en avant qu'on le rencontre. On s'exposerait donc à le blesser si, avant l'opération, on avait négligé de déterminer sa situation.

Dans l'hydrocèle de la tunique vaginale, le testicule fait corps avec la tumeur et n'en peut être isolé. Dans l'hydrocèle enkystée au contraire il en est distinct et occupe sa partie inférieure. C'est sur ce caractère différentiel qu'est basé le diagnostic de ces deux variétés.

Lorsqu'on a reconnu à sa transparence la nature de la tumeur et déterminé la situation du testicule, il faut encore, avant d'entreprendre l'opération, s'assurer de l'irréductibilité de l'hydrocèle. Quelquefois en effet la communication, qui existe pendant la vie intra-utérine entre le péritoine et la tunique vaginale, persiste après la naissance, et le liquide peut être refoulé dans l'abdomen; l'hydrocèle est dite alors congénitale.

Cette disposition anatomique ne s'observe guère que chez les enfants, mais on peut aussi la rencontrer à un âge plus avancé, quoique l'hydrocèle soit de date récente. On doit donc toujours s'assurer de son existence, car elle crée une contre-indication à l'opération ou tout au moins exige des précautions spéciales, afin de se mettre à l'abri de la pénétration du liquide de l'injection dans la cavité péritonéale.

L'hydrocèle est une affection sans gravité, incommode lorsqu'elle a acquis un certain volume et quelquefois alors douloureuse, par suite des tiraillements qu'elle exerce sur le cordon.

Tant qu'elle ne dépasse pas certaines limites, l'usage d'un suspensoir bien fait peut en partie masquer ses inconvénients. Si alors elle reste stationnaire, l'opération peut être ajournée, mais si elle suit une marche progressive, il est préférable d'intervenir. L'opération ne pourra pas être évitée, mieux vaut donc la pratiquer plus tôt, alors que la tumeur étant moins volumineuse, la guérison peut être plus sûrement obtenue. En temporisant en effet, la tunique vaginale peut devenir le siège d'altérations, qui rendent la guérison plus difficile par les procédés ordinaires;

ses parois s'épaississent, des fausses membranes se déposent à sa surface, et la rupture des vaisseaux, qui rampent dans l'épaisseur de celles-ci, peut avoir pour conséquence la transformation de la tumeur en une hématocèle.

La présence d'une hydrocèle entraîne chez les enfants des conséquences non moins fâcheuses. La pression à laquelle le testicule se trouve soumis peut causer son atrophie ou tout au moins arrêter son développement. En outre, lorsque l'hydrocèle est enkystée, elle maintient la dilatation de l'anneau inguinal et favorise l'apparition d'une hernie.

De ce qui précède, on peut conclure qu'une hydrocèle, lorsque déjà elle a acquis un certain volume, si surtout elle a une marche progressive, ne doit pas être abandonnée à elle-même ; il faut dans ces conditions entreprendre l'opération, que réclame sa guérison et qui du reste ne présente aucune gravité.

Nous nous occuperons successivement du traitement de l'hydrocèle de la tunique vaginale, de l'hydrocèle enkystée du cordon, et enfin de l'hydrocèle congénitale.

HYDROCÈLE DE LA TUNIQUE VAGINALE

L'opération comprend deux temps, la ponction et l'injection. La ponction simple est insuffisante, le liquide évacué ne tarde pas à se reproduire. Pour se mettre à l'abri d'une récidive, il faut faire suivre l'évacuation de l'hydrocèle, de l'injection, dans la tunique vaginale, d'un liquide suscitant une irritation de ses parois.

Les instruments nécessaires sont un trocart de moyen calibre, à pointe bien acérée, et une seringue en métal (maillechort ou étain) à anneaux, ou en ivoire noirci, dont l'extrémité s'adapte exactement dans la canule du trocart et dont le piston glisse facilement.

Le liquide, dont on fait généralement usage pour l'injection, est la teinture d'iode, additionnée de deux tiers d'eau et d'un gramme d'iodure de potassium, pour dissoudre l'iode. Quatre-vingts à cent grammes de liquide, préparé suivant cette formule, suffisent même pour les hydrocèles les plus volumineuses.

Le vin rouge très employé autrefois est aujourd'hui presque complètement abandonné. On lui a reproché de causer une douleur très vive et surtout de donner lieu à la gangrène du scrotum. Assez souvent cependant j'en ai fait usage et je dois dire que j'en ai obtenu de très bons résultats. J'ai emprunté cette pratique à mon maître Denonvilliers, qui se servait exclusivement du vin, le préférant à la teinture d'iode, parce que, disait-il, il causait moins de douleur et provoquait une réaction moins vive, mais néanmoins suffisante pour assurer la guérison. Jamais entre ses mains, non plus qu'entre les miennes, je n'ai vu survenir d'accidents et toujours la guérison a été obtenue. Les accidents, attribués au vin, étaient dus, d'après Denonvilliers, à la température élevée à laquelle le portaient les anciens chirurgiens, avant de l'injecter. Ils déterminaient ainsi une véritable brûlure de la tunique vaginale. En se bornant à faire tiédir le vin au bain-marie, de façon que la température soit égale ou à peine supérieure à celle du corps, aucun accident n'est à craindre. Il nous est arrivé de faire usage de vin presque froid et d'obtenir la guérison. Nous considérons donc le vin comme un très bon liquide d'injection, soit froid, soit à une température qui ne dépasse pas 40 degrés. A défaut de teinture d'iode, le praticien peut donc, sans hésitation et sans crainte, en faire usage.

L'opération de l'hydrocèle est rarement assez douloureuse pour justifier l'emploi du chloroforme. On peut considérer comme exceptionnel le fait, rapporté par M. Verneuil, d'un malade très vigoureux et très résolu, qui tomba en syncope dans le cours de l'opération. Il nous est arrivé une seule fois d'être obligé de suspendre l'opération; la pénétration de quelques gouttes de teinture d'iode, dans la tunique vaginale, détermina une douleur si vive, suivie de mouvements si désordonnés, que force fut de ne pas continuer, sous peine de voir la canule abandonner la tunique vaginale et de pousser l'injection dans le tissu cellulaire. A quelque temps de là, nous opérâmes de nouveau le malade, mais un quart d'heure avant l'opération nous pratiquâmes sur le trajet du cordon une injection sous-cutanée de morphine. L'opération put être exécutée sans encombre et le malade ne ressentit qu'une douleur très supportable. On peut donc avoir recours avec avantage à ce moyen chez les malades pusillanimes.

Ponction. — Après s'être assuré que le trocart joue bien dans la canule et l'avoir enduit d'huile ou de cérat pour faciliter sa pénétration, le chirurgien tend avec la main gauche la peau du scrotum, au devant de la tumeur, comme pour la faire saillir en avant. Puis ayant de nouveau reconnu la situation du testicule en arrière, il pénètre, avec le trocart tenu de la main droite, d'un coup sec, dans la tunique vaginale, à la partie antérieure et inférieure de la tumeur. L'instrument doit être dirigé obliquement en haut et en arrière. Lorsqu'il est arrivé dans la cavité de l'hydrocèle, ce qu'on reconnait au défaut de résistance, on retire le trocart de la main droite, tandis qu'avec la main gauche on refoule la canule dans la cavité vaginale; puis on laisse écouler le liquide dans un vase placé entre les jambes du malade.

Injection. — Lorsque le liquide est complètement évacué, un aide introduit, dans la canule du trocart, l'extrémité de la seringue, chargée du liquide à injecter et purgée d'air. Pour cela, la seringue une fois remplie est retournée verticalement, la pointe en haut, et on pousse lentement le piston jusqu'à faire baver le liquide.

Le chirurgien assujettit la seringue dans la canule, qu'il maintient de façon qu'elle ne soit pas refoulée pendant l'injection et que ses rapports avec les diverses couches des bourses ne soient pas changés. L'aide pousse alors doucement le piston de la seringue jusqu'à ce que le liquide distende modérément la tunique vaginale. La seringue est ensuite retirée et le pavillon de la canule fermé avec le pouce. On laisse séjourner le liquide pendant cinq ou huit minutes, suivant qu'il cause une douleur plus ou moins vive. On malaxe un peu le scrotum, pour mettre tous les points de la séreuse en contact avec le liquide, qu'on laisse ensuite s'écouler au dehors.

La canule est alors retirée d'un mouvement brusque, pendant qu'avec la main gauche on pince les téguments autour d'elle. On applique une mouche de taffetas au niveau de la piqûre, et on maintient les bourses relevées par un petit coussin placé entre les jambes du malade.

Cette opération est suivie d'une réaction assez vive. Fréquemment, dès le lendemain, le scrotum atteint un développement presque égal à celui qu'il présentait avant l'opération et devient douloureux. Quelquefois même il survient de l'inappétence et une fièvre légère, mais après quelques jours l'appétit revient, la sensibilité douloureuse disparaît, en même temps que le gonflement diminue.

Quelques chirurgiens ont l'habitude de recouvrir les bourses, après l'opération, de compresses résolutives ; nous n'y avons recours que lorsque le gonflement est très prononcé. Vers le huitième jour, on peut permettre au malade de se lever, à la condition qu'il soit muni d'un suspensoir et ne marche que très peu. Généralement, le quinzième jour il peut reprendre ses occupations, si elles ne sont pas trop pénibles. Chez certains sujets, ayant dépassé l'âge moyen de la vie, le gonflement persiste quelquefois assez longtemps, plus de six semaines par exemple. Il ne faut pas, dans ces condition, se hâter de croire à une récidive, la résolution finit presque toujours par se produire.

Les seuls accidents à craindre, dans l'opération de l'hydrocèle, sont la blessure du testicule et l'infiltration du liquide de l'injection dans le tissu cellulaire du scrotum. On évite la blessure du testicule en reconnaissant toujours sa situation avant de procéder à l'opération. La résistance que rencontre le trocart, la difficulté de le mouvoir et le défaut de liberté de sa pointe indiquent qu'il n'a pas pénétré dans la tunique vaginale. Il faut alors retirer l'instrument et procéder à un nouvel examen, puis pratiquer la ponction dans un point transparent de la tumeur. La blessure du testicule n'a pas, du reste, de gravité.

L'hémorrhagie n'est pas à craindre. Il est facile d'éviter, dans la ponction, la blessure des veines sous-cutanées, qui sont visibles à travers les téguments.

La pénétration du liquide de l'injection dans le

tissu cellulaire des bourses est un accident plus redoutable, car il peut entraîner la gangrène d'une partie ou même de la totalité du scrotum. Cet accident se produit lorsque, par suite d'un mouvement du patient, la canule vient à abandonner la tunique vaginale. Si le chirurgien ne s'en est pas aperçu et que l'aide continue à pousser l'injection, le liquide s'infiltre dans le tissu cellulaire. Le scrotum se distend, comme si l'opération suivait une marche régulière, et le chirurgien reconnaît seulement cette faute opératoire, lorsqu'il veut faire ressortir le liquide ; il ne peut y réussir. Nous insistons donc de nouveau sur le conseil, que nous avons déjà donné, de bien assujettir la canule pendant toute la durée de l'opération, de façon qu'elle conserve ses rapports avec les diverses couches des bourses.

Si le malade fait un mouvement brusque et qu'on ait lieu de supposer que la canule a abandonné la tunique vaginale, on s'assure de la mobilité de son extrémité. Si elle est libre, c'est qu'elle n'a pas abandonné la tunique vaginale ; si elle ne l'est pas, la conduite doit être différente suivant le temps de l'opération. La tunique vaginale est-elle encore distendue, soit par le liquide de l'hydrocèle, qui ne s'est pas écoulé complètement, soit par le liquide de l'injection, il faut réintroduire le trocart dans la canule, tendre le scrotum et pénétrer de nouveau dans la tunique vaginale. S'il n'existe plus de liquide dans la cavité, ou du moins s'il n'en existe pas en quantité suffisante pour pratiquer une nouvelle ponction, sans craindre de blesser le testicule, il faut retirer la canule. Si celle-ci a abandonné la tunique vaginale avant l'injection, l'opération se trouve réduite à une ponction simple qui sera suivie de récidive et alors une nouvelle opération sera nécessaire. Si, au contraire, une petite quantité du liquide de l'injection a pénétré dans la tunique vaginale, l'opération peut être suivie de guérison. Le liquide abandonné dans la cavité peut en effet provoquer une réaction suffisante.

Lorsque le liquide a pénétré dans le tissu cellulaire du scrotum et que le chirurgien ne s'en est aperçu qu'au moment où il veut l'évacuer, il faut alors, pour prévenir la gangrène du scrotum, pratiquer à sa surface des ponctions et même des incisions multiples, à travers lesquelles on exprime le plus qu'on peut le liquide infiltré.

On a donné le conseil pour assurer la guérison de ne pas évacuer complètement le liquide de l'injection et d'en abandonner une petite quantité dans la tunique vaginale. Nous ne croyons pas que cela soit nécessaire. Nous avons depuis quelques années pris l'habitude de faire usage pour l'opération de l'hydrocèle, de l'aspirateur Dieulafoy, avec lequel nous retirons jusqu'à la dernière goutte du liquide injecté, et jamais nous n'avons eu d'insuccès. La réaction est moins vive que lorsqu'une certaine quantité de liquide séjourne dans la tunique vaginale, mais elle est toujours suffisante. L'usage de l'aspirateur permet d'opérer plus proprement qu'avec la seringue ordinaire, aucune goutte de liquide ne s'échappe et ne vient souiller le lit du malade. Cette considération n'est sans doute pas d'une grande importance, mais elle n'est pas à dédaigner lorsqu'on emploie la teinture d'iode. De plus, lorsque l'aide pousse le piston de la seringue, comme celle-ci est reliée par un tube de caoutchouc à la canule, l'effort n'est pas transmis à cette dernière et son déplacement n'est pas à craindre.

M. Guyon, attribuant à la violence avec laquelle le

liquide est poussé, par la seringue, dans la tunique vaginale, la douleur très vive qu'accusent certains malades, a proposé de remplacer la seringue par un tube de caoutchouc, qui s'adapte sur la canule du trocart et se termine à son extrémité opposée par un entonnoir dans lequel on verse le liquide. L'emploi de l'aspirateur ou d'une seringue ordinaire, reliée à la canule par un tube de caouchouc, permet également d'atteindre ce résultat.

L'irritation de la tunique vaginale, qui est nécessaire à la guérison de l'hydrocèle, peut être obtenue autrement que par l'injection et par un procédé assez simple. Celui-ci, dû à Defer (de Metz), consiste à introduire, après l'évacuation du liquide, par la canule du trocart, dans la tunique vaginale, un stylet cannelé, dans la rainure duquel on a préalablement coulé du nitrate d'argent. On promène le stylet, pendant quelques instants, sur les différents points de la cavité, puis on le retire. Les partisans de ce procédé affirment l'avoir vu constamment réussir.

Volkmann a conseillé récemment de traiter l'hydrocèle par l'incision simple, suivie de la suture et du drainage de la cavité vaginale. Cette opération, qu'on exécute avec les précautions antiseptiques, présenterait, suivant son auteur l'avantage de procurer une guérison plus prompte que l'injection iodée. Malgré cet avantage, elle ne paraît pas cependant appelée à remplacer cette dernière méthode, du moins dans les cas ordinaires.

L'incision de la tunique vaginale n'est suivie d'une guérison rapide et n'est sûrement exempte d'accidents qu'autant que la plaie est exactement maintenue dans des conditions aseptiques; or la mobilité des parties et la conformation de la région rendent cette condition assez difficile à remplir. Cette opération nous semble donc devoir être réservée pour l'hydrocèle ancienne, à parois épaisses et que l'injection n'a pu guérir.

Elle se pratique de la façon suivante : on incise verticalement la tumeur, couche par couche. Lorsqu'on a ouvert la tunique vaginale, dans presque toute son étendue, on lave sa cavité avec la solution phéniquée faible, puis on place un drain à la partie inférieure de la plaie, dont on réunit ensuite les bords par deux ou trois points de suture. La difficulté la plus grande consiste à appliquer un pansement qui réalise une occlusion antiseptique parfaite. Voici comment on y peut réussir : des masses de gaze antiseptique sont appliquées de chaque côté du scrotum dans les plis génito-cruraux, une autre masse est appliquée sur le périnée derrière le scrotum; la racine de la verge est entourée d'une bande de gaze, on recouvre alors la plaie du pansement antiseptique ordinaire et on assujettit solidement le pansement à l'aide d'un suspensoir et de bandes de flanelle.

Le drain est enlevé le troisième ou le quatrième jour, les sutures le sixième ou le septième jour. La guérison est complète vers le dixième jour. Le seul accident qu'on aurait observé, est un léger gonflement du testicule et de l'épididyme.

Hydrocèle enkystée. — Le traitement de cette variété ne diffère pas de celui de l'hydrocèle de la tunique vaginale. La ponction simple est insuffisante et il faut la faire suivre de l'injection iodée ou de la cautérisation de la cavité par le procédé de Defer. Une exception doit être faite pour l'hydrocèle enkystée des enfants, qui peut être guérie par des applications extérieures, compresses imbibées d'une solution saturée de chlorhydrate d'ammoniaque ou badigeonnages avec un mélange à parties égales de teinture d'iode et de glycérine.

Hydrocèle congénitale. — Cette variété présente ce caractère important d'être réductible, par suite de la persistance du canal séreux faisant communiquer le péritoine avec la tunique vaginale. On l'observe ordinairement peu de temps après la naissance. Souvent elle disparaît spontanément, aussi ne doit-on pas songer à opérer un enfant atteint d'hydrocèle avant l'âge de trois ans. Jusqu'à cet âge, il faut se borner à appliquer, sur le scrotum, des compresses imbibées d'une solution saturée de chlorhydrate d'ammoniaque, ou à faire des badigeonnages avec la teinture d'iode étendue. On poursuit en même temps l'oblitération du canal séreux par le port d'un bandage inguinal. Ces moyens réussissent le plus souvent.

Si l'hydrocèle persiste et prend des proportions telles qu'elle devient gênante, on a recours alors aux ponctions simples, qu'on répète aussi souvent qu'il est nécessaire. Mais c'est seulement après plusieurs années d'application du bandage, lorsque toute communication de la tunique vaginale avec le péritoine a cessé d'exister, qu'on est autorisé à faire suivre la ponction d'une injection iodée. Il est, même alors, prudent de faire comprimer le cordon, entre les doigts d'un aide, pendant toute la durée de l'opération, qu'on pratique avec l'aspirateur, afin d'évacuer complètement le liquide injecté dans la cavité vaginale. On peut également dans ce cas avoir recours au procédé de Defer. On doit même lui donner la préférence, si l'on craint que toute communication entre le péritoine et la tunique vaginale n'ait pas disparu.

D. — HÉMATOCÈLE

Plusieurs méthodes opératoires ont été proposées pour la guérison de l'hématocèle. Deux seulement méritent d'être conservées, l'incision et la décortication.

La ponction ne doit être employée que comme moyen de diagnostic, lorsqu'on hésite entre une hématocèle, une hydrocèle à parois épaisses et un sarcocèle. Mais, comme elle peut être suivie de l'inflammation et de la suppuration de la cavité, il est préférable de ne la pratiquer qu'au moment d'opérer et de la faire suivre immédiatement soit de l'incision, soit de la décortication, si le diagnostic de l'hématocèle se trouve confirmé.

L'incision et la décortication répondent à des indications différentes. L'incision simple ne doit être employée que lorsque les parois de l'hématocèle sont minces et souples; lorsqu'au contraire elles sont épaisses, dures et forment une coque résistante, il faut pratiquer la décortication.

Incision. — Elle consiste simplement à diviser la paroi antérieure de la tumeur dans toute son étendue. Elle ne présente d'autre danger que la blessure du testicule. Ordinairement cet organe est situé à la partie postérieure et supérieure de la tumeur et se trouve ainsi en dehors de l'action de l'instrument, mais il peut y avoir inversion, ou des adhérences anormales peuvent avoir entraîné son déplacement. On doit donc rechercher sa situation avant d'opérer. En pressant sur les divers points de la tumeur, on réussit quelquefois à éveiller la sensation douloureuse spéciale que cause sa compression; mais cette épreuve peut être négative, lorsque le testicule se trouve comme englobé dans la masse de la tumeur.

Lorsqu'on n'a pas réussi à se renseigner exactement sur la situation du testicule, il est prudent d'agir de la façon suivante : le scrotum étant tendu avec la main gauche au-devant de la tumeur, on pratique, sur la partie supérieure et antérieure de celle-ci, une incision de 3 à 4 centimètres d'étendue seulement. On incise, couche par couche, les enveloppes, jusqu'à ce qu'il ne reste plus qu'une mince épaisseur de tissus à diviser. On s'assure alors, en portant le doigt dans le fond de la plaie, qu'il n'existe pas à ce niveau une induration de la paroi, rappelant le testicule. S'il en est ainsi, on prolonge l'incision du scrotum inférieurement. Lorsqu'on a reconnu qu'on est séparé de la cavité seulement par sa paroi, on fait alors à ce niveau une ponction avec un bistouri étroit. La cavité s'étant en partie vidée de son contenu, on agrandit l'ouverture avec un bistouri boutonné, dans une étendue suffisante pour permettre l'introduction du doigt. Celui-ci sert de guide pour achever la division de la paroi antérieure de la cavité, dans toute sa hauteur. Ce temps de l'opération doit être exécuté à petits coups, après avoir exploré avec le doigt la partie qu'on va inciser et examiné la tranche de l'incision. Si avec le doigt on rencontre un point induré, rappelant, par sa forme et son volume, le testicule, on le comprime et, si on éveille la douleur spéciale à la compression de cet organe ou si même on a des doutes, alors on dévie l'incision latéralement.

Quand la cavité a été ainsi ouverte dans toute sa hauteur, on la vide du liquide et des caillots qu'elle contient, on lave sa face interne avec la solution phéniquée forte et on détache par une friction un peu rude les caillots qui lui adhèrent. On pratique, avec des fils de catgut ou de soie phéniquée, la ligature des vaisseaux des enveloppes, qui fournissent du sang, puis on procède à la réunion des lèvres de l'incision par la suture entrecoupée. On applique la suture en commençant par en haut et on ménage, à la partie inférieure de la plaie, une ouverture suffisante pour livrer passage à un tube à drainage de gros calibre et et d'une longueur de 3 à 4 centimètres. Un fil est attaché à son extrémité libre pour qu'on puisse le retirer aisément. On recouvre la plaie et le scrotum d'un large pansement antiseptique et ensuite d'une couche épaisse de ouate remplissant les plis génito-cruraux et l'on maintient le tout à l'aide d'un suspensoir et de bandes de flanelle.

On renouvelle le pansement chaque jour. On diminue peu à peu, les jours suivants, la longueur du tube à drainage, qu'on supprime, lorsque l'écoulement fourni par la cavité est devenu insignifiant. Le pansement antiseptique est continué jusqu'à cicatrisation complète. Si la solution phéniquée produit une irritation du scrotum ou une éruption eczémateuse, on fait à chaque pansement des onctions avec la vaseline, on diminue le titre de la solution phéniquée ou on emploie pour imbiber la gaze, une solution d'acide borique (4 gr. pour 100).

Décortication. — Dans cette opération, due au professeur Gosselin, on fait l'extirpation de la fausse membrane, qui, dans l'hématocèle, tapisse la face interne de la tunique vaginale. Elle est indiquée lorsque cette fausse membrane est épaisse, résistante, comme fibro-cartilagineuse, car, après l'évacuation de la cavité, elle aurait peu de tendance à revenir sur elle-même, et se prêterait mal ou point au travail de réparation.

En pareil cas, l'incision simple serait insuffisante, ou du moins la guérison serait lente à se produire. Il faut donc faire disparaître la fausse membrane. Cette opération comprend trois temps : l'incision, le décollement de la fausse membrane et son excision.

L'incision doit être pratiquée sur la partie antérieure de la tumeur avec les précautions que nous avons recommandées. Lorsque la cavité est débarrassée de son contenu, on cherche sur la tranche de l'incision, le feuillet le plus interne, qui est formé par la fausse membrane et présente une coloration différente de celle des enveloppes normales. On le saisit entre les mors d'une pince et on le décolle en tirant le reste des bourses en sens opposé avec une autre pince. Lorsque la fausse membrane est séparée dans une étendue suffisante, on achève son décollement, jusqu'au niveau du testicule, avec le doigt ou une spatule. Les adhérences cèdent presque toujours facilement, quelquefois cependant elles sont sur quelques points assez résistantes pour qu'il soit nécessaire de les diviser avec le bistouri ou les ciseaux.

Lorsque la fausse membrane a été ainsi décollée dans toute son étendue jusqu'au niveau du testicule, on l'excise avec des ciseaux, et l'opération est terminée. Il ne reste plus alors qu'à laver la plaie avec la solution phéniquée et à procéder à la suture, au drainage et au pansement, comme nous l'avons indiqué à propos de l'incision.

L'inflammation et la suppuration de l'hématocèle ne sont pas une contre-indication à ces opérations; bien au contraire, elles leur donnent un caractère d'urgence incontestable. On pratique l'incision, puis si la fausse membrane présente une épaisseur et une résistance notables, on la fait suivre de la décortication.

La castration a été préférée par quelques chirurgiens. L'incision et la décortication, pratiquées avec les précautions de la méthode antiseptique, n'offrent pas plus de gravité et ont le grand avantage de ne pas priver le malade de son testicule. Souvent celui-ci est anémié, privé de spermatozoïdes et par suite d'une utilité douteuse; mais, comme le fait observer M. Gosselin, il est avantageux de laisser au malade la satisfaction de croire qu'il n'a rien perdu de ses facultés viriles. La castration doit être réservée pour des cas tout à fait exceptionnels, lorsque, par exemple, les adhérences, avec la tunique vaginale, de la fausse membrane, très épaisse et très résistante, sont si intimes que le décollement est impossible et qu'il faudrait se livrer, pour l'isoler, à une dissection trop longue et trop minutieuse.

E. — CASTRATION

Cette opération comprend trois temps : l'incision des enveloppes du testicule, la dissection et l'isolement de celui-ci, enfin la section du cordon.

Les instruments qu'elle nécessite sont un bistouri convexe, des ciseaux courbes, des pinces à disséquer, à ligature et à forcipressure.

Le malade étant anesthésié, le chirurgien saisit, de la main gauche, le testicule, de façon à le faire saillir en avant et à tendre le scrotum. Sur sa partie antérieure et moyenne, il pratique une incision commençant à l'anneau inguinal et s'étendant jusqu'à la partie inférieure du scrotum. En commençant l'incision moins haut, l'isolement du cordon serait moins facile et, en la terminant moins bas, il existerait, à la partie inférieure du scrotum, un cul-de-sac dans lequel pourraient s'amasser les liquides de la plaie.

Lorsque les enveloppes du testicule lui sont partiellement adhérentes, ainsi qu'il arrive dans certaines affections de cet organe nécessitant son ablation, une incision simple n'est plus suffisante. On pratique alors deux incisions curvilignes, se regardant par leur concavité et se réunissant par leurs extrémités. Elles circonscrivent, en en dépassant les limites, la portion adhérente du scrotum, dont on fait l'ablation avec le testicule.

On a également conseillé de circonscrire, par deux incisions, et d'enlever une portion elliptique des téguments, lorsque le testicule est le siège d'une tumeur très volumineuse et que le scrotum est très distendu. On veut ainsi éviter qu'il ne reste, après l'opération, un excès de tégument, qui donnerait à la plaie une étendue considérable et dont la cicatrisation pourrait retarder la guérison. Avant de se décider à ce sacrifice, il ne faut pas oublier que le scrotum subit, après l'opération, une rétraction très accusée, et que bien rarement on observe cet excès de téguments, qu'on pouvait supposer d'abord devoir exister. L'incision elliptique doit donc être réservée pour les cas d'adhérences du scrotum à la tumeur du testicule.

L'incision doit comprendre toutes les enveloppes du testicule et mettre à nu la tunique fibreuse, enveloppe commune du testicule et du cordon.

L'isolement du testicule s'accomplit en général avec une extrême facilité. Il suffit le plus souvent, après l'incision, d'attirer le scrotum en arrière pour chasser le testicule en avant et en faire, pour ainsi dire, l'énucléation. En quelques coups de ciseaux ou de bistouri, les adhérences lâches, qui l'unissaient à ses enveloppes, sont divisées et le testicule est libre. C'est seulement à la partie postérieure et interne, au voisinage du cordon, que ce temps de l'opération peut présenter quelques difficultés.

On a observé, dit-on, dans ce temps de l'opération, la blessure de la cloison et de l'artère qu'elle contient, du testicule sain et même de l'urèthre et du corps caverneux correspondant. C'est surtout lorsque le testicule est le siège d'une tumeur volumineuse et que ces parties lui sont étroitement unies, que pareil accident est à craindre; mais il peut être facilement évité, si on procède à l'isolement de la tumeur, sans s'en écarter, et en dirigeant vers elle l'instrument. Lorsqu'après l'incision, la face antérieure du testicule est libre et chassée au dehors, on divise les adhérences, qui le retiennent, d'abord latéralement, puis inférieurement, et enfin en arrière. Tandis qu'on attire le scrotum en dedans, un aide porte en avant et en dehors la tumeur, qu'on isole de bas en haut, en rasant sa paroi.

Le procédé suivant, décrit par Malgaigne, fournit plus de sécurité encore. Après l'incision, on dépose le bistouri, et c'est avec les doigts qu'on isole le testicule. On dégage d'abord en tous sens, avec le doigt indicateur droit, la partie inférieure du cordon; après quoi, descendant avec le doigt en arrière et au-dessous du testicule, on rompt le tissu cellulaire qui le retient encore, et on l'isole complètement du scrotum.

Pour terminer l'opération, il ne reste plus alors qu'à pratiquer la section du cordon. Ce temps de l'opération peut s'accomplir de deux façons : ou on sectionne graduellement le cordon, en liant successivement les artères, à mesure qu'elles sont divisées, ou bien on le divise d'un seul coup, après avoir fait au préalable sa ligature en masse.

Lorsqu'on pratique la section graduelle avec ligature isolée des vaisseaux, on saisit le cordon entre le pouce et l'index gauches, on le tend et on l'étale sur ce dernier doigt; puis avec le bistouri porté en travers, on divise successivement les parties qui se présentent, en s'arrêtant chaque fois qu'un vaisseau a été ouvert, pour en pratiquer la ligature.

Dans le second procédé, on porte sur le cordon une ligature fortement serrée, et, à un demi-centimètre au-dessous d'elle, on pratique la section d'un coup. On peut encore traverser le cordon avec une aiguille portant un fil double, et lier isolément chacune des moitiés du cordon avant d'en faire la section.

Ce procédé est plus expéditif que le premier. On lui a reproché d'exposer au tétanos, de provoquer des douleurs très vives, non seulement au moment de l'application de la ligature, mais pendant plusieurs heures, quelquefois même un jour, d'être suivi d'inflammation du cordon, et enfin de retarder la guérison, l'élimination de la ligature n'ayant parfois lieu que tardivement. Ces reproches sont-ils bien fondés? Pour notre part, nous n'avons jamais observé aucun de saccidents que nous venons de mentionner, et nous pourrions invoquer le témoignage de bon nombre de chirurgiens en faveur de ce procédé. Nous persistons donc à considérer la ligature en masse du cordon comme n'étant pas une pratique dangereuse. Quant au reproche de retarder la guérison par suite de la chute tardive de la ligature, il n'a pas sa raison d'être si on fait usage de fil de catgut.

Après sa section, le cordon se rétracte dans le canal inguinal. Si la rétraction a lieu avant qu'on se soit rendu maître du sang, on le ramène à l'extérieur, en tirant sur la ligature, pour procéder à une hémostase plus complète; et, si la ligature cède, par suite de son application défectueuse, on introduit alors, dans le trajet inguinal, une pince à pansement ou à forcipressure, avec laquelle on saisit le cordon et on l'amène au dehors. Le conseil, donné par Malgaigne, d'abandonner le cordon et de se borner à le comprimer avec un tampon de charpie, ne nous semble pas offrir une sécurité suffisante, et, dans le cas où le cordon ne pourrait être amené au dehors, il serait plus prudent d'inciser, avec un bistouri boutonné conduit sur le doigt, la paroi antérieure du canal inguinal, pour le mettre à découvert et faire la ligature du vaisseau. Cet accident n'est à craindre avec la ligature en masse, que lorsqu'elle n'est pas fortement serrée et appliquée bien perpendiculairement à l'axe du cordon. Il faut donc pendant qu'on pratique la ligature faire attirer le testicule en avant pour tendre le cordon. Avant de couper le fil au ras du nœud et de laisser le cordon se rétracter, on doit du reste toujours s'assurer que l'hémostase est complète.

La pratique autrefois classique, qui consistait à introduire une mèche de charpie entre les lèvres de la plaie, doit être abandonnée. Il faut faire la réunion de la plaie; associée au drainage, elle assure, sans faire courir aucun risque, une guérison beaucoup plus prompte.

Après avoir lavé la plaie avec la solution phéniquée et pratiqué, avec des fils de catgut ou de soie phéniquée, la ligature des vaisseaux des enveloppes du testicule, que, dans le cours de l'opération, on avait étreint avec des pinces à forcipressure, on réunit, par des points de suture entrecoupée, avec des fils métalliques ou de soie phéniquée, qu'on place à un centimètre les uns des autres, toute l'étendue de la plaie, en commençant par la partie supérieure. On ménage seulement, à la partie inférieure, une ouverture suffisante pour introduire un tube à drainage d'assez gros calibre, enduit d'huile phéniquée, et d'une longueur variable suivant la rétraction du scrotum. On applique ensuite un pansement antiseptique, comme nous l'avons recommandé après l'incision de l'hydrocèle (p. 258). Les jours suivants, on diminue la longueur du tube à drainage, qu'on supprime complètement lorsque tout écoulement par la plaie a presque cessé. Vers le quatrième jour, on retire les sutures et, en huit ou dix jours, on obtient ainsi la guérison.

Si la ligature du cordon a été pratiquée avec un fil ordinaire, et non avec un fil catgut ou de soie phéniquée, on ramène l'extrémité du fil par la partie inférieure de la plaie. Il n'est pas nécessaire alors d'introduire un tube à drainage, on fait néanmoins un pansement antiseptique, qu'on renouvelle tous les jours ou tous les deux jours jusqu'à la guérison, dont l'époque est subordonnée à la chute de la ligature.

Castration inguinale. — Lorsque le testicule est retenu à l'anneau inguinal externe, ou même dans le canal inguinal, cette situation anormale n'est pas une contre-indication à l'opération, si elle est rendue nécessaire par la dégénérescence de la glande.

Il résulte des recherches de MM. Monod et Terrillon, que la castration inguinale n'est pas une opération aussi dangereuse qu'on le croyait autrefois. La péritonite, qui peut se montrer par suite de la persistance du canal vagino-péritonéal, n'est pas, comme on l'a soutenu, une conséquence pour ainsi dire fatale et surtout fatalement mortelle, de l'opération. Elle est au contraire peu fréquente; sur 50 cas on ne l'a observée que trois fois.

Cette opération est facile et n'exige pas l'emploi de procédés particuliers. Après avoir mis la tumeur à nu par une incision faite suivant son grand axe, on en pratique l'isolement, que la laxité des tissus rend toujours facile, puis on fait la ligature en masse et la section du cordon. L'isolement du testicule doit être pratiqué de préférence avec le doigt ou un instrument mousse, de façon à ne pas ouvrir le canal vagino-péritonéal, s'il persistait. La ligature en masse est en pareil cas préférable à la ligature isolée des vaisseaux du cordon, car on n'est pas ainsi exposé à ouvrir la séreuse, et on empêche la pénétration des liquides de la plaie dans le péritoine, dans le cas où persisterait la communication séreuse. On lie d'un seul coup les vaisseaux et le canal lui-même. Avant de procéder à la ligature du cordon, on s'assure qu'il n'existe pas de hernie et, s'il en est ainsi, on réduit l'intestin avant d'appliquer la ligature. Dans le cas où l'on aurait ouvert le canal vagino-péritonéal, on pratiquerait la suture des lèvres de l'incision. Les précautions antiseptiques ne doivent pas être négligées dans cette opération, à cause de l'éventualité de l'ouverture du canal vagino-péritonéal.

Indications et contre-indications. — La castration est le seul mode de traitement applicable au sarcocèle et, par cette dénomination, nous désignons non seulement le cancer du testicule, mais aussi les divers néoplasmes dont cet organe peut être le siège, enchondrome, sarcome, épithéliome, lymphadénome, etc. Ces tumeurs, dont le microscope a révélé l'existence, sont souvent fort difficiles à distinguer entre elles. La plupart se comportent, à peu de chose près, comme le cancer, et doivent être rapprochées de lui au point de vue de l'indication opératoire.

Le plus souvent l'opération ne procure en pareil cas qu'une guérison temporaire et la récidive, soit locale, soit ganglionnaire, ne tarde guère à se montrer. Elle est d'autant plus à craindre que la tumeur primitive a eu un développement plus rapide et que le sujet qui en est porteur est plus jeune. Le sarcocèle est en effet une maladie de la jeunesse. On l'observe le plus communément vers trente ans, quelquefois plus tôt, chez les enfants, et même avant l'âge d'un an; il a alors une marche très rapide. Lorsqu'il survient chez l'adulte, et surtout chez le vieillard, il présente au contraire des allures plus lentes. Quoique la récidive soit la règle après la castration, pratiquée pour un cancer vrai du testicule, l'intervention chirurgicale est néanmoins justifiée dans ces conditions. On a cité, en effet, quelques exemples de guérison définitive après l'ablation de testicules reconnus cancéreux, même avec le microscope; dans d'autres cas, la récidive s'est fait attendre plusieurs années. On peut donc espérer tomber sur un de ces cas heureux, dans lesquels, à défaut de guérison complète, la survie post-opératoire est longue. Enfin, la difficulté du diagnostic est assez grande pour qu'on puisse confondre le cancer vrai du testicule avec une de ces tumeurs de nature différente, auxquelles on peut attribuer une malignité moindre. L'opération est enfin d'autant plus indiquée qu'elle n'est pas de celles qui font courir de sérieux dangers.

Il y a avantage à pratiquer l'opération de bonne heure. Mais, au début de l'affection, l'intervention chirurgicale peut être retardée par l'incertitude du diagnostic. On peut alors en effet confondre le sarcocèle avec le testicule syphilitique. Pour sortir d'embarras, on institue le traitement spécifique. L'iodure de potassium, qu'on prescrit habituellement, ne suffit pas toujours à juger la question et, en cas d'insuccès, il faut encore, avant de se prononcer, faire l'essai des préparations mercurielles qu'on emploie de préférence en frictions. On a obtenu ainsi la disparition de tumeurs du testicule, contre lesquelles l'iodure de potassium s'était montré impuissant.

Les contre-indications à la castration dans le sarcocèle sont l'envahissement du cordon par le néoplasme et l'engorgement des ganglions. Souvent, lorsque le cordon est partiellement envahi, une ablation complète serait encore possible; de même, lorsque l'engorgement est limité aux ganglions inguinaux, on en pourrait faire l'extirpation; mais en pareil cas, l'opération serait si promptement suivie de récidive qu'il vaut mieux s'abstenir. Si l'on peut cependant hésiter dans ces conditions, il n'en est plus de même lorsque l'engorgement a pour siège les ganglions intra-abdominaux; alors il y a contre-indication absolue. On ne doit donc jamais négliger, avant d'entreprendre la castration, de pratiquer l'exploration des fosses iliaques et de l'abdomen. Cette exploration est non moins importante que celle de l'aisselle dans les tumeurs du sein.

La castration n'est qu'exceptionnellement indiquée dans le cas d'hématocèle de la tunique vaginale. C'est seulement, ainsi que nous l'avons déjà dit, lorsque la fausse membrane est très épaisse, très résistante et présente, avec la tunique vaginale, des adhérences si intimes que son décollement est impossible ou nécessiterait une dissection trop laborieuse, qu'on doit pratiquer cette opération.

Il était admis, jusque dans ces derniers temps, qu'on ne doit faire l'ablation d'un testicule tuberculeux que lorsque la glande est complètement désorganisée et qu'il existe des trajets fistuleux multiples fournissant une suppuration abondante. L'opinion, qui tend à prévaloir aujourd'hui, et d'après laquelle un dépôt caséeux est un foyer d'infection, donnant naissance à des éléments, dont la migration détermine, dans différents points de l'économie, des manifestations semblables, est de nature à étendre les indications de la castration dans le testicule tuberculeux. Si on envisage, en effet, les dégénérescences tuberculeuses comme des foyers d'infection, il est évident qu'elles doivent être traitées, comme les cancers, par l'extirpation hâtive. Une règle ainsi posée est cependant trop absolue, et il importe d'établir des distinctions entre les différentes variétés de tuberculose testiculaire. Ainsi, lorsque les tubercules ont pour siège exclusif l'épididyme, on peut ne pas pratiquer la castration. On ouvre l'abcès, s'il ne s'est ouvert spontanément, et on cautérise sa cavité ou les trajets fistuleux avec le thermo-cautère ou le cautère actuel. On détruit ainsi la paroi du foyer, et on en peut obtenir la guérison.

C'est seulement lorsque la glande elle-même est envahie par le tubercule, qu'il faut pratiquer la castration, mais alors il n'est pas nécessaire d'attendre que le testicule soit complètement désorganisé et qu'il se soit formé des fistules multiples pour opérer. Il y a tout avantage à intervenir plus tôt, l'opération est le seul moyen d'obtenir la guérison, et, en la retardant, on expose le sujet à la généralisation de la maladie tuberculeuse.

L'opération est contre-indiquée quand il coexiste des lésions pulmonaires avancées ou encore que la tuberculisation a envahi la prostate et les vésicules séminales. On constate alors, par le toucher rectal, la présence de bosselures, les unes dures, les autres fluctuantes, indice de foyers tuberculeux plus ou moins ramollis. Pour certains chirurgiens, cette dernière contre-indication ne serait pas absolue et l'état des vésicules pourrait s'améliorer à la suite de l'ablation du testicule. Il y aurait donc lieu d'opérer, lors même que les vésicules séminales seraient envahies, si ces lésions étaient peu prononcées.

XXI

DE L'ABLATION DES POLYPES DE L'UTÉRUS

Avant de procéder à l'ablation d'un polype de l'utérus, on doit, autant que possible, reconnaître le siège, l'épaisseur et la direction de son pédicule. Le toucher vaginal apprend également si celui-ci ne renferme pas quelque artère volumineuse, reconnaissable à ses battements, et dont la division pourrait exposer à une hémorrhagie. Cette recherche n'est pas toujours possible, et, lorsque les polypes sont très volumineux, remplissent complètement la cavité vaginale, il est impossible d'atteindre leur pédicule. Mais ces faits sont assez rares. Le plus souvent, les polypes sont de petit ou de moyen volume, atteignent à peine le volume d'un œuf, proéminent dans le vagin, sans le remplir, et le doigt peut facilement reconnaître leur pédicule, qu'entourent les lèvres du col, en formant un bourrelet parfaitement distinct.

On ne saurait confondre un polype de l'utérus avec la chute de cet organe. Elle s'en distingue par la présence, à la partie inférieure de la tumeur, de l'orifice utérin qu'on peut cathétériser. Les polypes présentent bien quelquefois, à leur partie inférieure, une dépression ou même un véritable orifice, ayant quelque ressemblance avec l'orifice du col, mais l'introduction d'une sonde cannelée ou d'un cathéter lève les doutes.

L'inversion utérine peut être également distinguée par le cathétérisme utérin, impossible dans ce cas et praticable généralement lorsqu'il s'agit d'un polype; mais ce sont la palpation de l'abdomen et mieux le toucher rectal uni au cathétérisme vésical, qui permettent surtout d'affirmer l'absence de l'utérus à sa place normale. Enfin, l'utérus inversé présente une sensibilité très vive, tandis que les polypes utérins sont complètement insensibles. L'acupuncture pratiquée sur la tumeur fournit donc encore un précieux élément de diagnostic.

Plusieurs procédés sont applicables à l'ablation des polypes utérins. Les principaux sont : l'*excision*, l'*écrasement linéaire*, la *ligature extemporanée* et la *ligature lente*.

L'*excision* se pratique avec de longs ciseaux courbes à pointes mousses. Après avoir appliqué un spéculum, on saisit le polype entre les mors d'une pince de Museux. On retire le spéculum, et on introduit l'index gauche dans le vagin, jusque sur le pédicule du polype. La pince est alors confiée à un aide qui, exerçant sur elle une traction modérée, attire le polype en bas et tend le pédicule. Les ciseaux sont ensuite conduits, en prenant l'index gauche pour guide, sur le pédicule, dont on opère la section.

On a reproché à ce procédé d'exposer à l'hémorrhagie; mais cet accident est moins à craindre qu'on ne l'a avancé, le pédicule des polypes ne contenant généralement que des vaisseaux de petit calibre.

L'excision ne convient que pour les polypes peu volumineux, à pédicule mince, s'implantant sur le col ou à son voisinage, et chez les femmes à vagin ample et à utérus facilement accessible.

L'*écrasement linéaire* est le procédé le plus généralement employé pour l'ablation des polypes de l'utérus. Il est préférable au précédent, car il supprime toute crainte d'hémorrhagie.

Lorsque le polype est peu volumineux, pédiculé, que la cavité vaginale est libre en partie et que la vulve ne présente pas une trop grande étroitesse, rien n'est plus simple que de faire l'ablation d'un polype de l'utérus avec l'écraseur linéaire. On peut, quand le pédicule est long, que la tumeur pend à l'extérieur, se servir d'un écraseur droit, mais il est préférable de faire usage d'un écraseur courbe, qui suit mieux la direction du canal vaginal et peut être porté sur un point du pédicule, plus voisin de son implantation. Avec cet instrument, la section est en outre perpendiculaire et non oblique à l'axe du pédicule, ainsi qu'il arrive avec un écraseur droit.

Comme dans le procédé précédent, on applique le spéculum pour découvrir le polype et le saisir avec une pince de Museux. Le spéculum retiré, la pince est confiée à un aide qui attire le polype en bas. Le chirurgien engage la pince et le polype dans l'anse de l'écraseur, et conduit celui-ci sur l'index gauche, introduit dans le vagin, en arrière du polype, jusque sur le pédicule, tendu par la traction exercée par l'aide. On fait jouer l'instrument, lorsqu'il est arrivé à une hauteur convenable, et on opère la section. On procède avec lenteur pour se mettre à l'abri d'une hémorrhagie; ainsi, on ne fait parcourir à la chaîne qu'un cran de l'instrument à chaque demi-minute.

Ce procédé n'est pas toujours d'une application aussi facile, soit qu'il s'agisse de petits polypes, en partie contenus encore dans la cavité utérine et ne faisant qu'une légère saillie entre les lèvres du col, soit au contraire que le polype, ayant acquis un volume considérable, remplisse toute la cavité vaginale.

Dans le premier cas, on peut obtenir une dilatation du col suffisante pour permettre l'introduction de l'instrument, soit par l'administration du seigle ergoté, soit par l'introduction entre les lèvres du col d'une tige de laminaire ou d'un cône d'éponge préparée, soit encore en pratiquant, sur les lèvres du col, deux petites incisions, avec un bistouri boutonné, aux extrémités de son diamètre horizontal. Si la dilatation obtenue est peu prononcée, on fait l'ablation de ces petits polypes à implantation utérine, par la *ligature extemporanée*, c'est-à-dire à l'aide du serre-nœud de Maisonneuve, instrument moins volumineux que l'écraseur. M. Guéniot donne la préférence, en toutes circonstances, à ce procédé, mais nous croyons devoir réserver son application au cas qui nous occupe. L'index gauche est porté sur le col pour servir de guide à l'instrument, dans l'anse duquel on engage le polype. Quand celui-ci est peu volumineux, on peut opérer avec le spéculum et diriger l'instrument avec la vue. On pousse doucement le serre-nœud, dans la cavité utérine, jusqu'à ce que son extrémité soit arrêtée. Cette introduction est rendue plus facile si on fait immobiliser l'utérus par un aide, qui comprime modérément l'hypogastre. On fait alors jouer l'instrument et le pédicule se trouve étreint. Afin d'éviter l'hémorrhagie, on opère la section avec lenteur. Cet accident est moins à craindre, si, au lieu de faire usage d'un simple fil métallique, on se sert de plusieurs fils formant une corde, dont la section est plus large.

Lorsque le polype est très volumineux et remplit toute la cavité vaginale, il est très difficile et parfois même impossible, si surtout la vulve est étroite, de porter une chaîne d'écraseur sur le pédicule du polype. La chaîne se coude, se replie sur elle-même et il est impossible de la faire cheminer autour de la tumeur. M. Després de Saint-Quentin a modifié l'écraseur linéaire de façon à faire disparaître ces inconvénients et à rendre son introduction plus facile dans le cas de polype volumineux remplissant la cavité vaginale. La chaîne de cet instrument ainsi modifié est souple et montée sur des branches libres.

On peut cependant se servir de l'écraseur ordinaire en usant de l'artifice conseillé par M. Verneuil, et qui consiste à attacher un petit fil de fer tout le long de la chaîne; on lui donne ainsi une rigidité qui rend son introduction plus facile. On glisse dans le vagin, en avant de la tumeur, l'anse métallique, puis, lorsqu'elle a pénétré à une certaine profondeur, on écarte latéralement ses deux chefs et on les refoule en arrière. L'écraseur est alors poussé en arrière du pédicule jusque dans le cul-de-sac postérieur. On fait jouer l'instrument et si l'anse métallique a dépassé en arrière l'équateur du polype, elle glisse sur sa surface pyriforme et vient étreindre le pédicule à la hauteur à laquelle se trouve l'extrémité de l'écraseur.

On a donné le conseil, pour rendre plus facile l'ablation des polypes, de les attirer au dehors à l'aide de pinces de Museux. Cette manœuvre, qui n'est pas toujours possible, lorsque le polype est volumineux et la vulve très étroite, exige des tractions souvent énergiques, qui ne sont pas sans inconvénient; ainsi quand le polype est implanté sur le fond de l'utérus, elles peuvent entraîner l'inversion de cet organe. Il est donc préférable d'opérer les polypes utérins sans abaissement préalable.

Quand on ne peut réussir à glisser la chaîne en arrière du polype, on a donné le conseil d'en faire le morcellement. On passe alors à travers la tumeur une tige droite ou courbe, puis en arrière de celle-ci on applique la chaîne de l'écraseur. Lorsqu'on a ainsi fait l'ablation d'une portion du polype, on tente de porter la chaîne sur le pédicule; si on n'y peut réussir, on enlève, ainsi que nous venons de le dire, une nouvelle portion du polype et ainsi de suite, jusqu'à ce que, la cavité vaginale se trouvant plus libre, on puisse agir sur le pédicule de la tumeur.

On peut encore traverser le polype, soit transversalement, soit d'avant en arrière ou d'arrière en avant, avec un trocart droit ou courbe, à travers la canule duquel on passe la chaîne de l'écraseur ou un fil conducteur; on divise ainsi la tumeur en deux portions, dont on fait ensuite l'ablation.

Mais ce morcellement du polype n'est réalisable qu'autant que la vulve ne présente pas une très grande étroitesse; il faut en effet qu'en écartant les lèvres, on puisse mettre à découvert une notable portion de la tumeur. Si on n'y peut réussir, doit-on alors pratiquer le débridement de l'orifice antérieur du vagin, soit par une incision postérieure médiane, soit par deux incisions latérales? Nous ne le pensons pas. Après avoir vainement essayé de porter sur le pédicule du polype la chaîne de l'écraseur modifié de

Desprès de Saint-Quentin ou la chaîne de l'écraseur ordinaire rendue rigide suivant le procédé de M. Verneuil, si le morcellement de la tumeur est rendu impossible par l'étroitesse de la vulve, nous conseillons alors d'avoir recours à la *ligature lente.*

On a accusé ce procédé d'exposer à des accidents septicémiques, et on a considéré comme dangereux le séjour plus ou moins prolongé dans le vagin de la masse du polype mortifié. Il est incontestable que l'ablation du polype en une seule séance est préférable, et que c'est seulement lorsque cette opération est impossible, que le procédé de ligature lente doit trouver son application. Les reproches qu'on lui a adressés nous paraissent, ainsi du reste qu'au professeur Courty de Montpellier, avoir été exagérés, et il nous semble possible, par des lavages phéniqués répétés fréquemment, de conjurer les accidents septicémiques. Nous avons eu une dizaine de fois l'occasion de faire la ligature de polypes utérins extrêmement volumineux, remplissant complètement le vagin et dont il avait été impossible d'atteindre le pédicule; jamais nous n'avons observé le moindre accident. La ligature lente reste donc un procédé de nécessité qui mérite d'être conservé.

On fait usage pour la ligature lente d'un lien de fil qu'on nomme fouet, ou d'un cordonnet de soie, ou bien encore, ainsi que le recommande le professeur Courty de Montpellier, d'un lien de caoutchouc; avec ce dernier genre de ligature la section du pédicule est plus prompte. Différents moyens plus ou moins ingénieux ont été proposés pour porter le lien constricteur autour du pédicule du polype, nous recommandons le suivant auquel nous avons toujours eu recours avec succès. Les instruments nécessaires sont deux sondes conductrices métalliques, ouvertes à leurs deux extrémités, présentant une légère courbure dans leur partie terminale, et une grosse canule de même forme et de même longueur, au pavillon de laquelle est adapté un barillet (fig. 52).

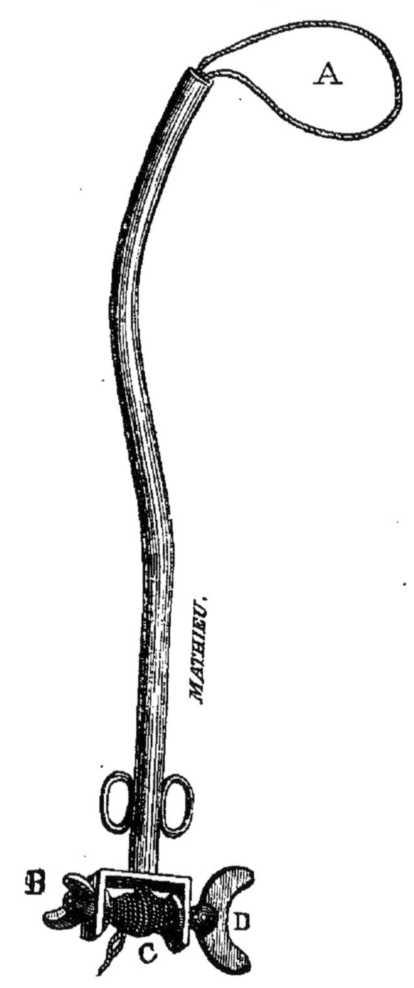

Fig. 52.

Le lien est passé à travers les deux sondes, de telle sorte que l'anse corresponde à leurs extrémités libres et que chacun des chefs ressorte par le pavillon de chacune des sondes. Celles-ci, adossées comme deux canons de fusil, sont conduites, sur l'indicateur gauche, dans le vagin, en suivant sa paroi postérieure, en arrière par conséquent du polype, jusqu'au niveau de son pédicule. La résistance qu'on éprouve à les faire progresser, ainsi que la profondeur à laquelle elles ont pénétré, indiquent qu'elles sont arrivées à la distance voulue. On maintient alors l'une d'elles immobile, tandis qu'on fait décrire à l'autre un tour de cercle complet autour du polype. Lorsqu'elle est venue se placer auprès de la première, du côté opposé à celui qu'elle occupait d'abord, le lien entoure le pédicule. On imprime alors un mouvement de rotation aux deux sondes, en les entraînant deux ou trois fois de suite dans le même sens, de façon à tordre le lien. Les sondes sont ensuite retirées et le lien est laissé en place. On engage ses deux chefs dans l'extrémité libre de la grosse canule et lorsqu'ils l'ont traversée dans toute son étendue et sont ressortis au niveau du pavillon, on la conduit sur l'index gauche dans le cul-de-sac postérieur du vagin. Tandis qu'on la maintient immobile, on tire sur les deux chefs du lien pour étreindre le pédicule, puis on les engage dans les trous du barillet, et, lorsqu'ils y sont fixés, on imprime à celui-ci quelques tours de façon à exercer sur le pédicule une striction énergique. L'instrument est abandonné entre les jambes de la malade, qui doit conserver le décubitus dorsal. Matin et soir, on resserre l'instrument et, généralement, du troisième au quatrième jour, la section du pédicule est complète.

Il n'est pas nécessaire que la section porte au niveau même de l'insertion du pédicule, la partie située au-dessus de la ligature se détache et tombe d'elle-même.

Pour combattre les accidents septicémiques, pouvant résulter de la présence dans le vagin du polype mortifié, on fait plusieurs fois par jour des injections vaginales phéniquées. Quel que soit du reste le procédé auquel on a recours, c'est une pratique qu'on ne doit pas négliger. Il faut faire précéder l'opération d'une injection vaginale phéniquée, et répéter celle-ci, au moins le matin et le soir, pendant environ une semaine. Il est également prudent de faire baigner avant de s'en servir les instruments dans la solution phéniquée.

Lorsque la section du pédicule d'un polype très volumineux a été opérée soit avec l'écraseur linéaire, soit par la ligature lente, il reste à en faire l'extraction de la cavité vaginale. Généralement après la ligature lente, cette extraction est facile ; la tumeur, ayant macéré dans les liquides vaginaux, a perdu de sa consistance et il suffit de tractions peu énergiques pour l'attirer au dehors. Après la section avec l'écraseur, on peut rencontrer plus de difficultés ; si on ne réussit pas avec les pinces de Museux, on se sert alors de tenettes courbes ou même d'un petit forceps. En cas d'impossibilité, on abandonne la tumeur dans le vagin pendant 24 ou 48 heures, durant lesquelles on fait des injections vaginales phéniquées fréquentes. Au bout de ce temps la tumeur a suffisamment perdu de sa consistance pour s'engager à travers la vulve et être amenée à l'extérieur.

On a signalé comme accident opératoire de l'ablation des polypes utérins la perforation de l'utérus, lorsqu'ils s'implantent sur le fond de cet organe. Cet accident n'est à craindre qu'autant que le polype fait saillie à l'extérieur. Tant qu'il est contenu dans le vagin, loin d'attirer l'utérus en bas, il le refoule en haut et, dans ces conditions, on peut agir avec d'autant plus de sécurité que la chaîne de l'écraseur n'attire pas les tissus circonvoisins, mais les refoule. Quand le polype a franchi la vulve, il peut avoir déterminé l'inversion de l'utérus ; la ligne de démarcation entre le myome et la matrice peut n'être appréciable ni au doigt ni à l'œil, et alors on peut craindre de faire porter la section sur le tissu utérin. Le meilleur moyen de trancher la question est d'avoir recours à l'acupuncture ; le tissu propre de l'utérus jouit d'une sensibilité très prononcée et, dès qu'on y touche, la malade accuse une vive douleur, tandis que le polype est complètement insensible.

Avant de pratiquer l'ablation d'un polype de l'utérus, on ne doit pas négliger de débarrasser l'intestin par un lavement administré le matin de l'opération, ou un purgatif pris la veille. On choisit pour opérer l'intervalle des règles, cependant on doit faire une exception pour certains polypes intra-utérins venant faire saillie entre les lèvres du col seulement pendant les menstrues; l'ablation de ces polypes intermittents, comme on les a appelés, doit donc être pratiquée durant cette période.

Après l'opération, la malade doit garder le lit pendant au moins une semaine. C'est alors seulement qu'on peut lui permettre de se lever et procéder à un examen qu'il est prudent d'ajourner jusqu'à cette époque.

L'hémorrhagie consécutive à l'ablation des polypes utérins est un accident extrêmement rare, si surtout l'opération a été exécutée avec l'écraseur linéaire. Dans le cas où elle viendrait à se produire, on aurait recours au tamponnement du vagin.

Les accidents septicémiques seront prévenus et combattus, ainsi que nous l'avons déjà recommandé, par des injections vaginales tièdes phéniquées, fréquemment répétées.

XXII

DE LA PONCTION DES ARTICULATIONS

La méthode antiseptique a rendu inoffensive cette opération réputée autrefois si dangereuse. Aussi, le champ de ses indications s'est-il notablement agrandi, au point qu'on peut dire qu'elle tend à devenir véritablement usuelle dans le traitement des épanchements articulaires.

Tous les épanchements articulaires, séreux, sanguins ou purulents peuvent réclamer la ponction de l'articulation qui en est le siège.

Elle est indiquée dans les épanchements séreux lorsqu'ils sont abondants et rebelles aux moyens dérivatifs et révulsifs habituellement dirigés contre eux. La simple évacuation de l'épanchement suffit quelquefois alors à amener la guérison; d'autres fois elle est suivie de la reproduction du liquide et une nouvelle ponction peut devenir nécessaire. Enfin, dans les épanchements chroniques de vieille date, la simple évacuation est insuffisante, et il faut la faire suivre d'une injection dans la cavité articulaire. La teinture d'iode, recommandée par Velpeau et Boinet, doit être abandonnée. Elle expose à la suppuration, et il est plus prudent de faire usage de la solution phéniquée à 2 1/2 pour 100 ou même à 5 pour 100, si une première injection plus faible a échoué. Cette injection peu douloureuse détermine une réaction modérée, qui disparaît au bout de quelques jours, sans que la suppuration soit à craindre.

Ce n'est pas seulement contre les épanchements articulaires subaigus et chroniques, ayant résisté à un traitement approprié, qu'on a recommandé la ponction des articulations. On l'a conseillée également dans la synovite aiguë avec exsudation abondante, distension extrême de la synoviale, occasionnant de très vives douleurs.

La résorption des épanchements sanguins traumatiques des articulations ne se produit qu'avec une excessive lenteur. De longs mois s'écoulent avant que le sang ait disparu et que l'articulation ait recouvré la liberté de ses mouvements, et encore ce dernier résultat n'est-il pas toujours atteint. Ces épanchements, qui s'accompagnent d'un gonflement très prononcé et de douleurs souvent extrêmement vives, résistent presque toujours aux moyens ordinairement employés, immobilisation, révulsifs, compression, etc. La ponction de l'articulation procure un soulagement immédiat et une guérison infiniment plus rapide. L'intégrité des mouvements de l'articulation n'est en outre pas compromise. Quelquefois, après l'évacuation du sang, un nouvel épanchement se produit dans l'articulation; une nouvelle ponction est alors nécessaire, mais la guérison n'en est que peu retardée.

On distingue les épanchements sanguins des articulations à l'existence d'un traumatisme antérieur, au gonflement parfois considérable de l'articulation, à l'abondance de l'épanchement, à la distension des culs-de-sac de la synoviale et à l'intensité des douleurs.

Dans l'arthrite suppurée, l'évacuation du pus est une nécessité impérieuse. Seule, elle peut prévenir les accidents généraux les plus graves, ainsi que les altérations des cartilages et des extrémités osseuses articulaires. La ponction peut suffire au début, mais à une période plus avancée, il faut assurer au pus un écoulement permanent, et l'ouverture plus ou moins large de l'articulation est nécessaire. Que l'arthrite soit spontanée, perpuérale ou traumatique, consécutive à un érysipèle phlegmoneux, à l'ostéomyélite ou à la pyohémie, toujours la conduite du chirurgien doit être la même : pratiquer la ponction de l'articulation dès que la présence du pus est soupçonnée et la faire suivre du lavage de la cavité articulaire avec la solution phéniquée. Si le liquide se reproduit, on pratique une nouvelle ponction et un nouveau lavage phéniqué. Si on n'obtient pas ainsi une amélioration dans l'état général et une diminution de l'épanchement, alors on ouvre l'articulation, on lave la synoviale avec la solution phéniquée, et on maintient entre les lèvres de l'incision un tube à drainage pour assurer la permanence de l'écoulement. C'est à cette dernière pratique qu'on a recours d'emblée lorsqu'appelé tardivement, on se trouve en présence d'une arthrite purulente confirmée et s'accompagnant de phénomènes généraux graves.

La ponction d'une articulation peut être pratiquée avec un trocart ordinaire de petit ou de moyen calibre. La pénétration de l'air dans l'articulation n'est généralement pas à craindre ; pour qu'elle se produise, il faut en effet, ce qui est exceptionnel, que les tissus péri-articulaires présentent une épaisseur et une rigidité telles qu'ils ne puissent revenir sur eux-mêmes après l'évacuation du liquide.

Mais il est beaucoup plus commode de faire usage d'un appareil aspirateur, surtout si la ponction doit être suivie d'une injection dans l'articulation.

La ponction d'une articulation doit être précédée du nettoyage de la région avec le savon, si surtout elle a été le siège d'applications extérieures, et ensuite du lavage avec la solution phéniquée à 5 pour 100. Les mains de l'opérateur et de l'aide sont purifiées dans la même solution; le trocart, après y avoir séjourné, est enduit d'huile phéniquée; enfin, on opère dans l'atmosphère phéniquée.

L'aide applique ses mains à plat au-dessus et au-dessous de l'articulation, de façon à refouler le liquide épanché et à tendre les culs-de-sac. Le chirurgien choisit le plus saillant pour y pratiquer la ponction; au genou, c'est dans l'un des culs-de-sac supérieurs, ordinairement l'interne; au coude, c'est sur le côté externe de l'olécrâne qu'on fait pénétrer le trocart. L'index étendu sur l'instrument limite le degré de sa pénétration. La ponction doit être pratiquée graduellement, sans brusquerie, en se tenant prêt à s'arrêter dès que la résistance a cessé, afin d'éviter la blessure des cartilages et des os.

Lorsque le liquide a été complètement évacué, on saisit entre les doigts un pli des téguments autour de la canule, et on la retire d'un mouvement brusque. On applique alors sur la piqûre une mouche de collodion.

Quand l'évacuation de l'épanchement doit être suivie d'une injection, on pousse dans l'articulation, par la canule du trocart, une quantité de liquide, solution phéniquée faible ou forte, en quantité suffisante pour distendre la synoviale, et on imprime au membre quelques mouvements pour amener le liquide au contact de tous les points de la paroi. Après un séjour de quelques minutes, on évacue l'injection; si le liquide sort clair, une nouvelle injection n'est pas pratique une seconde, et même une troisième et une quatrième, jusqu'à ce qu'il revienne limpide.

L'articulation est ensuite entourée d'un pansement antiseptique et immobilisée dans une gouttière, ou bien, simplement, on applique un appareil ouaté, qui réunit ces deux conditions d'être antiseptique et immobilisateur.

L'arthrotomie ou incision des articulations est plus exclusivement réservée aux arthrites suppurées. Lorsque la ponction a démontré la nature purulente de l'épanchement et que les injections phéniquées n'ont produit aucune amélioration, il faut assurer au pus un écoulement permanent. Les grandes incisions, recommandées par J.-L. Petit et Boyer, ne sont pas nécessaires ; il suffit que l'ouverture soit suffisante pour permettre l'évacuation complète du contenu de l'articulation et le lavage de la synoviale avec la solution phéniquée. On doit observer pour cette opération les mêmes précautions antiseptiques que pour la ponction : atmosphère phéniquée, purification de la région, des instruments et des mains de l'opérateur et de l'aide. Pendant que celui-ci comprime la périphérie de l'articulation, le chirurgien ponctionne le cul-de-sac le plus saillant avec un bistouri à lame étroite, puis substituant à celui-ci un bistouri boutonné, il agrandit l'ouverture dans une étendue suffisante. Les tissus revenant sur eux-mêmes après l'écoulement du liquide, une incision de trois ou quatre centimètres est nécessaire. Si une incision unique paraît insuffisante, on en pratique une seconde sur un autre point de l'articulation. Celle-ci ayant été lavée avec la solution phéniquée jusqu'à ce que le liquide sorte limpide, on introduit un tube à drainage, ayant séjourné dans l'eau phéniquée, et on recouvre d'un pansement antiseptique. Le membre est ensuite immobilisé. Lorsque l'écoulement a presque disparu, on supprime le tube à drainage, et quand la plaie est cicatrisée, on applique un appareil inamovible, qui doit être conservé trois ou quatre semaines.

XXIII

PIED-BOT

SECTION DU TENDON D'ACHILLE

Le tendon d'Achille, sur lequel s'insèrent les fibres charnues du triceps sural (jumeaux et soléaire), est large et aplati à sa partie supérieure, ainsi qu'au niveau de son insertion à la partie moyenne de la face postérieure du calcanéum. Il est plus étroit et plus épais à sa partie moyenne et présente à ce niveau la forme d'un cordon volumineux, à peu près arrondi. A son côté interne, à égale distance de son bord interne et du bord postérieur de la malléole interne, se trouvent l'artère tibiale postérieure, avec ses deux veines satellites, et le nerf tibial postérieur, situé à la partie postérieure et externe de l'artère et contenu dans la même gaine. Une lame fibreuse résistante, dépendance de l'aponévrose profonde, recouvre le cordon vasculo-nerveux en arrière et le fixe sur les muscles de la couche profonde. Lorsqu'on porte le pied dans la flexion forcée, de façon à faire saillir le tendon d'Achille en arrière, on augmente la distance qui le sépare du cordon vasculo-nerveux. Une bourse synoviale constante sépare le tendon d'Achille du tiers supérieur de la face postérieure du calcanéum, et remonte un peu au-dessus de cet os.

Le triceps sural, auquel fait suite le tendon d'Achille, est à la fois extenseur et adducteur du pied. En se contractant, il élève le talon et abaisse la pointe du pied, puis, ce mouvement accompli, il attire en haut le bord interne du pied, dont le bord externe s'abaisse, tandis que la face dorsale se dirige en dehors. L'extension directe du pied exige le concours de deux muscles, le triceps sural, extenseur et adducteur, et le long péronier latéral, extenseur et abducteur.

Indications. — La section du tendon d'Achille est indiquée pour corriger les déviations du pied résultant de la rétraction du triceps sural. Le talon est alors exhaussé de telle sorte que le pied ne repose sur le sol que par son extrémité digitale.

Les déviations du pied, ou pieds-bots, sont congénitales ou accidentelles.

Pied-bot congénital. — On distingue quatre variétés principales de pieds-bots, suivant que le pied est incliné sur son bord externe, *varus*, sur son bord interne, *valgus*, que le talon est élevé, *équin* ou abaissé, *talus*. Le plus souvent, ces variétés se combinent entre elles, le valgus s'associant au talus et le varus à l'équin. Le pied-bot varus-équin est, de toutes les malformations congénitales du pied, celle qu'on rencontre de beaucoup le plus fréquemment.

La section du tendon d'Achille est indiquée pour corriger l'équinisme et produire l'abaissement du talon. L'équinisme pur étant le plus rare des pieds-bots congénitaux, c'est pour remédier au pied-bot varus-équin qu'on pratique ordinairement cette opération.

Dans le pied-bot varus-équin (fig. 53), le talon est attiré en haut, la face dorsale du pied est tournée en dehors, le bord externe du pied repose en partie sur le sol, le bord interne est élevé et la face plantaire regarde en dedans. Le pied est en outre comme brisé dans sa partie moyenne et ployé sur lui-même. Il est roulé en dedans et les orteils se rapprochent de la malléole interne, qui est moins développée qu'à l'état normal, tandis que la malléole externe fait une saillie exagérée. Dans certains cas invétérés, l'inflexion de l'avant-pied

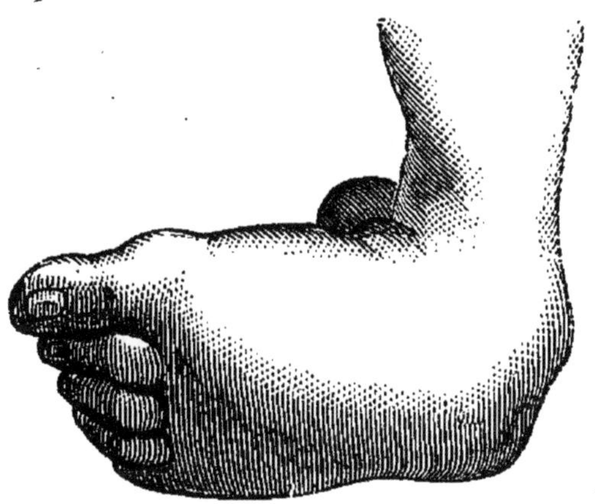

Fig. 53. — Pied-bot varus-équin.

sur l'arrière-pied peut être portée au point que le sujet marche sur le dos du pied.

La section du tendon d'Achille n'est pas indiquée dans tous les cas de pied-bot varus-équin congénital, et il importe, au point de vue du traitement, d'admettre des degrés dans cette malformation, qui peut être plus ou moins accentuée. On distingue trois degrés : dans le premier, il est possible, avec la main et sans déployer un très grand effort, d'abaisser le talon et de redresser le pied, au point de corriger complètement la déviation ; dans le second degré, la résistance musculaire ne peut être vaincue qu'au prix d'un très grand effort manuel ou même on ne réussit qu'à corriger incomplètement la déviation. Enfin dans le troisième degré, qu'on n'observe pas au moment de la naissance, mais seulement à un âge plus avancé, lorsque la difformité a été abandonnée à elle-même, à la rétraction des muscles sont venues s'ajouter des déformations osseuses et articulaires; le poids du corps est supporté non plus par le bord externe, mais par la face dorsale du pied; toute correction est alors impossible.

Dans le premier degré du varus-équin, une intervention chirurgicale n'est pas nécessaire. Des manipulations répétées consistant en des mouvements communiqués, dans lesquels le pied est porté dans une situation opposée à celle où il a été placé par la difformité, et l'usage d'appareils orthopédiques appropriés procurent la guérison. Les muscles raccourcis cèdent et se laissent allonger.

Lorsque le pied-bot s'accompagne de déformations osseuses et articulaires, à moins qu'elles ne soient peu prononcées, les sections tendineuses sont insuffisantes et la correction ne peut être obtenue qu'au prix de résections osseuses.

La section du tendon d'Achille est donc seulement indiquée lorsque la déviation est uniquement due à la rétraction musculaire, que les os et les articulations n'ont subi aucune déformation notable, qu'on ne peut vaincre la résistance des parties rétractées ou qu'on n'y réussit qu'au prix d'un très grand effort. Ces conditions, rétraction musculaire et absence de déformation du squelette, existent au moment de la naissance, et c'est plus tard seulement qu'on voit survenir les déformations osseuses et articulaires faisant obstacle au retour du pied dans son attitude normale. Non seulement chez le nouveau-né, il n'existe aucune déformation notable des os, mais encore, lors même que la déviation est très prononcée, l'absence d'altérations musculaires (atrophie ou dégénérescence graisseuse) est la règle. A un âge plus avancé, les muscles du membre dévié sont plus pâles, plus grêles qu'à l'état normal, quelquefois graisseux, et les os ont subi un arrêt de développement, par suite du défaut d'exercice du membre.

La question de l'âge auquel il convient de pratiquer la section du tendon d'Achille, pour remédier au pied-bot varus-équin congénital, se trouve résolue par les considérations qui précèdent. La difformité ne peut qu'augmenter avec l'âge ; elle s'accentue de plus en plus et d'autant plus promptement qu'après la naissance l'accroissement du pied se fait avec rapidité. Il est donc indiqué d'agir de bonne heure, plus tôt on agit plus on a de chances de voir le pied recouvrer sa forme et ses mouvements physiologiques.

On donnait autrefois le conseil d'attendre, pour opérer, l'âge d'un an ou même de deux ans. Giraldès opérait aussitôt après la naissance. Cet exemple n'est pas généralement suivi, mais la plupart des chirurgiens sont aujourd'hui d'avis d'opérer dès que l'existence de l'enfant est assurée, c'est-à-dire du troisième au quatrième mois après la naissance. A cet âge, la petitesse des organes ne rend pas l'opération plus délicate et plus difficile. Par le fait de sa rétraction, le tendon se détache nettement des parties voisines et est limité par deux gouttières latérales très prononcées. Plus la déviation est accusée, plus l'indication d'opérer immédiatement est pressante, car on peut craindre, en temporisant, de voir se produire des déformations osseuses. Lorsque le sujet est plus âgé et que déjà les os et les articulations ont subi un commencement de déformation, il y a, à plus forte raison, urgence à ne pas différer l'opération; tout retard apporté à son exécution a alors pour conséquence l'aggravation de la déformation osseuse.

Après l'âge de vingt ans, la ténotomie ne fournit guère de résultats satisfaisants. Elle peut permettre de rendre moindre la difformité du pied, mais, en détruisant les dispositions anatomiques nouvelles, qui suppléaient aux dispositions normales, elle rend souvent le membre moins apte à la marche qu'il ne l'était avant l'opération.

Dans le pied-bot varus-équin, le tendon d'Achille n'est pas toujours le seul tendon rétracté. Lorsque l'avant-pied est fléchi sur l'arrière-pied, que le pied est enroulé en dedans, les muscles jambiers antérieur et postérieur ainsi que l'aponévrose plantaire sont souvent le siège d'une rétraction très prononcée. On peut être alors dans l'obligation d'en faire également la section pour obtenir une correction parfaite; mais généralement chez les jeunes enfants la section du tendon d'Achille suffit pour ramener le pied dans une attitude convenable. Le triceps sural n'est pas seulement en effet extenseur du pied, il est également adducteur, lorsque le mouvement d'extension est accompli. La section du tendon d'Achille peut donc par suite contribuer à diminuer la déviation en dedans, et l'usage d'appareils orthopédiques complète ensuite la guérison. C'est seulement dans les cas graves, lorsqu'il est impossible d'obtenir avec la main le déroulement du pied, qu'il devient nécessaire de faire également la section de l'aponévrose plantaire et celles des tendons des muscles jambiers antérieur et postérieur.

En pareil cas ces sections doivent être pratiquées par la méthode sous-cutanée, un mois ou deux avant la section du tendon d'Achille. On exécute celle-ci seulement après avoir obtenu le déroulement de la plante du pied. Le tendon d'Achille, demeuré intact, fournit en effet un point d'appui nécessaire aux appareils redresseurs.

Pieds-bots accidentels. L'équinisme (fig. 54) est la variété la plus fréquente des pieds-bots accidentels. La prédominance du triceps sural sur les autres muscles de la jambe explique comment cette déviation se produit, quand le pied est abandonné à son propre poids, ainsi qu'il peut arriver dans les fractures de la partie inférieure de la jambe et les arthrites chroniques de l'articulation tibio-tarsienne. L'équinisme survient encore par le fait de la contracture du triceps ou de la paralysie de ses antagonistes ; l'équilibre musculaire est alors rompu en sa faveur. C'est ce qu'on observe notamment dans la paralysie atrophique de l'enfance. Dans cette maladie, ce sont les muscles allongés qui sont frappés de paralysie et ont subi la dégénérescence graisseuse. Les muscles sains, se trouvant sans antagonistes, sont au contraire rétractés.

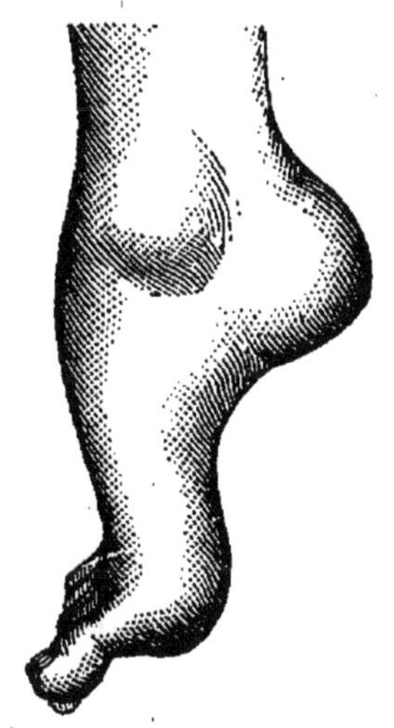
Fig. 54. — Pied-bot équin.

Les chirurgiens ont été longtemps divisés sur la question de la ténotomie appliquée au traitement des pieds-bots paralytiques. Cette question est aujourd'hui résolue. L'opération est indiquée, lorsque la rétraction musculaire ne peut être surmontée à l'aide d'appareils orthopédiques. L'équinisme succédant à la paralysie atrophique de l'enfance ou consécutif à l'arthrite chronique de l'articulation tibio-tarsienne, doit donc être combattu par la section du tendon d'Achille, toutes les fois que sa correction par les moyens mécaniques est impossible. Nous dirons plus loin quelles précautions spéciales commande ensuite cette opération.

Manuel opératoire. Les instruments nécessaires pour pratiquer la section du tendon d'Achille sont deux ténotomes, l'un pointu, l'autre boutonné, à lame aussi étroite que possible.

Le malade est couché sur le ventre, le pied fixé par un aide et maintenu dans la flexion, de façon à tendre le tendon d'Achille et à exagérer sa saillie. La section doit porter à environ 15 millimètres au-dessus du calcanéum ; en ce point le tendon a la forme d'un cordon arrondi. En opérant plus haut, on s'exposerait davantage à la blessure des vaisseaux tibiaux postérieurs, qui sont plus rapprochés du tendon qu'inférieurement, et, lorsque le pied-bot est très prononcé, décrivent souvent des flexuosités, de telle sorte qu'ils occupent plus de place qu'à l'état normal. Il faut être en outre prévenu qu'en raison de la déviation en dedans de l'extrémité postérieure du calcanéum et par suite du tendon d'Achille, l'artère est plus rapprochée de ce dernier que de la malléole interne. En opérant trop bas, on pourrait ouvrir la bourse séreuse rétro-calcanéenne. Pour déterminer le lieu de la section, on peut suivre la règle indiquée par Scoutteten : on tire une ligne transversale partageant la malléole externe et se prolongeant jusqu'au tendon, cette ligne indique la hauteur à laquelle la section doit être faite.

La ténotomie se pratique suivant la méthode sous-cutanée. Il n'est pas nécessaire d'opérer dans l'atmosphère phéniquée. Cependant, il est toujours prudent de se soumettre à quelques-unes des règles de la méthode antiseptique; ainsi la purification des instruments, le lavage de la région avec la solution phéniquée avant et après l'opération, ne doivent pas être négligés.

On déplace la peau avant de l'inciser, de telle sorte qu'après l'opération, le parallélisme se trouve détruit et que l'accès de l'air ne soit pas à craindre. Le chirurgien saisit entre les doigts de la main gauche, un pli des téguments parallèle au tendon, et, à la base de ce pli, directement sur le côté du tendon, il pratique, avec le ténotome pointu, une incision juste suffisante pour livrer passage au ténotome boutonné. Cette incision de la peau peut être pratiquée indifféremment sur le côté externe ou sur le côté interne du tendon; cependant, l'artère étant située en dedans, il est peut être plus sûr d'inciser sur le côté interne, le vaisseau se trouve ainsi en arrière de l'incision. La ponction en dedans permet également d'éviter la veine Saphène externe située en dehors du tendon. On choisit ordinairement le côté le plus saillant du tendon.

Après avoir incisé la peau, le chirurgien, sans abandonner le pli des téguments, substitue, au ténotome pointu, le ténotome boutonné. Il le glisse à plat entre le tendon et la peau, et lorsque l'extrémité de l'instrument a dépassé le côté opposé du tendon, ce qu'il est facile de reconnaître, à travers la peau, avec l'index gauche, il lui fait décrire un quart de cercle, de façon que son tranchant corresponde à la face postérieure du tendon (fig. 55).

A ce moment, l'aide relève de plus en plus la pointe du pied, et le tendon formant une corde tendue vient se faire diviser par l'instrument, sur lequel on appuie, à travers la peau, avec l'index gauche. Un bruit de craquement, la suppression de la résistance et l'abaissement du talon indiquent que la section est accomplie. Il est du reste facile de sentir, à travers la peau, l'écartement des deux bouts du tendon divisé.

La section du tendon d'Achille peut se faire également d'avant en arrière, de sa face profonde vers sa face superficielle. Pour un opérateur inexpérimenté, cette section sous-tendineuse est plus prudente, car elle expose moins à la blessure des vaisseaux. On glisse le ténotome boutonné à plat en avant du tendon, en le maintenant toujours au contact de celui-ci ; puis, lorsque son extrémité, qu'on sent à travers la peau,

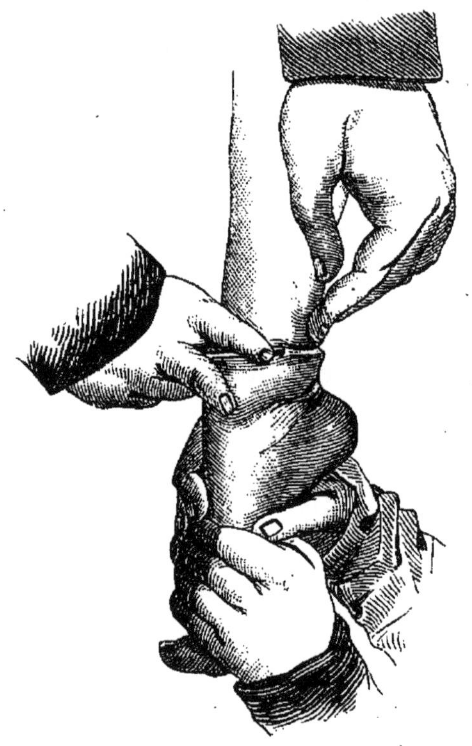

Fig. 55. — Section du tendon d'Achille.

a dépassé le côté opposé du tendon, on fait décrire un quart de cercle à l'instrument, et on ramène son tranchant en arrière. L'aide relève la pointe du pied, et le tendon forme une corde tendue sur laquelle on appuie avec l'index gauche et qu'on refoule vers la lame qui la divise. On presse moins à mesure que la section s'avance, afin que les téguments ne soient pas intéressés. Il faut donc procéder avec lenteur, et cesser toute pression, dès qu'on ne rencontre plus de résistance au-devant de l'instrument.

Qu'on divise le tendon d'avant en arrière ou d'arrière en avant, ce qui n'a pas d'importance (chacun choisit le procédé qui lui semble le plus commode), la section doit toujours se faire en pressant et non en sciant. Le chirurgien maintient l'instrument au contact du tendon qui vient se diviser. En agissant ainsi, on sectionne seulement, comme le fait remarquer Malgaigne, les parties tendues, c'est-à-dire le tendon, et les autres, comme les vaisseaux, échappent plus sûrement à l'action du ténotome.

Après la section du tendon, on s'assure, avant de retirer le ténotome, qu'il a été divisé en totalité et qu'il ne reste plus aucun obstacle, s'opposant à l'abaissement du talon. Ce sont ordinairement le tendon du plantaire grêle ou les parties latérales de la gaine du tendon. Dans les mouvements qu'on imprime au pied, on les sent se tendre sous la peau. On glisse le ténotome à plat en avant et, le retournant ensuite, on en opère la section par pression, tandis que l'aide relève la pointe du pied.

Lorsqu'il n'existe plus d'obstacles à l'abaissement complet du talon, on retire alors le ténotome à plat, de façon à ne pas agrandir la plaie des téguments. On presse entre les doigts les bords de la plaie, on expulse le sang épanché et on applique une mouche de taffetas ou de collodion. On recouvre le pied et la partie inférieure de la jambe d'ouate qu'on maintient à l'aide d'un bandage roulé.

La blessure de l'artère tibiale postérieure est à peu près le seul accident opératoire qui soit à redouter. Cette artère n'est pas en rapport immédiat avec le tendon, et la distance qui l'en sépare augmente encore lorsque le pied est porté dans la flexion forcée; le tendon devient alors saillant en arrière et s'écarte de l'artère. Si cependant l'artère tibiale postérieure vient à être divisée, on peut pratiquer, ainsi que quelques chirurgiens le conseillent, une compression méthodique, mais il nous semble préférable d'agrandir l'incision, de mettre à nu les deux bouts du vaisseau et d'en pratiquer la ligature.

Cette opération se pratiquant par la méthode sous-cutanée, la suppuration n'est guère à craindre. Elle ne se produit que si la plaie des téguments présente des dimensions exagérées permettant l'accès de l'air ou bien encore si le chirurgien, trop empressé à vouloir redresser le pied, a fait suivre l'opération de manœuvres violentes et maladroites.

Quand on pratique la section sous-tendineuse du tendon, la peau peut être également divisée, si on ne procède pas avec précaution. Il faut alors, après le lavage de la plaie avec la solution phéniquée, réunir les téguments par quelques points de suture entrecoupée, en ménageant à l'une des extrémités de la plaie un orifice livrant passage à un tube à drainage de petit calibre et recouvrir d'un pansement antiseptique. On obtient ainsi la réunion de la peau par première intention.

Quelques chirurgiens font suivre immédiatement

l'opération de l'application d'un appareil destiné à maintenir l'écartement des deux bouts du tendon. C'est une pratique dangereuse qui peut être le point de départ d'inflammation et de suppuration, c'est seulement le troisième ou le quatrième jour après l'opération qu'on doit appliquer un appareil. Il peut consister simplement en un étrier plâtré immobilisant le pied à angle droit ou légèrement fléchi sur la jambe. On le laisse en place pendant trois semaines ou un mois; puis alors on a recours aux moyens mécaniques.

Les bandages inamovibles, dont on a également recommandé l'emploi immédiatement après l'opération, ne sont pas sans inconvénients. S'ils sont trop serrés, ils sont mal tolérés et, chez les très jeunes enfants, peuvent produire des excoriations et même des eschares. S'ils sont trop lâches, ils ne maintiennent pas le pied dans une attitude convenable; enfin, ils nécessitent une certaine surveillance, car, par suite de la diminution de volume du membre, résultant de sa constriction, ils peuvent devenir promptement trop lâches.

Chez les très jeunes enfants qui ne marchent pas encore, on ne doit faire usage que d'appareils orthopédiques très simples. On emploie simplement un appareil composé de deux petites planchettes, l'une jambière, l'autre podalique, unies à angle droit, bien matelassées afin d'éviter les pressions douloureuses et sur lesquelles on fixe le pied à l'aide d'un bandage roulé. On peut également se servir d'une gouttière postéro-externe en fer blanc, dans laquelle on couche le membre; une palette plantaire, fixée à l'attelle, force le pied à rester à angle droit. Ces appareils doivent être enlevés et réappliqués tous les jours.

Quand l'enfant commence à marcher, les téguments

peuvent supporter une pression plus forte et on peut avoir recours à des appareils plus compliqués. Ceux-ci doivent remplir deux indications, maintenir le talon au contact du sol et ramener le segment antérieur du pied en dehors. Ils doivent en outre être aussi légers que possible, pour permettre la marche, et ne donner lieu à aucune pression douloureuse. Ils se composent de deux parties, une pièce podale et une pièce jambière.

La pièce podale consiste en une semelle en bois, rembourrée, offrant en arrière une plaque demi-circulaire en cuir fort, destinée à empêcher le talon de glisser. Pour assujettir le talon et le maintenir au contact de la semelle, la partie inférieure de la jambe est embrassée dans une guêtre en cuir souple ou mieux en peau de daim, lacée en avant et présentant en arrière une patte, qui s'accroche à un bouton métallique, situé à la partie postérieure de la semelle. Entre celle-ci et la plaque de cuir, qui la limite, se trouve une fente livrant passage à la patte postérieure de la guêtre.

Le talon ainsi maintenu au contact de la semelle, on étale le pied à plat et pour combattre sa tendance à se porter en dedans, on le maintient à l'aide d'une courroie transversale fixée sur les deux côtés de la semelle.

La pièce jambière de l'appareil se compose d'un montant externe ou de deux montants latéraux en acier, fixés de chaque côté de la semelle. A la partie supérieure, correspondant au-dessous du genou, se trouve un demi-cercle métallique terminé par une courroie qui entoure complètement la jambe. Au niveau du cou-de pied, les montants sont articulés de telle sorte que le pied peut être ramené dans la flexion et l'abduction.

Des appareils assez nombreux, et ne différant les uns des autres que par des modifications sans grande importance ont été construits sur les mêmes principes (fig. 56, 57). Dans leur application, le point important

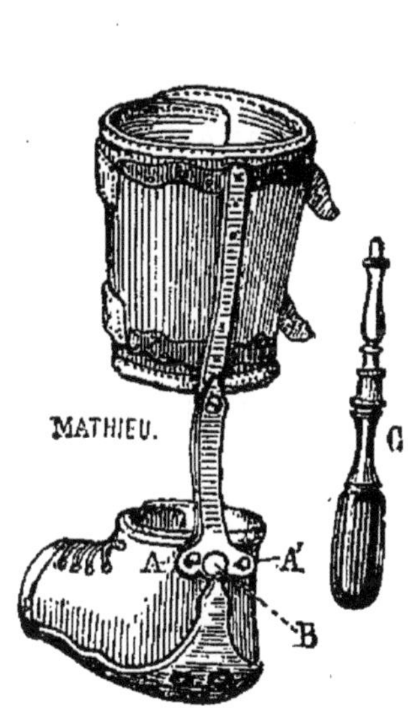

Fig. 56. — Appareil à pied-bot de Nélaton. Il se compose d'une molletière et d'une chaussette en cuir moulé fixée à une semelle d'acier et s'articulant en genouillère B à la tige postérieure. On peut placer le pied dans la position voulue et on fixe l'articulation au moyen de deux vis à marteau A, A que l'on serre avec la clef C.

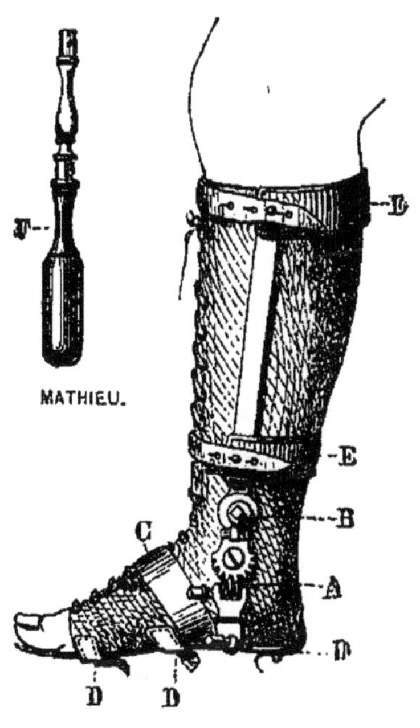

Fig. 57. — Appareil à pied-bot à double mouvement. Il se compose d'une seule tige latérale, fixée à une semelle rigide et qui obéit, au moyen d'un double engrenage, aux mouvements communiqués.

est de fixer solidement le talon et la plante du pied; c'est une condition essentielle à la réduction de la difformité. Il faut ensuite s'assurer qu'ils n'exercent pas une striction trop énergique. Pour éviter des pressions douloureuses, on ne doit pas, surtout chez les jeunes enfants à peau fine et délicate, les appliquer à nu;

le pied et la jambe doivent être recouverts d'un bas ou d'une bande de flanelle. On les applique pendant quelques heures d'abord, puis s'ils sont bien tolérés on les fait conserver la journée entière.

Le redressement doit s'opérer graduellement et sans brusquerie. C'est quelquefois deux ou trois semaines seulement après l'opération que le pied est revenu à la situation normale. L'appareil redresseur peut alors être seulement appliqué pendant la nuit et remplacé pendant le jour par un appareil simplement contentif.

L'appareil contentif le plus généralement employé se compose d'une bottine de cuir lacée en avant, dans la semelle de laquelle est placée la tranche horizontale d'une équerre dont la tranche verticale située en dehors se relie au niveau du cou-de-pied et par une articulation libre avec une tige métallique s'arrêtant au-dessous du genou et pourvue à ce niveau d'une embrasse qui entoure la jambe.

Cet appareil doit être porté longtemps. Une année au moins est nécessaire à la guérison d'un pied-bot varus-équin congénital, lors même qu'il n'existe pas de déformation osseuse. Le tissu de nouvelle formation, intermédiaire aux deux bouts du tendon divisé, possède, comme tous les tissus de cicatrice, une puissance rétractile qui ne s'épuise qu'à la longue et contre laquelle il est nécessaire de lutter longtemps, sous peine de voir se reproduire la déformation du pied.

Après la section du tendon d'Achille, pratiquée pour remédier à un pied équin accidentel, le port d'un appareil orthopédique est souvent une obligation pour le reste de l'existence. C'est notamment ce qui a lieu dans la paralysie atrophique de l'enfance. L'allongement du tendon a amoindri la puissance musculaire du triceps sural, mais cette puissance est encore supérieure à celle des antagonistes de ce muscle frappés de paralysie et de dégénérescence graisseuse. L'équilibre musculaire ne se trouve donc pas rétabli et l'attitude vicieuse ne tarderait pas à se reproduire, si on ne luttait pas contre la prédominance du triceps sural par un appareil approprié. On doit, en pareil cas, toujours faire suivre l'opération de l'électrisation des muscles paralysés, de façon à réveiller leur contractilité et à leur rendre la puissance qu'ils ont perdue. Si on y réussit, ainsi qu'il peut arriver dans certains cas, notamment lorsque l'équinisme s'est montré à la suite d'une immobilité prolongée, comme dans les arthrites tibio-tarsiennes chroniques, alors l'usage d'un appareil orthopédique peut, dans la suite, devenir inutile; mais nous devons ajouter que c'est exceptionnellement qu'on obtient ce résultat.

XXIV

ONGLE INCARNÉ

Lorsque l'incarnation est récente et peu prononcée, la guérison de l'ongle incarné peut être obtenue à l'aide de simples pansements. Ceux-ci consistent en l'interposition d'un corps étranger entre l'ongle et l'ulcération. On évite ainsi le frottement du bord tranchant de l'ongle contre les chairs et la cicatrisation peut se faire.

Chaque matin, on introduit, sous l'ongle, avec une

spatule, une petite mèche de charpie, un peu d'ouate ou une mince lame d'amadou. On la pousse doucement jusqu'aux limites du décollement de l'ongle et de l'ulcération. Puis, sur le bourrelet charnu, situé sur le côté de l'ongle, on applique un tampon de charpie ou d'ouate, qu'on maintient à l'aide d'une petite bande de toile ou d'une bandelette de diachylon. Les chairs sont ainsi comprimées et éloignées de l'ongle. Si l'ulcération présente des fongosités, on les réprime de temps en temps avec la pointe d'un crayon de nitrate d'argent. Follin recommande dans ce cas d'enduire, d'une pommade à l'alun ou au tannin, la charpie ou l'amadou qu'on introduit sous l'ongle.

Ce traitement, qui ne convient que dans des cas légers et peu anciens, a l'inconvénient d'être d'une durée assez longue. Six à huit semaines, durant lesquelles la marche doit être non pas absolument interdite, mais seulement permise avec modération, sont nécessaires à la guérison. Il ne saurait donc convenir à ceux qui ne peuvent disposer de loisirs suffisants ou que leur profession, à laquelle ils ne peuvent renoncer pendant un temps aussi long, condamnent à la marche ou à la station verticale. Pour ceux-là il faut, même lorsque l'ongle incarné est récent, avoir recours d'emblée à l'opération.

Un très grand nombre de procédés opératoires ont été proposés pour la guérison de l'ongle incarné. Celui qui offre le plus de garantie de guérison définitive consiste en l'arrachement de l'ongle, qu'on fait suivre de l'ablation du bourrelet cutané sur lequel siège l'ulcération, ainsi que d'une partie de la matrice unguéale.

Cette opération fort douloureuse exige l'emploi de l'anesthésie locale. On fait généralement usage du mélange réfrigérant de glace et de sel marin, qu'on enferme dans un sac de mousseline avec lequel on recouvre la face dorsale et les parties latérales de l'orteil. Lorsque la peau est devenue complètement blanche sur toute l'étendue du bourrelet cutané et les parties voisines, l'anesthésie est complète. On peut se servir également du bromure d'éthyle pulvérisé avec l'appareil de Richardon. Quant à l'éther, il procure une insensibilité moins complète et plus lente que le mélange réfrigérant de glace et de sel ou le bromure d'éthyle.

Le premier temps de l'opération consiste dans l'arrachement de l'ongle. L'insensibilité étant obtenue, le chirurgien saisit solidement le gros orteil entre le pouce et l'index gauches. Sous l'ongle, il glisse à plat une des branches d'une paire de ciseaux droits et la pousse jusqu'au niveau de la matrice unguéale. Tournant alors le tranchant en haut, il divise d'avant en arrière l'ongle en deux parties égales. Chacune des moitiés est ensuite successivement saisie avec des pinces solides et arrachée par un mouvement de soulèvement et de torsion. Si l'ongle cède et vient à se déchirer, on arrache chacun des fragments.

Dans le second temps de l'opération, on enlève le bourrelet cutané, les fongosités et une partie de la matrice de l'ongle. Avec la pointe du bistouri on trace quatre incisions circonscrivant un rectangle, comprenant les parties à enlever (fig. 58) et dépassant en arrière de 4 millimètres le cul-de-sac du derme sous-unguéal. Ces incisions doivent comprendre en profondeur toute l'épaisseur du derme sous-unguéal. Avec des pinces à dents de souris, on saisit l'une des lèvres du lambeau et on détache sa face profonde dans toute son étendue. La partie enlevée du derme sous-unguéal doit avoir une largeur d'environ 4 millimètres. Le pansement consécutif consiste simplement en applications froides phéniquées ou alcoolisées, qu'on renouvelle de temps en temps. M. Verneuil emploie à la suite de cette opération le pansement ouaté.

La guérison de la plaie est obtenue en huit ou quinze jours et les malades peuvent alors marcher en protégeant la cicatrice avec un peu d'ouate.

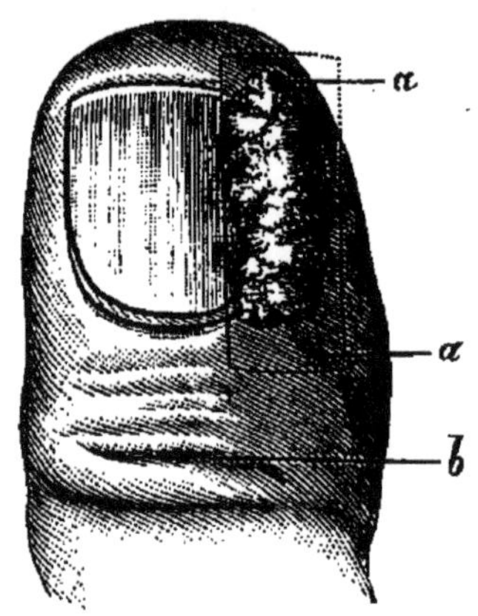

Fig. 58. — Ongle incarné.

La récidive est peu à craindre à la suite de cette opération. Par suite de l'ablation d'une partie du derme sous-unguéal, l'ongle perd de sa largeur, ce qui rend dans la suite l'incarnation moins facile. Cependant la guérison n'est pas infaillible. L'âge du sujet offre à ce point de vue une réelle importance; suivant le professeur Gosselin, l'ongle incarné est en effet une maladie de l'adolescence et la récidive se montre d'autant moins que les sujets sont plus près d'atteindre les limites de cette période de l'existence. Presque toujours vers l'âge de vingt-cinq ans, l'opération est suivie d'une guérison définitive.

CHIRURGIE DENTAIRE USUELLE

PAR LE Dr CRUET

Les opérations qui se pratiquent sur les dents sont très nombreuses, et s'il nous fallait décrire toutes celles qui sont du domaine du spécialiste, nous sortirions évidemment du cadre que nous nous sommes tracé; d'un autre côté, si nous voulions nous en tenir strictement aux opérations dentaires qu'est appelé à faire actuellement le médecin, nous n'aurions guère à parler que des extractions ou de l'ouverture des abcès dentaires, et quelques mots suffiraient. Mais notre but ne serait pas atteint davantage; nous avons précisément cherché le terme moyen, et, sans faire un cours complet de chirurgie dentaire, nous avons cru qu'il y avait utilité à étendre quelque peu le cercle des opérations dentaires que pouvait faire le médecin, persuadé que, dans un avenir plus ou moins éloigné, celui-ci, pourvu de notions précises et pratiques pourrait, dans bien des cas, se substituer au dentiste, dont l'instruction médicale laisse si souvent à désirer.

Dans le résumé qui va suivre des opérations usuelles de chirurgie dentaire, nous ne nous sommes point préoccupé de suivre une classification d'ailleurs difficile, nous avons simplement commencé par les opérations les plus simples, pour arriver à celles qui sont plus compliquées ou, si l'on veut, moins familières au médecin; le difficile était de rester simple et pratique;

nous avons fait des efforts pour y réussir, en n'oubliant pas un instant que nous nous adressions non pas aux dentistes, mais aux médecins.

EXPLORATION DE LA BOUCHE

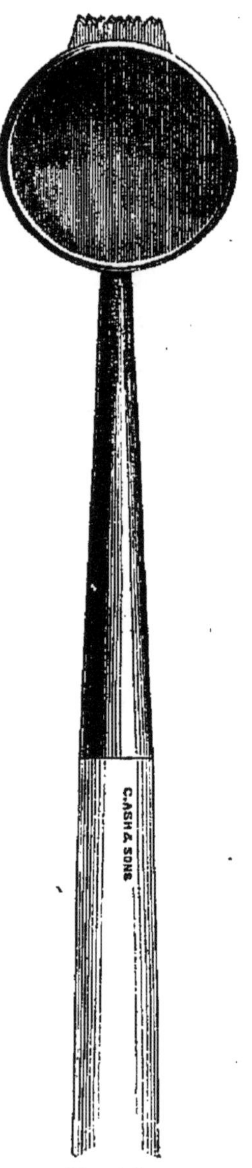

Fig. 59.

L'exploration de la bouche doit toujours être faite avec soin ; un examen superficiel expose, soit à négliger des soins utiles, soit à faire, au contraire, une opération inutile et même nuisible.

L'individu à examiner doit être bien assis, si cela est possible, dans un fauteuil dont le dossier ne dépasse pas les épaules, pour que la tête puisse, au besoin, se renverser en arrière ; il doit être placé face à la lumière, tandis que l'opérateur se tient à sa droite et un peu en avant.

La vue simple, ou mieux encore, aidée d'un miroir à main fera déjà connaître rapidement et en partie l'état de la bouche et des dents ; le *miroir* doit être d'une forme simple (fig. 59) ; il se compose d'une petite glace circulaire, légèrement concave, étroitement sertie dans un cadre métallique, placé au bout d'un manche d'ivoire ou d'ébène. La glace doit être fixe à l'extrémité du manche, sur lequel elle est légèrement inclinée. On peut de la sorte explorer toutes les faces des dents, en écartant au besoin les lèvres et la langue.

La vue indiquera ainsi le nombre et la position des dents, soit temporaires, soit permanentes; leur couleur; leur transparence; leurs différentes irrégularités, la présence du tartre, l'état des gencives; la carie; l'érosion, etc.

Mais la vue ne suffirait pas toujours à un examen approfondi; l'exploration par le toucher est, le plus souvent indispensable. Cette exploration ne peut guère se faire directement, et l'on emploie à cet effet un instrument qui porte le nom de *sonde*. La plus commode se compose d'une tige d'acier effilée à l'une de ses extrémités seulement; l'extrémité mousse peut servir à percuter la couronne des dents pour en connaître la sensibilité ou la solidité; l'extrémité effilée et qui doit être presque inflexible en formant un angle ou une courbure avec le corps de l'instrument, sert surtout à déterminer le siège, la profondeur, la sensibilité des dents cariées; le même instrument servira, du reste, à placer les divers pansements, etc. Il est bon d'en avoir plusieurs et de différentes formes.

Un mode particulier d'examen par le toucher est la projection sur les dents d'un jet d'eau froide ou d'eau chaude, à l'aide d'une poire en caoutchouc ou d'une petite seringue; c'est parfois un excellent moyen d'apprécier l'état de la sensibilité d'une dent; cet état connu, la seringue peut être encore très utile pour enlever rapidement par le lavage des cavités des caries, les débris laissés par les fraises ou les excavateurs.

Il est bien entendu que les indications et les renseignements du patient seront le complément nécessaire de tout examen; disons enfin que le nettoyage de bouche, dont nous parlerons un peu plus loin, est également indispensable à un examen complet.

§ 1. — PREMIÈRE DENTITION

Il n'y a que très exceptionnellement lieu à l'intervention chirurgicale dans le cours de la première dentition. Quelques circonstances seulement sont utiles à connaître.

On sait qu'il existe d'assez nombreuses observations d'enfants nés avec une ou même plusieurs dents sorties, et d'autres, dont les premières dents sortent très peu de temps après la naissance ; on s'est demandé dans ce cas s'il fallait procéder à l'extraction, ces dents gênant l'allaitement par le sein. Nous croyons que, la plupart du temps, cette gêne n'est pas un obstacle absolu, et que c'est une mauvaise pratique que d'arracher ces dents ; l'extraction ne serait autorisée que pour une dent mobile, blessant les lèvres ou la langue de l'enfant, en même temps qu'elle s'opposerait absolument à la prise du sein ou du biberon.

Parfois l'éruption tardive ou difficile des dents de lait provoque des accidents graves, décrits par tous les médecins ; dans quelques cas, on peut voir la gencive tuméfiée, rouge, tendue au-dessus de la couronne de la dent qui veut sortir ; s'il y a lieu d'attribuer les accidents observés au travail de l'éruption, on peut l'abréger considérablement par une intervention opportune ; pour cela, à l'aide d'un bistouri à lame étroite et aiguë on incise la gencive jusqu'à la couronne de la dent et dans toute sa largeur. On verra bientôt la dent émerger et tous les accidents disparaître.

Lorsque les dents de lait sont prématurément cariées chez les enfants, et sont une cause de souffrances continuelles, est-on autorisé à les enlever, même lorsque la dent de remplacement ne doit sortir que beaucoup plus tard ? sans aucun doute ; mais il faut une règle; on peut établir en général, qu'il y a lieu d'enlever une dent de lait qui a donné lieu à des fluxions et à des abcès, et qui entretient sur la gencive une ou plusieurs fistules. L'extraction de ces dents de lait, généralement facile, ne comporte d'autre indication particulière que la suivante : éviter les lésions trop profondes de l'alvéole qui pourraient compromettre ou détruire le germe de la dent future.

§ 2. — SECONDE DENTITION

Soit parce que les mâchoires sont trop étroites, soit parce que certaines dents de lait ont été prématurément ou tardivement enlevées, il arrive souvent que les dents permanentes sortent difficilement ou se placent dans une position vicieuse ; le devoir du chirurgien est de prévenir, autant que possible, une semblable éventualité ou d'en atténuer les effets. Il est assez difficile d'établir à cet égard une règle générale et précise. On peut cependant dire qu'il ne faut jamais arracher une dent de lait, qui n'est point un obstacle absolu à la sortie d'une dent permanente. Si on reconnaît, au contraire, que cette dernière, gênée par la dent de lait, ne peut se placer convenablement et dans la ligne qui lui est propre, il y a nécessité d'enlever la dent de lait.

On sait que les canines sont celles des dents de remplacement qui sortent le plus difficilement; leur place est souvent très étroite et insuffisante, et elles ont tendance à se placer en *surdents*. Si l'on n'a pas pu prévenir cette fâcheuse disposition, on peut être tenté de proposer l'extraction de ces dents; elle sera rarement nécessaire; les canines sont des dents résistantes, qui doivent durer longtemps, peu sujettes à la carie, utiles à l'expression de la physionomie; il faut donc, si cela est possible, les conserver; dans ce but, il sera parfois nécessaire de sacrifier la première ou la seconde petite molaire; la première, généralement, la seconde de préférence, si elle était cariée. La canine n'étant plus gênée chez un enfant jeune encore, viendra se placer régulièrement sur l'arcade, qui reprendra alors sa forme normale.

Lorsque l'extraction d'une dent permanente sera jugée utile pour la régularité de l'arcade dentaire, on tâchera toujours, autant que possible, de faire porter l'extraction, sur une dent gâtée, s'il en existe. C'est ainsi que très souvent, et presque dès leur sortie, les premières molaires permanentes se carient profondément et se détruisent. L'extraction de ces dents sera parfois fort utile et suffisante pour permettre aux dents de devant de se ranger convenablement et fera l'épargne d'une petite molaire saine. Plus tard, même, l'éruption de la dent de sagesse, sur une mâchoire étroite, se trouvera singulièrement facilitée.

L'éruption de la dent de sagesse fait partie de la deuxième dentition, mais se fait tardivement; chez un grand nombre d'individus, cette éruption est pénible par manque de place, et c'est à propos de cette dent que le chirurgien a le plus souvent à intervenir. Nous parlerons ailleurs de son extraction; mais parfois une intervention d'une autre nature est nécessaire.

Assez souvent, la gencive recouvre une plus ou moins grande surface de la couronne de la dent de sagesse; cette gencive contusionnée dans les mouvements de mastication, s'enflamme, se tuméfie, s'ulcère en donnant lieu à des accidents très douloureux. Il est dans ces cas nécessaire de débrider la gencive et de dégager la couronne de la dent. On se servira pour cette petite opération d'un bistouri à lame étroite, et boutonné, qui, introduit entre la dent et la gencive incisera cette dernière de dedans en dehors. On pourra ensuite de chaque côté enlever avec les ciseaux courbes les lambeaux laissés par l'incision.

Quelques auteurs ont conseillé de détruire la gencive sur place avec un caustique, comme l'acide chromique, ou avec le cautère actuel ou électrique. Le premier procédé est lent est peu efficace ; le second a l'inconvénient grave de produire une réaction inflammatoire très vive, qui peut aggraver les accidents au lieu de les atténuer.

Nous n'avons pas à nous étendre davantage sur la seconde dentition ; le redressement des dents et le traitement de la plupart des irrégularités dentaires ressortissent de la mécanique, et c'est là un sujet que nous ne saurions aborder sans sortir du cadre de ce livre.

§ 3. — NETTOYAGE DES DENTS

Le nettoyage des dents est toujours une opération utile ; c'est en outre le préliminaire obligé d'un examen sérieux et de toute autre opération.

Lorsqu'on parle de nettoyer les dents, il s'agit surtout d'enlever le tartre qui les recouvre en plus ou moins grande abondance, principalement au niveau de leur collet. L'enlèvement d'un corps étranger autre que le tartre est tout à fait accidentel.

Le tartre, matière de consistance dure, pierreuse, d'une couleur blanc jaunâtre, est un dépôt salivaire probablement déterminé par l'action des ferments buccaux, dont le lieu d'élection est le collet des grosses molaires supérieures, et le collet des incisives inférieures, surtout en arrière. Mais il peut se déposer sur toutes les dents et dans leurs interstices. Chez les vieillards, il existe parfois en quantité prodigieuse. Le phosphate et le carbonate de chaux en forment la base. Son dépôt est singulièrement favorisé par la stagnation de la salive et le défaut de mastication. Si l'on observe le tartre en plus grande abondance d'un côté de la bouche, on peut être sûr qu'il y a de ce côté des dents cariées qui empêchent la mastication. Le tartre a pour principal inconvénient de déchausser les dents en refoulant les gencives et finalement de

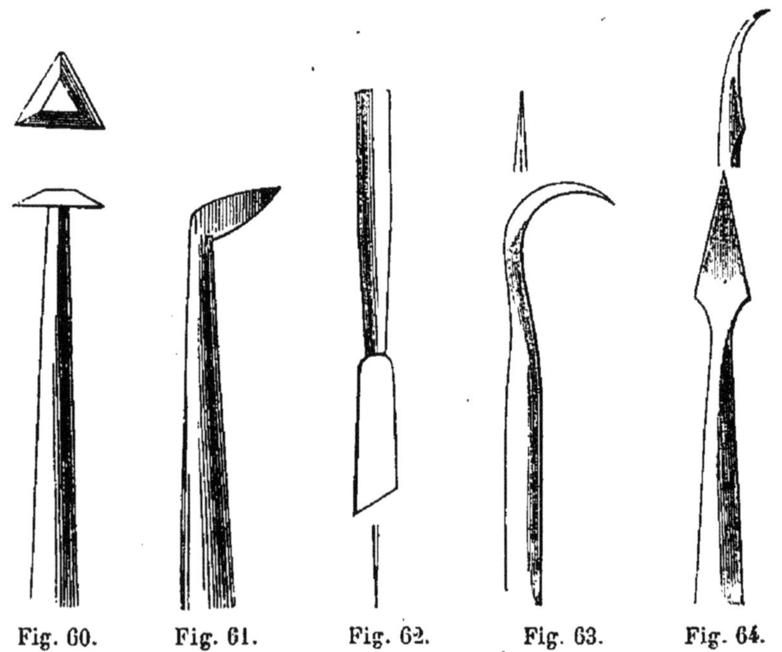

Fig. 60. Fig. 61. Fig. 62. Fig. 63. Fig. 64.

les ébranler. On comprend donc qu'il est indispensable de l'enlever.

Les instruments employés pour cette opération délicate, sont des burins, des grattoirs. Il y en a de formes très variées, dont on peut voir quelques-unes représentées fig. 60, 61, 62, 63, 64. Les burins droits servent à nettoyer la face antérieure des dents, les burins courbes à nettoyer les faces postérieure et latérales. Comme le tartre descend quelquefois assez profondément sur la racine des dents en décollant les gencives, l'opération doit être faite avec le plus grand soin, de manière à ne pas déchirer les parties molles, et à ne pas ébranler des dents déjà déchaussées. Il y faut une main souple et exercée. Lorsque le tartre est très abondant, il s'enlève d'abord par morceaux détachés qui tombent dans la bouche; mais ce n'est pas tout, et il en reste autour du collet qu'il faut gratter avec soin. Pour être efficace, le nettoyage doit d'ailleurs être aussi complet que possible, et l'on devra conseiller au patient, l'opération terminée, de se brosser les dents lui-même sur toutes leurs faces avec une brosse un peu dure qui balayera les dernières traces de tartre et de mucus.

Nous ne croyons pas qu'il y ait inconvénient, comme on l'a dit quelquefois, à enlever le tartre, même sur des dents ébranlées. Le tartre ne consolide jamais les dents.

§ 4. — LIMAGE DES DENTS

Avec le limage des dents, nous abordons les opérations dentaires proprement dites. C'est à la vérité une des opérations les plus simples mais non des moins utiles.

Le limage a pour but l'ablation d'une partie plus ou moins considérable d'une dent.

Tantôt il s'agit de séparer deux dents contigües, pour faciliter le traitement ultérieur d'une carie profonde; tantôt, plus simplement, d'adoucir un angle ou d'enlever une saillie; parfois enfin, de faire disparaître complètement une carie superficielle, en transformant une légère cavité en une surface plane. Disons ici que nous repoussons, en général, le limage comme moyen préventif de la carie non déclarée sur les faces contigues des dents, et qu'il n'est autorisé que dans le cas de carie bien constatée, et dans un but déterminé.

Le limage est une opération fort désagréable toujours, insupportable et véritablement très douloureuse

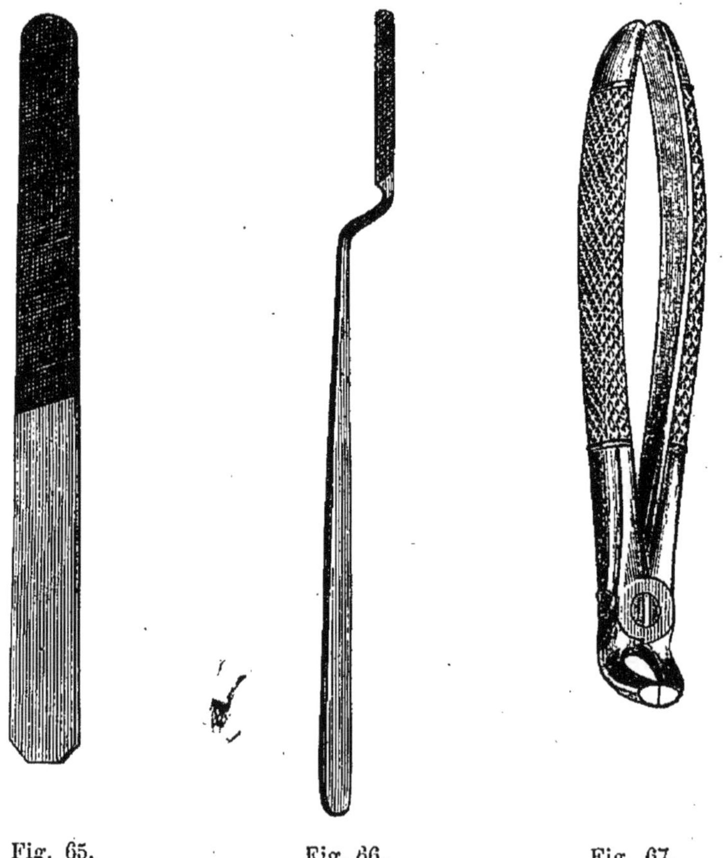

Fig. 65. Fig. 66. Fig. 67.

chez quelques sujets. Les plus grands ménagements devront donc être apportés dans son exécution.

On emploie des limes de différentes formes, appropropriées aux différents usages : limes plates, dites *limes à séparer* (fig. 65) actives sur les deux faces et leurs bords, ou sur une seule face; elles servent surtout à séparer les dents antérieures; limes rondes droites, ou coudées, pour les aspérités et saillies; enfin limes plates *à bayonnette* qui servent à séparer les petites et les grosses molaires (fig. 66). Ce sont là les formes principales; elles peuvent suffire, mais il y en a d'infinies variétés.

Quelle que soit la lime employée, celle-ci doit être tenue d'une main ferme, sans oscillation, tandis que l'autre main, assure, autant que possible en les fixant, les dents à limer, en même temps qu'elle protège, soit les lèvres, soit la joue. Il sera toujours bon de tremper la lime dans l'eau tiède avant de s'en servir; cette précaution rendra le contact de l'instrument moins douloureux pour les dents et en facilitera le mouvement.

Le limage doit être pratiqué de telle sorte que les espaces obtenus entre les dents soient plus larges vers le bord que vers le collet, c'est-à-dire aient la forme d'un V allongé dont la pointe regarde la gencive. Si les dents étaient séparées également jusqu'au collet, la mastication serait douloureuse, les aliments pénétrant dans les espaces interdentaires et refoulant la gencive. La disposition en V s'oppose en outre au rapprochement ultérieur des surfaces limées, ce qui est préférable.

Toutes les fois que le limage sera fait pour séparer deux dents dont l'une seulement est gâtée, il est à peine besoin de dire que l'on fera porter la lime principalement sur la dent malade en ménageant autant que possible la dent voisine.

S'il s'agit, sur les incisives, de transformer une carie superficielle des faces contiguës, en une surface plane, le limage doit se faire, principalement aux dépens de la face postérieure des dents, en ménageant la table antérieure, qui la plupart du temps est d'ailleurs indemne. La physionomie de la bouche se trouve ainsi conservée.

Ajoutons en terminant, qu'il sera parfois utile, si la surface limée est très sensible, de la modifier par l'application du fer rouge, cautère actuel ou électrique. En même temps que la diminution de la sensibilité, on obtiendra ainsi une surface plus dense et plus propre à résister aux attaques d'une nouvelle carie.

§ 5. — RÉSECTION DES DENTS

Le limage peut être insuffisant dans certains cas, comme, par exemple, lorsqu'il s'agit de faire disparaître tout ou partie de la couronne d'une dent que l'on ne veut pas conserver, sans enlever la racine. Suivant les circonstances, on la résèque tout d'un coup ou par fragment. A cet effet, on emploie une pince coupante droite ou courbe, ayant la forme générale d'un davier dont les mors aplatis et recourbés se rencontrent exactement par leur extrémité (fig. 67) Les fragments de la couronne à enlever sont saisis entre les deux mors, et sous la pression énergique qui les rapproche, se trouvent coupés net au point voulu. Il est rare que la fracture dépasse le point d'application de l'instrument. Les bords de la partie restante de la dent sont ensuite arrondis avec la lime. La résection n'est nullement douloureuse sur une dent morte; mais il n'en est pas de même sur une dent vivante; elle peut être insupportable si elle n'est faite vivement et d'un seul coup. Si la résection d'une couronne a mis la pulpe à découvert, celle-ci doit être enlevée ou détruite, et sa racine appropriée au but qu'on s'est proposé (dent à pivot, appareil à plaques, etc.).

§ 6. — FRACTURES DES DENTS

Les dents, en raison de leur fonction et de leur position, sont sujettes à se briser; aussi les fractures de dents ne sont-elles pas rares, et il faut que le chirurgiens sache quelle conduite tenir en face d'une ou plusieurs dents cassées. On comprend que cette conduite sera variable suivant les cas ; aussi nous faut-il examiner rapidement les principaux qui peuvent se présenter. Nous envisageons surtout ici les fractures accidentelles, qui sont le résultat d'un coup, d'une chute, ou produites encore dans un effort de mastication par un corps dur. Il sera question ailleurs des fractures causées par l'extraction.

Si la fracture ne comprend qu'une faible portion de la couronne de la dent, comme le bord d'une incisive, le tubercule d'une molaire, c'est-à-dire a son siège à une grande distance de la cavité pulpaire, l'accident est sans gravité ; il suffira, pour tout traitement, d'arrondir avec la lime les bords de la fracture. Chez certaines personnes cependant une cassure même superficielle peut être le siège d'une grande sensibilité ; on sera autorisé alors à faire usage du fer rouge promené légèrement sur la surface de fracture.

La fracture peut être plus grave et comprendre la plus grande partie, voire même la totalité de la couronne d'une dent, mais sans dépasser le collet. Ici il faut distinguer, suivant qu'il s'agit d'une des six dents antérieures, incisives et canines ou des dents molaires. Pour les unes et les autres même, la conduite à tenir variera suivant l'âge du sujet. Disons immédiatement que s'il s'agit d'une dent de lait, quelle qu'elle soit, l'extraction de la portion restante de la dent sera la règle.

Pour les prémolaires et molaires permanentes, une fracture de la totalité ou presque totalité de la couronne sera suivie de l'extraction des racines jusqu'à l'âge de dix-huit à vingt ans. Jusqu'à cet âge les dents peuvent encore se rapprocher et combler en partie l'espace resté vide. En outre, la dent de sagesse n'est pas encore sortie et viendra encore aider au rapprochement des autres dents. Après vingt ans, on pourra sans trop d'inconvénient laisser les racines en place s'il ne survient pas d'accidents douloureux ou inflammatoires qui rendent l'extraction nécessaire. En tous cas, on peut attendre. Les fractures dont nous parlons intéressent généralement la pulpe, ou siègent dans son voisinage immédiat.

La règle que nous venons d'établir pour les molaires peut encore s'appliquer aux incisives et canines de la mâchoire inférieure.

Restent donc les six dents antérieures de la mâchoire supérieure. Si la fracture de la couronne d'une de ces dents à lieu chez un enfant jeune encore, de huit à douze ans, par exemple, si les dents serrées ont chance de se rapprocher suffisamment pour effacer l'espace vide, sans nuire à l'expression de la physionomie, il sera encore préférable d'enlever la racine. A un âge plus avancé, si l'on juge surtout que les dents ne doivent pas se rapprocher, il sera au contraire indispensable de la conserver pour l'établissement d'une dent à pivot. Mais comme c'est là une opération délicate qui demande une grande pratique, le sujet devra forcément être confié aux soins d'un spécialiste.

Nous n'avons parlé que des fractures de la couronne intéressant ou non la pulpe dentaire; est-il nécessaire d'ajouter que, quand la fracture aura porté sur la racine qui alors ne peut plus jouer aucun rôle utile, l'extraction sera toujours indiquée?

Il est parfois possible cependant, dans une fracture verticale qui s'étend plus ou moins loin sur la racine d'une dent, de conserver l'organe en réunissant par une ligature, à l'aide d'un fil d'argent serré au collet, les deux fragments qui sont d'ailleurs retenus par la gencive. Il ne faut pas compter sur la réunion ultérieure des fragments, mais la dent ainsi consolidée peut continuer à remplir ses fontions. Si ce mode de fracture verticale se produit sur une dent plombée, le plombage peut être conservé ou refait.

§ 7. — LUXATIONS DES DENTS

Nous n'avons en vue ici que les luxations accidentelles, non la luxation que le chirurgien peut produire lui-même dans un but thérapeutique (odontalgie, redressement). On peut définir la luxation d'une dent : la perte subite et violente de ses rapports normaux avec l'alvéole et les dents voisines. Comme pour la fracture, un coup, une chute, un effort de mastication peuvent la produire. Le chirurgien peut aussi involontairement luxer une dent voisine de celle qu'il veut extraire. Cet accident est assez fréquent.

Au point de vue de l'intervention chirurgicale, il faut distinguer les luxations en complètes et incomplètes. La luxation est dite complète lorsque la dent a perdu tout rapport avec l'alvéole.

Dans les luxations incomplètes, il faut immédiatement, et en tous cas le plus tôt possible, replacer la dent dans sa position normale, et l'y maintenir; la réduction doit se faire avec le pouce et l'index placés l'un en avant et l'autre en arrière de la dent. Elle est généralement facile; il suffit d'agir sans brusquerie; la dent, par un mouvement lent et graduel est ramenée dans sa position primitive; une légère pression verticale la remet au niveau des dents voisines. Il va sans dire, s'il y a hémorrhagie alvéolaire, déchirure de la gencive, que le sang doit être soigneusement enlevé, et la gencive réappliquée au collet de la dent. La dent réduite, il faut la maintenir. Dans les luxations légères, dans les luxations incomplètes des grosses molaires, la contention est presque inutile; dans les luxations plus prononcées, portant surtout sur les dents à une racine, elle est nécessaire à la réussite de l'opération. Dans ce cas il faut employer les moyens que nous allons indiquer pour les luxations complètes.

Dans les luxations complètes, une règle invariable s'impose encore, c'est de réduire, c'est-à-dire de replacer dans son alvéole la dent luxée. Il est évident que les désordres qui accompagnent une luxation peuvent être tels que le replacement de la dent soit impossible; mais ces cas sont rares, et on a vu des dents luxées reprendre dans les conditions en apparence les plus défavorables. C'est ainsi qu'au bout de plusieurs heures la réimplantation est encore possible et offre des chances de réussite.

L'alvéole vide doit être soigneusement lavé à l'eau tiède, débarrassé des caillots sanguins; la racine de la dent luxée doit également être nettoyée et maintenue dans un bain tiède jusqu'au moment de la réimplantation. Il faut autant que possible laisser en place les esquilles alvéolaires qui tiennent encore à la gencive; ces précautions prises, la dent doit être remise dans l'alvéole, exactement dans la position qu'elle occupait, en l'enfonçant lentement jusqu'au niveau des dents voisines. Les gencives, d'abord légèrement écartées, sont ensuite ramenées sur le collet par une légère compression digitale.

C'est ici surtout qu'il faut maintenir la réduction. On a conseillé dans ce but des attelles, des gouttières en gutta-percha ou même métalliques, et les ligatures. Nous conseillons surtout ces dernières, parce qu'elles sont plus efficaces, et parce qu'elles sont à la portée de tout chirurgien. Pour les ligatures, on s'est servi de fils d'argent, de platine, et d'or. Le Dr Magitot conseille l'intestin de vers à soie; on peut simplement employer du fil ordinaire ciré ou un fil de soie. Voici le meilleur procédé à mettre en usage : on prend son point d'appui sur une dent ou préférablement, deux dents de chaque côté; les trois ou cinq dents, y compris la dent luxée qui occupe ainsi le centre, sont réunies par une suture entortillée qui peut comprendre deux ou trois et même quatre tours, en partant d'un point rapproché du collet pour remonter sur la couronne. On peut encore comprendre chaque dent dans une anse séparée et consolidée entre chacune d'elles par un nœud. Ce procédé est peut-être plus sûr.

Le temps nécessaire à la consolidation est variable; on peut le fixer approximativement à vingt jours. Au bout de ce temps on enlève le fil sauf à le remettre, si la dent n'est pas encore solide. Il est évident que le malade devra éviter toute cause de violence extérieure sur sa dent, et que la bouche sera tenue dans un état constant de propreté.

Des accidents peuvent survenir, tels que mortification de la pulpe dentaire, périostite, abcès et fistules; ils sont généralement le signe de la non réussite de l'opération et l'extraction de la dent devient nécessaire. Les efforts du chirurgien tendront alors à combler le vide obtenu en rapprochant les dents voisines; suivant l'âge au contraire, le rapprochement peut être impossible, et ne doit pas être tenté. Plus tard, la prothèse pourra remplacer la dent disparue par une dent artificielle, si les besoins de la mastication, ou l'aspect de la physionomie l'exigent. Ce sera affaire au spécialiste.

§ 8. — CAUTÉRISATION DES DENTS

La cautérisation des dents est une opération qui a pour but, tantôt de modifier la sensibilité d'une partie de l'organe, tantôt de détruire les tissus mous qu'il renferme, la pulpe dentaire.

Nous parlerons plus loin de la destruction de la pulpe; ici nous ne dirons que quelques mots de la cautérisation partielle appliquée aux tissus durs. Elle s'emploie dans quelques caries superficielles présentant une grande sensibilité, comme certaines caries du collet; parfois sur des surfaces récemment limées et qui restent sensibles; dans le cas de fracture récente, qui laisse une surface douloureuse au moindre contact. Souvent aussi dans les caries du second degré, assez profondes, elle est mise en usage concurremment avec des pansements astringents pour activer le travail de la pulpe et augmenter la densité de la couche d'ivoire protectrice.

On peut faire usage de la cautérisation sous toutes ses formes : cautère actuel, électrique, thermo-cautère.

Le cautère actuel est peut-être le plus simple et le plus à la portée de tout médecin. Il suffit d'avoir quelques petits cautères, les uns terminés par une extrémité mousse légèrement évasée, les autres terminés en pointe plus ou moins effilée, ou présentant une extrémité applatie qui puisse s'introduire entre les faces contiguës des dents. Ces instruments, dont il est possible d'ailleurs de varier la forme à volonté, peuvent être rougis à la flamme d'une lampe à alcool depuis le rouge sombre jusqu'au rouge blanc suivant le résultat à atteindre. En cet état, le cautère est appliqué assez vivement sur le point de l'ivoire qu'on veut cautériser; l'application peut être répétée plusieurs fois soit sur le même point, soit sur des points différents. Pour que la cautérisation soit efficace, il faut que la partie touchée prenne une coloration noire on dorée qui indique la carbonisation d'une petite épaisseur de l'ivoire.

La cautérisation au fer rouge est assez douloureuse, moins cependant qu'on pourrait le penser; mais le résultat cherché est presque toujours obtenu, c'est-à-dire que la surface touchée devient immédiatement moins sensible aux divers contacts. Mais au bout de quelque temps, il peut être nécessaire de renouveler la cautérisation. On y procédera de la même maniére.

§ 9. — DESTRUCTION DE LA PULPE DENTAIRE

Toutes les fois qu'une dent est le siège d'une carie du troisième degré, de celle qu'on a appelée la carie pénétrante ou compliquée, elle ne peut être conservée, c'est-à-dire obturée que si on détruit préalablement la pulpe dentaire découverte. C'est là, à la vérité, une des opérations les plus délicates et les plus difficiles de la chirurgie dentaire, et que, pour cette raison, nous hésitions à décrire dans ce traité de chirurgie usuelle; mais elle s'impose trop souvent au chirurgien qui veut réellement soigner les dents, et ne pas être toujours condamné à l'extraction, pour que nous la passions sous silence.

Il y a deux procédés employés pour détruire la pulpe; le premier consiste dans l'extirpation pure et simple de l'organe, dans l'état où il se trouve dans la dent; le second consiste dans la cautérisation de la pulpe qui peut être ensuite ou non extirpée. Dans les deux cas la dent a perdu toute sa sensibilité, est *dévitalisée*.

Nous ne décrirons point l'extirpation pure et simple de la pulpe vivante; nous croyons que cette opération n'est jamais nécessaire, et que dans tous les cas l'extirpation peut être précédée de la cautérisation, même sur les dents à une racine. Nous étudierons donc surtout dans ce chapitre la cautérisation de la pulpe. Pour rester simple et pratique, nous décrirons une méthode unique de cette opération, la cautérisation par l'acide arsénieux. C'est dire que nous mettons immédiatement de côté la cautérisation par le fer rouge qui est insuffisante et douloureuse; la cautérisation par le chlorure de zinc, pour les mêmes motifs; et les autres méthodes qui ont été tentées, mais sans donner des résultats bien satisfaisants.

L'acide arsénieux reste donc le caustique par excellence dont nous conseillons l'emploi pour détruire le nerf dentaire. Il est facile à appliquer : son action est rapide et sûre, peu douloureuse, quoiqu'on en ait dit, même sur les pulpes enflammées. Il s'emploie sous l'état opaque et réduit en poudre fine; quelques milligrammes suffisent en général. Une boulette de coton imbibée de créosote, qui fixe la poudre, est un excellent moyen de porter ce caustique sur la pulpe à l'aide d'une pince; placé exactement sur la partie dénudée du nerf, l'acide arsénieux est ensuite recouvert par une boulette de coton plus grosse trempée dans la teinture de benjoin, qui remplit le reste de la cavité et constitue un pansement solide. Ce caustique ainsi appliqué peut être laissé en place vingt-quatre heures au plus. Quelques heures suffisent souvent sur les dents à une racine, pour que la cautérisation soit complète. Lorsqu'on retire le pansement, la cavité doit-être soigneusement lavée, et si alors on explore avec la sonde le fond de la carie, on constate une insensibilité absolue. Le plus important des actes qui précèdent le plombage est accompli.

Est-il absolument nécessaire d'extirper la pulpe morte pour pratiquer l'obturation de la dent? Quelques praticiens éminents parmi lesquels M. le Dr Magitot ne le croient pas; mais la majorité des dentistes pense autrement et nous croyons avec eux qu'il faut toujours, si cela est possible, supprimer la partie escharifiée de la pulpe. La plus grande partie peut déjà être enlevée avec les excavateurs et les fraises, instruments dont on se sert pour nettoyer la cavité des caries; mais l'extirpation complète ne peut être faite qu'à l'aide d'un petit instrument qui porte le nom de *tire-nerf*. Cet instrument est formé d'une tige fine d'acier flexible, hérissée de pointes aigues disposées comme les barbes d'une plume.

L'opérateur doit enfoncer le tire-nerf tenu directement entre le pouce et l'index d'un mouvement ferme et régulier, aussi loin que possible dans le canal dentaire, entre la paroi du canal et la pulpe; il doit ensuite le retirer vivement par un mouvement de demi rotation qui rompt la pulpe au foramen. L'opération n'a duré que quelques secondes.

On comprend que l'extirpation de la pulpe est surtout facile dans les dents à une racine, dans les canaux larges et accessibles, et que dans certains cas déterminés elle est impossible. Tout espoir de plomber la dent ne sera pas perdu pour cela et nous verrons au chapitre de l'obturation des dents ce qu'il convient de faire pour conserver l'organe.

Tumeurs de la pulpe. — La pulpe, dans les caries pénétrantes anciennes, devient parfois le siège de tumeurs de nature bénigne, dont le volume peut atteindre celui d'un noyau de cerise et même davantage. Ces tumeurs ne sont pas très douloureuses mais gênent la mastication, et il faut les détruire si on veut conserver la dent et la plomber.

On peut employer l'excision pure et simple avec de petits ciseaux courbes, ou le bistouri; la cautérisation par le fer rouge; ou même encore l'extirpation avec l'aide d'une pince à crochets. Ce qui reste est détruit comme la pulpe elle-même au moyen de l'acide arsénieux, et l'on procède par la suite, comme nous l'avons vu plus haut.

§ 10. — PANSEMENTS DES DENTS

On donne le nom de *pansements* aux topiques de différente nature appliqués dans les cavités des dents cariées, dans un but thérapeutique. C'est la ouate qui par sa texture et sa consistance est le meilleur excipient pour les diverses substances placées dans les dents.

Le pansement se compose généralement de deux

parties : une partie active, représentée par le médicament employé dans un but déterminé et directement appliqué sur le fond de la carie ; une partie passive, qui n'a pour but que de maintenir le médicament en

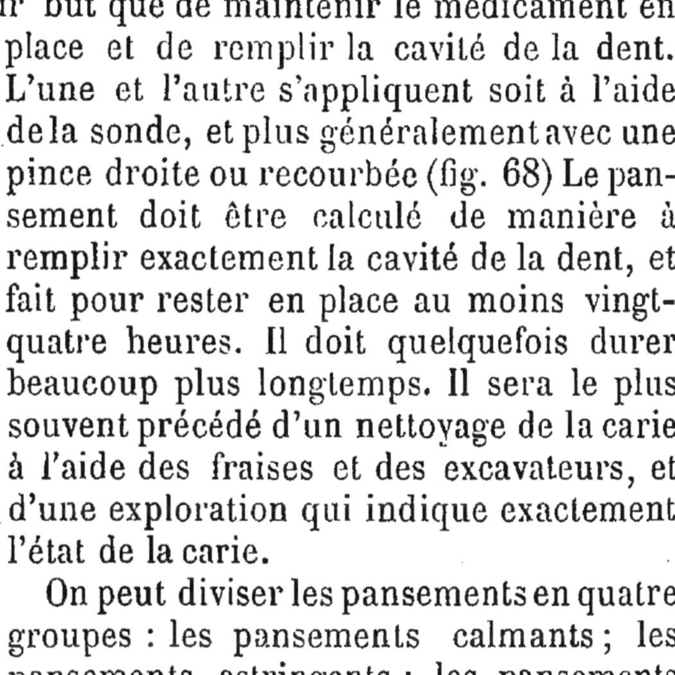

place et de remplir la cavité de la dent. L'une et l'autre s'appliquent soit à l'aide de la sonde, et plus généralement avec une pince droite ou recourbée (fig. 68) Le pansement doit être calculé de manière à remplir exactement la cavité de la dent, et fait pour rester en place au moins vingt-quatre heures. Il doit quelquefois durer beaucoup plus longtemps. Il sera le plus souvent précédé d'un nettoyage de la carie à l'aide des fraises et des excavateurs, et d'une exploration qui indique exactement l'état de la carie.

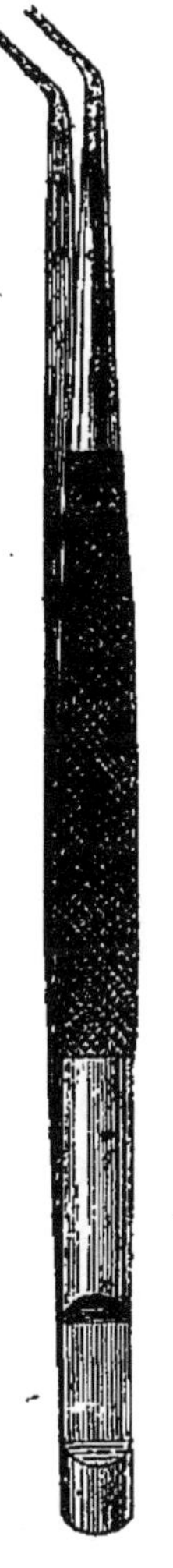

Fig. 68.

On peut diviser les pansements en quatre groupes : les pansements calmants ; les pansements astringents : les pansements antiseptiques, les pansements caustiques. Nous avons décrit suffisamment ce dernier en parlant de la cautérisation de la pulpe ; nous ne parlerons donc ici que des trois premiers.

Les pansements calmants ont, comme leur nom l'indique, pour but d'amener la cessation des phénomènes douloureux du côté de l'organe. On emploie le plus souvent à cet effet le laudanum de Sydenham ou mieux de Rousseau, le chloroforme seul ou associé à la créosote, parfois une solution alcaline comme celle de bicarbonate de soude, d'ammoniaque, etc. Comme nous l'avons dit, c'est le coton qui sert d'excipient à ces différentes substances liquides.

Les pansements astringents ou légèrement caustiques s'emploient généralement dans les caries du second degré qui offrent une grande sensibilité ; mais surtout dans lesquelles la couche d'ivoire qui protège la pulpe est insuffisante. Il faut alors provoquer dans cet organe une légère irritation qui amène la formation d'une couche d'ivoire secondaire qui renforce la paroi déjà existante et lui permette de supporter un plombage. Les substances les plus employées à cet effet sont le tannin, l'acide phénique, la créosote, le chlorure de zinc. Les pansements à l'aide de ces substances, pour être efficaces, doivent être répétés un certain nombre de fois à un ou plusieurs jours d'intervalle.

Les pansements antiseptiques, d'une application plus rare et plus spéciale, sont mis en usage dans les dents dont les canaux donnent lieu à un suintement provenant des débris mortifiés de la pulpe, ou plus exactement du périoste de la racine atteint d'inflammation chronique. C'est généralement l'acide phénique dissous dans l'alcool qui en fait la base ; on peut également employer l'acide thymique, l'acide borique, etc. Le coton imbibé d'une de ces substances est placé au fond de la carie à l'aide d'une pince, ou introduit avec un fin stylet jusque dans l'intérieur des canaux de la racine. Les pansements antiseptiques doivent être fréquemment renouvelés et poursuivis parfois pendant une longue période de temps. On en obtient les meilleurs résultats.

Il ne faudrait pas attacher à notre classification une importance absolue ; l'acide phénique et la créosote, par exemple, qui sont des substances astringentes, antiseptiques et même caustiques, constituent parfois le meilleur des pansements calmants, dans le cas de pulpite par exemple, et même de périostite à la suite de carie pénétrante. Mais avec de l'habitude et de l'expérience, on arrivera parfaitement à régler l'emploi des divers médicaments que nous venons d'énumérer et à reconnaître leur indication précise.

Pour la partie contentive des pansements, on emploie presque toujours avec le coton la même substance: teinture de benjoin saturée à chaud; on pourrait employer de même la teinture de sandaraque ou de mastic en larmes. Le coton trempé dans le liquide est introduit et légèrement comprimé dans la cavité de la dent; la salive de la bouche amène la précipitation de la résine dans les mailles de coton, qui prend ainsi une certaine dureté, et assure la fixité du médicament sous jacent. Disons que quelquefois le pansement contentif est employé seul et peut suffire, s'il s'agit simplement de mettre une carie pendant quelque temps à l'abri du contact de l'air et des liquides de la bouche, ou d'attendre quelque temps avant l'obturation.

§ 11. — OBTURATION DES DENTS

Par l'obturation on se propose de boucher avec différentes substances la cavité d'une carie pour en arrêter les progrès et permettre à la dent de remplir ses fonctions. Comme on se servait autrefois dans ce but, presque exclusivement de feuilles de plomb, l'opération est surtout connue sous le nom de *plombage*.

Il ne serait pas suffisant de décrire l'obturation sans se préoccuper des différentes manœuvres qui la préparent et la rendent possible. Aussi étudierons-nous successivement la *mise en état* de la dent, et le plombage proprement dit.

La mise en état de la dent comprend : dans certains cas, le limage ; le nettoyage de la carie ; certaines modifications de la cavité à laquelle on donne une forme déterminée ; souvent enfin, le traitement de la pulpe, variable suivant le degré de la carie et l'état de la sensibilité de la dent.

Le *limage* est nécessaire seulement lorsque la carie siège sur les faces contiguës des dents. Nous avons vu comment on le pratique ; il n'a pour but que de permettre le nettoyage des cavités et l'introduction du plombage, parfois aussi de détruire les bords trop faibles et trop friables d'une carie.

Il sera souvent préférable au lieu de limer, d'écarter les dents de devant affectées de carie latérale, en introduisant entr'elles un morceau de caoutchouc épais de quelques millimètres, qu'on étire et qui tendant à revenir à sa forme primitive les éloigne l'une de l'autre d'une distance égale à son épaisseur. Il faudra rarement moins de quarante-huit heures pour obtenir un écartement suffisant, parfois plus longtemps chez les personnes âgées. L'écartement des dents par le caoutchouc produit d'abord une douleur assez vive mais qui va en s'atténuant ; le caoutchouc enlevé, les dents reprennent très rapidement leur position première.

Le nettoyage de la carie se fait à l'aide d'instruments variés qui portent le nom de *fraises* et *d'excavateurs*. Les fraises (fig. 69, 70) ne sont autre chose que des limes que leur forme particulière et leur position à l'extrémité d'une tige permet de faire agir dans la cavité d'une carie par un mouvement de rotation ; elles enlèvent ainsi assez rapidement les parties ramollies de l'ivoire. Il y a des fraises de forme sphérique, cylindrique, en tronc de cône, ovales et de toutes les grosseurs. Les excavateurs (fig. 71, 72) sont des instruments d'acier, tranchants par leur extrémité recourbée en formant un angle plus ou moins ouvert avec la tige. Tenus comme une plume à écrire, ils servent également à enlever les parties ramollies de l'ivoire, et à creuser en divers sens la cavité de la dent.

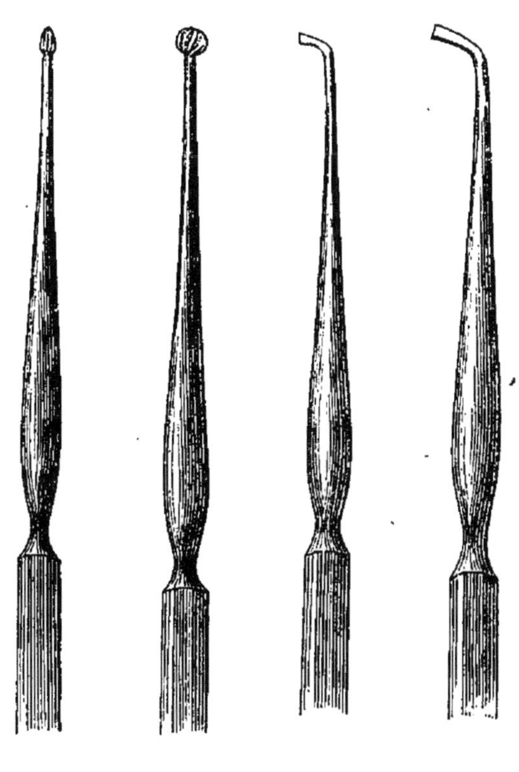

Fig. 69. Fig. 70. Fig. 71. Fig. 72.

Lorsqu'on s'est servi des excavateurs et des fraises, on peut laver la cavité à l'aide d'injections d'eau faites avec une seringue ou une poire en caoutchouc ; l'eau entraîne les débris détachés du fond de la carie dont on peut alors examiner plus facilement la forme, la profondeur, et le degré.

La *forme* donnée à la cavité de la carie n'est pas,

on le comprend, indifférente au succès de l'obturation. A l'aide des instruments que nous venons de décrire, il sera toujours possible que cette forme soit telle que la substance introduite dans la cavité ne puisse s'échapper. Cette forme ne peut naturellement toujours être la même; cependant, on peut établir comme règle que l'ouverture devra toujours être plus étroite que le fond. Si l'étendue de la carie ne permet pas d'obtenir cette disposition, on rendra la cavité *anfractueuse*, en la creusant dans différentes directions et sur des points éloignés de la pulpe, si la dent est vivante; dans ce cas contraire, cette dernière précaution est inutile.

Le traitement de la pulpe est le point capital dont dépend le plus souvent le succès de l'opération. Disons tout d'abord qu'il peut être inutile. Dans les caries du premier degré qui n'atteignent que l'émail; dans les caries du second degré peu profondes, dont le fond n'est que peu ou pas sensible aux divers modes d'exploration, alors surtout que la dent n'a causé antérieurement aucune douleur spontanée, le plombage immédiat est possible et sans inconvénient. Ce sont là les cas les plus favorables.

Mais il faut nous arrêter un instant aux caries du second degré profondes, et aux caries pénétrantes.

Dans les caries du deuxième degré, la pulpe est vivante et saine, mais le fond de la carie est extrêmement sensible; la paroi d'ivoire qui protège la pulpe est évidemment insuffisante. La cavité bien nettoyée, il faut alors y appliquer pendant un certain temps les pansements que nous avons appelés astringents (voir Pansements) à la créosote, au tannin, et voire même faire usage du fer rouge. Lorsque la sensibilité sera notablement atténuée ou même aura disparu complètement, ce dont il sera facile de s'assurer par l'exploration, on pourra procéder à l'obturation. Quelquefois dans une carie du deuxième degré ancienne, la pulpe dentaire a subi quelques légères altérations qui se traduisent par de la douleur spontanée, des élancements; il faut alors par des calmants, chercher à amener la cessation des accidents et ne plomber que lorsqu'on aura la certitude que la pulpe est revenue à son état normal. Enfin la pulpe peut être si profondément altérée, que sa conservation est jugée impossible; il faut alors perforer le fond de la carie, la transformer en une carie pénétrante et la traiter comme telle.

Dans les caries du troisième degré, le traitement unique consiste dans la destruction de la pulpe par les moyens que nous avons indiqués ailleurs, et sur lesquels nous n'avons pas à revenir. Si la pulpe est morte d'avance, il faut en enlever les débris et traiter pendant quelque temps la dent par des pansements antiseptiques à la créosote où à l'acide phénique. Comme il est rare que dans ces cas, il n'y ait pas en même temps un peu de périostite alvéolaire, on attendra que celle-ci ait disparu avant de plomber. Lorsqu'on a détruit la pulpe, il est bon d'attendre quelques jours avant le plombage, pour voir s'il ne produira pas de réaction périostique; on peut fixer à six ou huit jours cette période d'attente.

Le moment est venu de parler du plombage proprement dit. Les substances qui peuvent être employées à cet effet sont très variées : les métaux purs; les amalgames; les ciments; la gutta-percha, sont également utilisés. Nous ne parlerons pas du plombage par les métaux purs, et nous entendons surtout par là l'aurification; car nous ne devons pas oublier qu'il s'agit ici d'opérations usuelles, et l'aurification est une opération délicate et difficile qui exige une grande dextérité et une grande habitude. Nous ne conseillons pas au médecin de la tenter; l'aurification médiocre est le plus mauvais de tous les plombages. Bornons-nous donc à indiquer l'emploi des autres substances.

Les *amalgames* sont des mélanges de métaux avec le mercure; les métaux les plus employés sont l'argent, l'étain, l'or, le platine, le palladium ; réduits en poudre ou en limaille et triturés avec le mercure, ils forment une pâte plastique facile à introduire dans la cavité des dents, et qui prend en quelques heures une grande dureté. On a eu soin, avant d'introduire le mélange dans la dent d'exprimer avec soin le mercure en excès. On fait usage des amalgames de préférence sur les surfaces triturantes, pour l'obturation des cavités de grande dimension et pour les dents du fond de la bouche seulement, car les amalgames prennent toujours une teinte grisâtre et même brunâtre qui se reconnaît facilement.

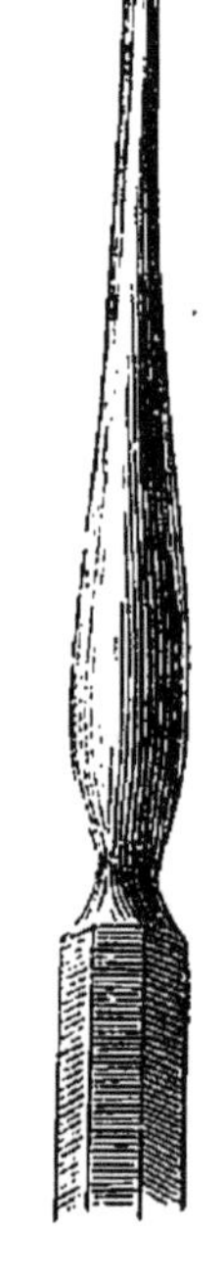
Fig. 73.

Pour introduire et fouler l'amalgame on se sert de fouloirs-spatules de formes et de dimensions variées (fig. 73). La spatule sert à porter la pâte dans la cavité et à enlever tout ce qui se trouve en excès; le fouloir sert à la tasser de manière à ce qu'elle remplisse bien toutes les anfractuosités de la carie. On polit la surface avec un instrument mousse qui porte le nom de **brunissoir** ou simplement avec le fouloir ou la spatule.

Les *ciments* sont presque toujours à base de zinc ; le plus généralement employé est un composé d'oxyde de zinc et de chlorure de zinc mélangés au moment de l'opération de manière à produire une pâte épaisse, de la consistance du mastic de vitrier, qui prend très rapidement une assez grande dureté. L'oxychlorure forme la base d'une excellente préparation qui se vend dans le commerce sous le nom de *Ciment Guillois* et dont nous conseillons l'usage. Ce produit qui conserve une couleur blanche invariable, s'emploie principalement dans les cavités à parois minces des dents antérieures. Comme pour l'amalgame, l'introduction et le tassement de ce plombage se font à l'aide d'un fouloir spatule, mais qui doit être en platine, cette dernière substance n'étant pas attaquée, comme l'acier, par l'oxychlorure. Le plombage à l'oxychlorure doit être fait vivement, car comme nous l'avons dit le mélange durcit en quelques minutes. Sa solidité n'est jamais extrême, aussi doit-on en éviter l'emploi sur les faces triturantes des dents; en outre, la salive alcaline et le mucus des gencives l'altèrent quelquefois en assez peu de temps.

La *gutta-percha* constitue dans certains cas un excellent plombage, par exemple dans les grandes cavités latérales des dents de devant qui n'ont point à subir les efforts de la mastication. On peut employer la gutta-percha pure, mais il est préférable de se servir de gutta préparée spécialement, et qu'on trouve dans le commerce sous le nom de *pâte de Hill*. Ramollie à la flamme d'une lampe à alcool, ou mieux encore sur une soucoupe de porcelaine portée à une certaine température, elle est introduite avec une pince dans la cavité de la dent ou elle est pressée avec un fouloir ordinaire à amalgame. Une spatule chauffée enlève l'excès de la substance et en polit la surface.

La gutta-percha qui est inaltérable, peut constituer un plombage définitif; mais comme en réalité, elle est peu résistante, elle est plus souvent utilisée pour une obturation provisoire, afin de voir si la dent est en état de supporter un plombage définitif. Si le résultat cherché n'est pas obtenu, la gutta s'enlève très facilement avec un excavateur chauffé et l'on peut recommencer le traitement de la dent.

Quelle que soit la substance employée pour le plombage, la cavité de la carie sera toujours parfaitement séchée au moment de son introduction ; le plombage sera toujours exactement au même niveau que les bords de la cavité, et sans la moindre solution de continuité. Enfin il devra être disposé de manière à supporter le moins d'efforts possible dans la mastication et à ne pas gêner l'articulation des dents entre elles. De cette façon, il aura les plus grandes chances de durée.

Avant de terminer ce qui a trait au plombage, nous devons dire un mot de l'obturation des canaux dentaires vides, par suite de l'enlèvement de la pulpe, dans les caries du troisième degré. Est-il nécessaire d'introduire jusqu'au fond des canaux une des substances que nous avons indiquées? nous ne le pensons pas. On peut y substituer avec avantage, comme nous l'avons préconisé, des petits tampons de coton phéniqué que l'on introduit aussi loin que possible dans le canal au bout de fines tiges d'acier ou de platine flexibles. Les canaux remplis, on plombe la dent comme précédemment. Nous conseillons cependant, dans ces cas, de placer toujours au fond de la carie une couche d'oxychlorure, qui ferme hermétiquement l'entrée des canaux, et s'oppose mieux que toute autre substance à l'introduction de l'air ou des liquides. Par dessus l'oxychlorure, on peut placer de l'or ou de l'amalgame.

Lorsque, par suite de la situation d'une carie pénétrante, dont on a détruit la pulpe, les débris mortifiés ne peuvent être enlevés et remplissent les canaux, il sera encore bon de placer sous le plombage qu'on veut employer, un tampon de coton créosoté qui s'opposera à la compression et fermera l'entrée aux agents de décomposition. Par dessus le coton, nous conseillons encore ici l'application d'une couche de plombage à l'oxychlorure.

§ 12. — INFLAMMATION DE LA PULPE DENTAIRE. — PULPITE

L'inflammation de la pulpe ou *pulpite* détermine des douleurs d'une violence extrême. Elle est d'ailleurs, à bref délai, si l'on n'intervient à temps, suivie de périostite, d'abcès, etc., et il faut agir si l'on veut à la fois éviter des douleurs de longue durée, et la perte de la dent.

Deux cas peuvent se présenter : la pulpe s'est enflammée sur une dent non cariée, à couronne intacte, et par suite, n'est pas accessible aux moyens ordinaires de destruction ou de cautérisation ; ou bien au contraire la dent est cariée avec ou sans plombage.

Lorsque la couronne est intacte, il faut ouvrir la cavité pulpaire par un des points de la dent, généralement au collet ; cette ouverture ou *trépanation* se fait à l'aide d'un foret à main, ou de préférence mû par un petit instrument qui porte le nom de *vis d'Archimède.* On sent que la cavité de la pulpe est ouverte au défaut subit de résistance rencontré par la pointe du foret ; on retire l'instrument, du sang ou du pus s'écoule par l'orifice, et le soulagement est presque immédiat. Cette petite opération peut suffire à la guérison définitive. S'il survenait de la périostite, on traiterait cette dernière affection comme nous l'indiquons plus loin.

Lorsque la pulpite se déclare sur une dent plombée, comme cela arrive souvent dans les caries du second degré profondes, il faut déplomber la dent et ouvrir la cavité pulpaire au fond de la carie ; le soulagement suit ; on traite ultérieurement la pulpe comme dans le cas de carie pénétrante, c'est-à-dire que les accidents aigus calmés, on cautérise et on enlève la pulpe pour replomber la dent. Si, pour une cause ou pour une autre, la dent ne peut être déplombée, il faut pratiquer le drainage et la ponction comme plus haut, de préférence alors à travers le plombage.

Lorsque la pulpe découverte s'est enflammée dans une carie du troisième degré, il faut sans délai la cautériser et la détruire à l'aide de l'acide arsénieux et faire ensuite tout ce qui est nécessaire pour le plombage. L'application de l'acide arsénieux sur une pulpe enflammée est loin d'être aussi douloureuse qu'on pourrait le croire.

Une opération que l'on pratiquait assez fréquemment autrefois pour calmer instantanément les douleurs de la pulpite et qui pouvait indistinctement s'appliquer à tous les cas, c'était la *luxation partielle* de la dent malade. Agissant par rupture de la pulpe au foramen, ou simplement par élongation de ses filets nerveux, la luxation est en effet susceptible d'arrêter les accidents douloureux. La dent est saisie, comme pour l'extraction, par la pince et soulevée de l'alvéole, mais sans être complètement détachée de ses connexions. Si la luxation est suffisante, les douleurs cessent immédiatement. Il faut ensuite quelques jours à la dent pour se consolider ; mais il y a grande chance de voir survenir une périostite.

Cette luxation chirurgicale des dents est toujours une opération délicate, et nous ne pouvons guère la conseiller que pour des cas exceptionnels.

Il sera toujours facile de reconnaître la pulpite à la violence de la douleur, qui est celle de l'étranglement, et au changement de coloration de la dent qui devient grisâtre ou même bleue.

§ 13. — PÉRIOSTITE ALVÉOLO-DENTAIRE

La périostite alvéolo-dentaire se reconnaîtra toujours, à la douleur produite par la percussion de la dent, à l'allongement et à la mobilité de l'organe.

Lorsque la périostite se produit sur une dent plombée, il faut, si la chose est possible, enlever le plombage, ouvrir largement la cavité pulpaire, enlever les débris de la pulpe, et nettoyer les canaux; la périostite qui dans ces cas, succède généralement à une pulpite, se termine assez rapidement et on peut ultérieurement replomber la dent. Si la dent ne peut être déplombée, il faut encore pratiquer le drainage comme nous l'avons indiqué pour la pulpite, ou simplement appliquer à la périostite le traitement qui va suivre.

Le traitement chirurgical de la périostite alvéolo-dentaire spontanée, sur une dent non cariée, peut se pratiquer de différentes manières. On a conseillé l'application de sangsues, la cautérisation de la gencive avec le fer rouge; la scarification de la gencive. L'application d'une ou plusieurs sangsues est un excellent moyen, qui réussit souvent au début d'une périostite aiguë, et qu'on ne saurait trop recommander. Il faut les placer aussi près que possible du sommet de la dent malade, sur le point de la gencive correspondant, et les y maintenir jusqu'à ce qu'elles tombent d'elles-mêmes.

Ce moyen peut répugner au malade ou être insuffisant, surtout parce qu'il a été appliqué trop tard. On a recours alors soit aux scarifications, soit aux cautérisations. Mais il ne faut pas s'en tenir, comme le disent la plupart des auteurs, à des scarifications légères ou à une cautérisation superficielle agissant comme révulsifs; cela n'empêcherait nullement l'affection de progresser et d'amener la fluxion et l'abcès consécutifs. Si l'on se sert du bistouri, il faut faire une incision profonde et assez large de la gencive, dans la direction du sommet de la racine; on a chance ainsi de juguler la périostite comme on arrête le développement d'un abcès par des incisions préventives. Pour le même motif, la cautérisation pour être efficace, doit être faite profondément avec un cautère actuel en pointe, ou avec l'anse en platine du galvano-cautère, près du sommet de la racine. Si, par ces moyens, la périostite ne s'arrête pas immédiatement, l'abcès qui devra se former aura une issue toute trouvée dans le trajet fait d'avance par le bistouri ou le cautère; et, de toutes manières, la durée de l'affection sera beaucoup diminuée.

Nous dirons peu de chose du traitement de la périostite chronique; il est généralement long et compliqué, demande une grande habitude des soins à donner aux dents, et ce n'est guère qu'un spécialiste qui puisse l'entreprendre. Une voie cependant est ouverte au chirurgien, c'est celle de la *greffe*. Lorsqu'une dent est atteinte depuis longtemps de périostite avec abcès et fistules se répètant sur la gencive, ou même plus loin, le chirurgien est autorisé à tenter la greffe. Nous avons indiqué ailleurs (voir *greffe dentaire*) le procédé opératoire de cette variété de greffe, dite *greffe par restitution*. Rappelons seulement ici, que la portion malade de la racine de la dent doit être reséquée avant la réimplantation, et que, s'il s'agit d'une dent cariée, celle-ci doit être plombée en dehors de la bouche.

§ 14. — OSTÉO-PÉRIOSTITE ALVÉOLO-DENTAIRE

Ainsi que son nom l'indique, l'ostéo-périostite alvéolo-dentaire, est une affection qui porte à la fois sur le périoste dentaire et sur l'alvéole osseuse, amenant l'ébranlement, le déchaussement de la dent, et s'accompagnant d'une suppuration alvéolaire plus ou moins abondante.

Le traitement chirurgical de cette affection, qui est parfois déterminée par la présence du tartre au collet des dents, doit toujours être précédé d'un nettoyage méthodique et complet de ces organes. On ne devra pas craindre, avec certaines précautions toutefois, d'aller chercher le tartre qui descend parfois assez avant sur la racine, dans l'alvéole, et qui s'opposerait à tout recollement ultérieur de la gencive sur le collet de la dent.

Le docteur Magitot a préconisé les applications méthodiques d'acide chromique monohydraté faites de la façon suivante sur le bord des gencives, au niveau du collet des dents : l'acide chromique, qui se trouve, en cet état, demi-solide ou déliquescent est fixé en petite quantité à l'extrémité aplatie d'un morceau de bois tendre, et promené sur le bord des gencives. On doit limiter autant que possible l'application du caustique, et éviter qu'il fuse sur les parties voisines. Ces applications répétées tous les deux ou trois jours, pendant un temps plus ou moins long, ont, suivant le docteur

Magitot, sinon complètement guéri, au moins arrêté le développement ultérieur de l'affection. Nous avouons ne pas avoir constaté ces résultats.

M. le docteur Aguilhon de Sarran ayant surtout en vue la suppuration alvéolaire et le décollement des gencives a conseillé plus particulièrement le *drainage* de l'alvéole. Ce drainage se fait au moyen de petits fils de soie passés à l'aide d'une aiguille courbe de l'intérieur de l'alvéole à l'extérieur de la gencive, au fond du décollement. L'écoulement du pus se trouve ainsi assuré d'une manière continue à la partie la plus déclive. Ce mode de traitement peut être aidé de débridements partiels de la gencive, et de lavages de l'alvéole avec une solution phéniquée.

Il est un troisième moyen qui donne souvent de bons résultats, et dont nous conseillons surtout l'emploi, c'est la cautérisation intra-alvéolaire, c'est-à-dire entre la gencive et la dent, avec le fer rouge. Cette cautérisation peut se faire à l'aide d'un petit cautère actuel terminé par une lame étroite, aplatie et flexible, que l'on chauffe à la flamme de la lampe à alcool, et qui est introduite, éteinte assez profondément tout autour de la dent entre celle-ci et la gencive. Cette cautérisation peut également se faire avec le galvano-cautère à condition que le fil de platine forme une anse très fine et un peu aplatie. C'est encore là le moyen le plus sûr de modifier profondément l'état des parties et d'obtenir des résultats satisfaisants. Mais il faut bien dire que comme les précédents, ce n'est qu'un palliatif, car l'ostéo-periostite est le plus souvent liée à une affection générale et suit une marche déterminée par l'affection qui l'engendre.

Avant de terminer ce chapitre, nous devons indiquer brièvement un moyen de consolider, au moins momentanément, les dents ébranlées par une ostéo-périostite ancienne, moyen auquel on a souvent recours, surtout chez les personnes âgées. Ce procédé s'applique principalement aux incisives inférieures, mais peut s'appliquer, à l'occasion, à telle ou telle autre dent à une racine. Nous voulons parler de la *ligature*, à l'aide d'un fil ordinaire ciré ou d'un fil de soie. On prend chaque dent ébranlée dans une anse de fil séparée par un nœud, et on termine la ligature de chaque côté sur une ou deux dents voisines plus solides. Les dents qui servent ainsi de soutien sont généralement les canines. Deux ou trois épaisseurs de fil sont ainsi placées sur les dents, en remontant du collet vers le sommet de la couronne. Par ce procédé, on peut rendre propres à la mastication et à l'articulation de la voix, en tout cas beaucoup moins gênantes, des dents dont la mobilité paralysait toutes les fonctions. Les fils doivent être renouvelés de temps en temps.

§ 15. — GREFFE DENTAIRE

Nous avons vu, en parlant des luxations dentaires, que le chirurgien, en face d'un pareil accident, ne devait pas hésiter à replacer la dent dans son alvéole et à l'y maintenir. C'est là de la greffe dentaire au premier chef. C'est de la *greffe accidentelle*. Mais, dans un certain nombre de cas, c'est le chirurgien, qui dans un but thérapeutique bien déterminé, soustrait momentanément la dent à ses connexions vitales, pour les lui rendre quelques instants plus tard, et c'est le procédé opératoire de ces différentes variétés de greffe qu'il nous faut étudier succinctement.

Le procédé qui s'applique à toutes les variétés de

greffes comprend: l'avulsion, la remise en place, la contention. La remise en place et la contention se font comme nous l'avons indiqué au chapitre des luxations dentaires, et nous n'avons rien à ajouter à ce que nous avons dit à ce sujet. Pour l'avulsion, nous pourrions également renvoyer au chapitre de l'extraction; mais ici, on le comprend, quelques précautions particulières sont nécessaires. Tout d'abord, pour l'extraction d'une dent qui doit être greffée, il faut absolument repousser l'usage de la clef, qui expose à la destruction d'une partie de l'alvéole et de la gencive et employer exclusivement les pinces daviers. — Quelquefois, surtout s'il s'agit d'une dent cariée et friable, les mors de l'instrument seront garnis à leur extrémité de quelques tours d'un fil de coton, qui assurera la dent contre une pression trop violente et la chance de fracture. Dans quelques cas aussi, on sera autorisé à déchausser le pourtour de la dent, avec un bistouri à lame effilée pour éviter la déchirure d'un lambeau de gencive et permettre la prise plus ferme de la dent. Enfin, et c'est là le point capital, l'extraction doit être faite lentement, c'est-à-dire que la dent doit être progressivement détachée de ses adhérences, avant sa sortie de l'alvéole.

Puisque nous avons parlé ailleurs de la remise en place dans l'alvéole et de la contention, il ne nous reste qu'à signaler quelques particularités propres aux différentes variétés de greffes.

Le chirurgien aura surtout l'occasion de pratiquer cette variété de greffe qui porte le nom de *greffe par restitution*, et qui a pour but d'amener la guérison d'une périostite chronique, avec lésions du sommet de la racine d'une dent cariée ou non. Dans ce cas, s'il s'agit d'une dent cariée, il faut après l'avulsion procéder à son obturation en dehors de la bouche, en employant le moins de temps possible à cette opération. On résèquera ensuite la portion du sommet de la racine, dépouillée de son périoste et qui joue le rôle de corps étranger dans l'alvéole. Pendant le plombage, la racine de la dent, est tenue à la main et enveloppée d'un linge mouillé simplement dans l'eau tiède ou une solution de chlorate de potasse, pour empêcher le desséchement de la membrane périostique. La résection du sommet de la racine doit se faire au moyen d'une pince de Liston, plutôt au delà qu'en deçà de la portion dénudée de la racine; les bords seront ensuite arrondis avec une lime douce. Cela fait, on procède à la remise en place comme pour une dent ordinaire.

C'est surtout à la suite de cette variété de greffe, qu'il peut survenir des accidents du côté des gencives, comme abcès et fistules suppurantes. Ces accidents ne sont pas le signe absolu de la non réussite de l'opération, et la dent peut se consolider quand même. Il faudra ouvrir les abcès, faire le drainage des fistules, au moyen de fils de soie ou d'argent passés dans la gencive et au besoin à travers l'alvéole, employer les injections détersives et antiseptiques et la guérison définitive pourra encore être obtenue.

Dans les variétés de greffe d'emprunt, soit *autoplastiques*, soit *hétéroplastiques*, la dent est empruntée soit à l'individu lui-même, soit à un tiers pour être placée dans une alvéole où elle n'était pas auparavant, pour remplacer une dent mauvaise ou perdue accidentellement. Il peut donc se faire, bien que cette condition ait du être expressément recherchée, que sa racine n'ait pas une forme absolument identique à celle de la dent qu'elle doit remplacer. Dans ce cas, il sera parfois nécessaire de reséquer le sommet sain de la racine, pour permettre l'enfoncement de la dent nouvelle. Pour la mise en place, on emploiera au besoin une certaine force, et pour la contention, des moyens de fixité solides, tout en surveillant avec soin les réactions inflammatoires qui peuvent se produire.

Greffe partielle. Nous avons, je pense, assez parlé de la greffe, qui n'est pas une opération courante, mais qui mérite d'être connue des chirurgiens, et tentée par ceux qui ont le goût des opérations dentaires; nous voudrions cependant dire encore un mot d'une opération qui, suivant nous, n'est autre chose qu'une variété de greffe, puisque la dent luxée perd en partie ses connexions vitales et doit les recouvrer par la suite. Nous entendons parler de la luxation incomplète et brusque des dents opérée par le chirurgien, tantôt pour obtenir un redressement, tantôt pour amener la cessation d'une variété d'odontalgie. Nous ne parlerons ici que du premier cas, nous avons parlé du second à propos du traitement chirurgical de la pulpite.

C'est généralement pour redresser une incisive affectée de cette anomalie de direction qui porte le nom de *rotation sur l'axe*, que le chirurgien est amené à pratiquer la luxation brusque de l'organe. La régularité de l'arcade dentaire se trouve ainsi immédiatement rétablie. L'opération est délicate mais relativement facile. La luxation brusque se fait à l'aide d'un davier droit, dont il faut garnir les mors de feuilles de plomb ou de fils de coton pour éviter les lésions de tissus. La dent solidement saisie, on lui imprime avec fermeté le mouvement indiqué par le sens de la réduction; il peut être nécessaire de reprendre la dent au milieu de son parcours pour achever de la faire pivoter. La perte de sang est généralement insignifiante, et la douleur peu considérable. On peut fixer la dent dans sa nouvelle position, soit à l'aide d'un fil de soie qui la retient aux dents voisines, soit par une petite coiffe de gutta-percha ramollie et moulée sur l'arcade. Parfois, tout moyen de contention sera inutile. La consolidation sera complète, au bout de 8 à 12 jours.

Cette opération ne doit être pratiquée que chez des jeunes sujets.

§ 16. — ABCÈS DENTAIRES

Il est rare qu'on puisse méconnaître l'origine d'un abcès dentaire; les douleurs de dents qui l'ont généralement précédé, son siège dans le voisinage d'une dent malade, et le cordon dur qui le rattache à une dent, si son siège est plus éloigné, font toujours reconnaître sa cause réelle.

Lorsqu'il s'agit d'intervenir en présence d'un abcès dentaire, la conduite à tenir peut être différente, suivant que l'on veut ou non conserver la dent malade. Il est assez difficile à priori d'établir les cas dans lesquels on devra conserver la dent, et ceux au contraire ou la dent devra être sacrifiée. Cependant, on peut dire d'une façon générale, que lorsque l'abcès a un siège éloigné de la dent d'origine, lorsqu'il a tendance à s'ouvrir du côté de la peau et non dans la bouche, lorsqu'enfin il succède à plusieurs autres, on est autorisé à arracher une dent qui laisse peu d'espoir de guérison. Lorsqu'au contraire, l'abcès se forme pour la première fois sur la gencive, dans un point rapproché de la dent malade, il n'y a pas nécessité absolue et immédiate d'extraire une dent qui, l'abcès ouvert, pourra être guérie, ou être conservée sans danger, avec une fistule ouverte à la gencive.

Cela dit, envisageons le cas où la dent qui a déterminé un abcès dentaire, ne doit pas être conservée. La première chose à faire est alors de l'extraire, et cela à n'importe quel moment, à n'importe quelle période de l'abcès. C'est dire que nous ne partageons pas la manière de voir de quelques chirurgiens qui conseillent d'attendre, pour arracher la dent, qu'elle ne soit plus douloureuse et que la période aiguë des accidents soit passée. Il faut donc arracher la dent d'abord. Le plus souvent, cette première opération suffira, et l'abcès s'ouvrant par le fond de l'alvéole n'en nécessitera pas une seconde; ce sera tout bénéfice. Si l'extraction de la dent n'a pas arrêté le développement de l'abcès, celui-ci devra être traité comme s'il existait seul ou comme si la dent n'avait pas été arrachée.

L'abcès dentaire bien constaté, il faut choisir la meilleure manière de l'ouvrir. Il n'y en a que deux : avec le bistouri, ou avec le fer rouge. Le bistouri est plus facile à manier, plus expéditif; mais l'ouverture qu'il fait a tendance à se refermer très rapidement; en outre la muqueuse des joues et des lèvres très mobile établi un défaut de parallélisme entre les bords de la plaie et l'écoulement du pus se trouve entravé; enfin, l'incision s'accompagne souvent d'une hémorrhagie assez abondante. On ne saurait faire le même reproche au fer rouge, cautère actuel, électrique, ou thermocautère. Quel que soit le mode employé, l'extrémité rougie est enfoncée dans l'abcès sur le point le plus saillant, et fait une ouverture qu'on peut agrandir à volonté, en faisant usage plusieurs fois du cautère. Cette ouverture reste béante, parce qu'il y a destruction de tissu; il y a absence d'hémorrhagie et l'abcès se vide toujours complétement. Cette méthode est en outre plus favorable à l'établissement d'une fistule qui pourra permettre la conservation de la dent.

Lorsque, pour une raison ou pour une autre, on a dû faire usage du bistouri, il est bon d'établir dans l'ouverture un drainage, qui empêche les bords de la plaie de se refermer et permet l'issue de la suppuration.

Il est à peine nécessaire de dire que les abcès dentaires devront toujours, autant que possible, être ouverts du côté de la bouche, et cela d'autant plus tôt qu'ils auraient tendance à se diriger du côté de la surface cutanée. Si l'ouverture par la bouche est impossible, et si l'abcès fait saillie sous la peau, il faut attendre le dernier moment pour intervenir, non par l'extraction de la dent, qui au contraire aura du être pratiquée de bonne heure, mais par le bistouri ou le fer rouge. Ici, nous devons faire observer que, pour les abcès cutanés le bistouri est préférable, parce qu'il ne fait pas de perte de substance, et a chance de laisser une cicatrice moins apparente.

L'ouverture des abcès dentaires suffit généralement pour en amener la guérison. Dans tous les cas, si la suppuration persiste, on pourra faire usage d'injections détersives et de lavages antiseptiques. Lorsque la dent n'a pas été enlevée, une fistule peut persister sur la gencive dans un point rapproché. Dans bien des cas, l'existence de cette fistule n'est point incompatible avec l'existence de l'organe. Il serait d'ailleurs toujours temps d'extraire celle-ci, s'il survenait de nouveaux accidents et si les abcès avaient tendance à fuser loin de leur lieu d'origine.

§ 17. — KYSTES DENTAIRES

On sait aujourd'hui que la plupart des kystes des mâchoires, sinon tous, ont une origine dentaire ; ce fait a été principalement établi par les travaux du docteur Magitot qui a surtout bien décrit la variété la plus fréquente, celle à laquelle il a donné le nom de *kystes periostiques*. Ces kystes, comme leur nom l'indique, se développent aux dépens du périoste alvéolo-dentaire qu'ils soulèvent, et détachent de la dent pour s'en former une paroi. Il se rattachent donc aussi étroitement que possible à ces organes. Leur diagnostic est généralement facile. Ce sont eux en outre qui prêtent aux indications chirurgicales les plus précises. Nous entendons surtout parler de cette varieté de tumeurs.

Lorsqu'un examen attentif portant sur la machoire a fait reconnaître la présence d'un kyste périostique, la première chose à faire est d'extraire la dent ou la racine sur lequel il s'est développé. On comprend de quelle importance est ici l'extraction de la *totalité* de l'organe, puisque c'est précisément le sommet de la racine malade qui a donné naissance au kyste. La dent enlevée, le liquide séreux ou purulent que contient la poche se vide par l'alvéole, et les jours suivants, l'écoulement continue de se faire plus ou moins abondant. Il ne faut pas dès lors compter que la guérison spontanée va suivre l'avulsion. Ces kystes généralement développés avec lenteur, ont pour paroi une membrane organisée, épaissie, qui fournit une suppuration copieuse. Il s'agit, d'une part, de modifier autant que possible la paroi de la tumeur, et d'autre part, d'assurer d'une façon permanente l'écoulement du liquide sécrété.

On modifie la paroi des kystes par des injections soit de teinture d'iode, soit d'une solution de nitrate d'argent, voire même de tannin, ou de gros vin rouge, répétées pendant un certain temps, tous les trois ou quatre jours. On peut également cautériser directement la surface interne de la tumeur avec le crayon de nitrate d'argent, et, au besoin, avec le fer rouge. Lorsqu'on a employé ces moyens actifs pendant quelque temps, on peut se contenter de lavages journaliers, soit avec l'alcool, soit avec une solution phéniquée. La nature de la sécrétion se modifie peu à peu, et diminue de plus en plus, à mesure que la poche se rétrécit.

L'écoulement du liquide doit être assuré par le drainage pratiqué à la partie la plus déclive de la tumeur. Pour la mâchoire supérieure, ou les kystes sont d'ailleurs beaucoup plus fréquents, c'est généralement par le fond de l'alvéole que l'on introduit d'abord un drain de caoutchouc, que l'on change périodiquement, et, plus tard, un tube en étain ou en platine avec pavillon évasé, qui peut rester longtemps à demeure. On diminue la longueur des drains à mesure que la cavité elle-même diminue d'étendue. Il peut être utile, pour la facilité des injections et de l'écoulement des liquides, de pratiquer en un autre point du kyste une contre-ouverture par laquelle on fait également passer un drainage approprié.

Lorsque le kyste siège à la mâchoire inférieure, il ne peut se vider d'une façon suffisante et continue par l'alvéole, et il devient nécessaire d'ouvrir la cavité sur un point plus déclive, soit dans le sillon gingival, soit du côté de la langue. Le drainage et les injections feront le reste.

La guérison des kystes périostiques demande de quelques mois à un ou deux ans. Une ouverture fistulaire peut persister pendant beaucoup plus longtemps, mais sans exiger de soins particuliers.

§ 18. — EXTRACTION DES DENTS

L'extraction des dents est une des opérations les plus fréquentes de la chirurgie dentaire ; mais c'est aussi parfois une des plus difficiles. Les médecins pourraient rendre de grands services, si au lieu d'abandonner au premier venu cette opération, qu'ils considèrent comme banale, ils s'étudiaient à la bien faire, et la revendiquaient comme faisant partie de leur art.

L'extraction a pour but de supprimer soit une dent saine qui ne doit pas être conservée, soit une dent malade dont la guérison est impossible. Ce n'est guère que dans le cas de dents trop serrées, mal rangées, et pour la nécessité d'un redressement, que le chirurgien peut être amené à extraire une dent saine d'ailleurs; les cas, au contraire, où il aura à supprimer une dent malade, sont innombrables, et nous n'avons pas à les énumérer ici. N'oubliant pas que nous écrivons pour les médecins, nous devons simplement faire une remarque : c'est qu'il ne faut jamais arracher une dent sur les indications du patient, si on n'a pas reconnu soi-même la lésion dont elle est atteinte, et sans s'être assuré qu'elle est réellement la cause des douleurs et des accidents observés. Il faut savoir, en effet, que la douleur dont le point de départ est une dent malade, peut-être ressentie sur une autre dent saine, et qu'on a vu des douleurs violentes rapportées à la mâchoire inférieure, par exemple, être causées par une dent cariée de la mâchoire supérieure.

L'étude de l'extraction comprend un ensemble de règles applicables à toutes les dents, et des règles particulières pour chaque espèce de dents. Quelle que soit la dent à arracher, l'extraction doit remplir les conditions suivantes : 1° enlever la totalité de l'organe nuisible; 2° épargner au patient les douleurs inutiles; 3° éviter autant que possible de léser les tissus voisins.

Il n'est pas besoin de justifier la première proposition. Laisser un bout de racine dans une alvéole, c'est le plus souvent laisser la partie malade et douloureuse de la dent, c'est manquer le but qu'on s'était proposé et faire une opération inutile.

La deuxième proposition va de soi également; mais, à son propos, on peut se demander s'il n'y a pas un moyen simple d'éviter toute espèce de douleur dans l'extraction: ce moyen, c'est l'anesthésie générale. Le médecin est-il autorisé à endormir le sujet pour une extraction de dents? D'une manière générale, on peut répondre par la négative. L'anesthésie doit être réservée pour les cas exceptionnels, lorsqu'on se trouve, par exemple, en face d'une rétraction des muscles de la mâchoire, qui s'oppose, en maintenant la bouche fermée, à l'application des instruments; par l'anesthésie, on peut alors obtenir un relâchement des muscles, et un écartement suffisant pour rendre l'opération possible. Chez quelques individus particulièrement nerveux et impressionnables, et qui d'ailleurs n'accepteraient pas autrement l'opération, l'anesthésie pourra encore être pratiquée. Mais il ne faut jamais oublier que l'extraction d'une dent, opération relativement simple sur un sujet non endormi, est toujours une opération compliquée sur un sujet anesthésié, et cela en raison du milieu particulier dans lequel on opère.

Ce que nous disons ici de l'anesthésie générale est

loin de s'appliquer à l'anesthésie locale; celle-ci peut toujours être employée, et nous consacrons même plus loin un chapitre à son application, qui peut-être d'une réelle utilité.

Il faut éviter dans l'extraction les lésions des tissus voisins ; certes, mais cette proposition demande à être commentée. L'extraction, même la mieux faite, s'accompagne toujours de quelques désordres du côté de la gencive et de l'alvéole, et il est évident que moins ils seront considérables, plus la cicatrisation se fera vite, moins la douleur consécutive sera vive; mais, il faut le dire bien haut, si l'on veut bien arracher les dents, c'est-à-dire n'en point laisser quelque partie dans l'alvéole, il ne faut pas se préoccuper à un trop grand degré des lésions voisines qu'on pourra faire ; il s'agit avant tout d'enlever la totalité de la dent; cela n'est pas toujours facile et, pour y réussir, il faut souvent ne pas craindre de mutiler un peu de gencive, ou de faire une esquille alvéolaire. Ce sont là des lésions auxquelles on a donné beaucoup trop d'importance, qui ne méritent pas le nom de complication, et qui guérissent bien vite dans un milieu favorable comme la bouche.

L'action d'arracher une dent avec n'importe quel instrument se décompose en plusieurs temps, qui sont: 1° l'application de l'instrument; 2° la rupture des adhérences qui l'attachent aux parties voisines; 3° la sortie complète de la dent hors de l'alvéole.

Pour bien comprendre ces divers temps et la manière dont ils doivent être observés, il nous faut connaître les instruments dont on se sert pour extraire les dents.

Instruments. — Le plus universellement employé jusqu'en ces derniers temps a été la clef de Garengeot, modifiée de différentes manières, mais reposant toujours sur le même principe. Nous sommes loin de recommander cet instrument; mais il est dans les mains de beaucoup de médecins, à l'exclusion d'autres instruments, son emploi est légitime dans certains cas déterminés; nous ne pouvons donc nous dispenser d'y consacrer quelques mots.

Clef de Garengeot. — La clef de Garengeot, que tous les médecins connaissent, se compose de quatre parties principales : le manche, la tige, le panneton, le crochet. Le manche dont le volume et la longueur doivent être suffisants pour bien remplir la main, est généralement divisé en deux parties réunies par un pas de vis; la tige se termine d'un côté par un anneau qui s'engage à frottement entre les deux parties du manche, et de l'autre par une extrémité élargie qui est le panneton. Il est préférable que ce dernier se trouve tout entier au dessous de l'axe prolongé de la tige coudée à cet effet. Le panneton présente à son bord supérieur une ou deux échancrures pour recevoir des crochets de formes différentes. Le talon du crochet et le bord du panneton sont percés d'un trou qui reçoit une vis fixant solidement le crochet sur le panneton. Enfin le *crochet* est courbé en demi cercle. Sa forme et son volume sont appropriés à ceux de la dent à extraire.

Lorsqu'il s'agit d'enlever une dent à l'aide de la clef, voici comment on dispose l'instrument : le panneton enveloppé de ouate, de linge, ou d'une gaîne en caoutchouc qui ne doit pas gêner les mouvements du crochet, est appliqué sur la gencive au-dessous du collet de la dent à extraire ; le crochet embrasse la couronne de la dent et vient par son extrémité s'appliquer sur le côté de la dent opposé au panneton, près du collet. Pour bien fixer le crochet, il convient de placer un doigt dans la bouche sur la partie convexe du crochet et de ne le retirer que lorsqu'on s'est assuré que celui-ci ne glisserait pas dans un sens ou dans l'autre. La main qui tient le manche lui imprime un mouvement de rotation qui tend à luxer la dent par effraction de l'alvéole ; ici, le second et le troisième temps de l'extraction se trouvent confondus, c'est-à-dire que la dent est entraînée hors de l'alvéole en même temps qu'elle perd ses connexions avec les tissus voisins. Quelques auteurs conseillent de luxer la dent avec la clef, et d'achever l'opération avec une pince pour ménager les déchirures de la gencive. Cela peut être avantageux dans certains cas, surtout si la dent arrachée a de longues racines que la clef ne pourrait guère sortir complètement de l'alvéole sans occasionner de graves désordres.

On voit que la clef de Garengeot agit à la façon d'un puissant levier du premier genre : la dent constitue la résistance ; l'alvéole, le point d'appui ; et le manche, la puissance ; son action est pour ainsi dire illimitée, et c'est là précisément un des dangers de son emploi. La clef agit en outre en renversant la dent, qui presse l'alvéole à la fois par son collet et le sommet de sa racine, c'est-à-dire presque toujours en brisant la portion de l'alvéole qui correspond au panneton. La pression violente que ce dernier exerce sur la gencive détermine une contusion violente sur une très grande hauteur. Enfin, la dent n'est saisie par le crochet que sur une très faible partie de sa circonférence, et ce fait est particulièrement favorable pour amener la fracture de la couronne. La clef a donc de nombreux inconvénients, et peut, en des mains inexpérimentées, être cause des plus graves accidents.

On ne peut nier cependant qu'en l'absence d'autres instruments, elle ne puisse rendre des services.

La clef a servi à enlever toutes les dents indistinctement; mais, d'après ce que nous avons dit de son mode d'action, il n'est pas difficile de conclure qu'elle est particulièrement impropre à l'extraction des incisives et des canines dont la racine est longue et étroite. Elle doit donc être réservée surtout pour les molaires. Pour la dent de sagesse, on a modifié le panneton de telle sorte que le crochet puisse se placer tout à fait à son extrémité. Mais nous verrons qu'il existe pour cette dent un instrument beaucoup plus commode, et dont on doit faire usage à l'exclusion de tout autre.

Convient-il, lorsqu'on se sert de la clef, de placer le panneton du côté de l'intérieur de la bouche, ou dans le sillon gingivo-labial ? Pour résoudre cette question on se rappellera que la table externe des alvéoles des mâchoires est beaucoup moins résistante que la table interne, et cèdera beaucoup plus facilement si l'on renverse la dent de dedans en dehors; le panneton doit donc être placé en dehors et le crochet en dedans. A la machoire supérieure d'ailleurs, l'obliquité de la paroi alvéolaire palatine se prêterait mal à l'application du panneton. Enfin, il ne faut pas oublier que les dents molaires étant en contact parfait et placées sur une courbe, sont plus étroites du côté de la concavité de la courbe, et que, si elles étaient renversées en dedans, il y aurait production d'un écartement des dents voisines, qui pourraient ainsi être entraînées dans le même mouvement.

Déchaussement des dents. — A propos de la clef, aussi bien du reste qu'à propos des pinces, dont nous parlerons dans un instant, nous devons dire un mot du *déchaussement* des dents conseillé par quelques praticiens. Cette opération consiste, on le sait, à détacher à l'aide du bistouri, la gencive tout autour du collet de la dent, sur une certaine hauteur, pour favoriser d'une part l'application de l'instrument, et d'autre part, pour éviter la déchirure de la gencive lorsque la dent est entraînée hors de l'alvéole. Nous n'hésitons pas à déconseiller cette pratique pour deux raisons : d'abord, c'est mal disposer le patient à l'extraction que de lui faire subir préalablement une première opération douloureuse ; ensuite, l'incision de la gencive donne toujours lieu à un écoulement de sang qui gênera beaucoup plus l'application de l'instrument que la gencive elle-même. Une main exercée devra placer l'instrument, clef ou pince, assez avant sur la racine pour que la dent soit bien saisie, mais en repoussant la gencive avec l'instrument lui-même.

Daviers. — A la clef de Garengeot se sont peu à peu substitués les daviers pour l'extraction des dents, et le moment doit venir où ils seront universellement mis en usage. Ces instruments sont conçus sur ce double principe qu'une dent, pour être extraite, doit être saisie par la plus grande partie de sa surface, et d'autre part, qu'elle doit être sortie de l'alvéole dans une direction qui se rapproche le plus possible de son grand axe vertical. Les daviers, tels qu'on les fait aujourd'hui, remplissent admirablement ces deux conditions. Leur forme générale est celle d'une pince ordinaire à branches droites ou courbes, et à mors terminés par un bord tranchant, conformés d'ailleurs différemment suivant la dent à extraire. Nous indiquerons, à propos de l'extraction de chaque espèce de dents, la forme de l'instrument qu'on doit employer. Disons seulement que l'extrémité des mors doit toujours s'adapter aussi exactement que possible au collet des dents à extraire, et sur la plus grande partie de leur circonférence.

C'est surtout lorsqu'on se sert du davier que les trois temps de l'extraction doivent être bien observés. La dent doit d'abord être solidement saisie. Pour cela, on insinue sous le bord libre de la gencive les mors poussés avec force jusqu'à l'alvéole, aussi loin que possible, absolument *comme si l'on voulait énucléer* la dent ; c'est là le temps le plus important, celui sur lequel on ne saurait trop insister.

Le davier bien enfoncé, la dent doit être serrée juste assez pour qu'elle ne s'échappe pas de l'instrument dans les différents mouvements faits pour l'extraire. Pour mesurer la pression exercée sur la dent, quelques chirurgiens conseillent de placer la pulpe du pouce entre les branches de l'instrument près de l'articulation. C'est en effet un bon moyen de ne pas écraser la dent par une trop forte pression.

La manière d'achever l'opération, c'est-à-dire de détacher la dent de ses connexions et de la sortir de l'alvéole, varie quelque peu, suivant la forme de la dent à extraire; aussi le moment est-il venu de parler de l'extraction des différentes espèces de dents à l'aide des daviers.

Incisives supérieures et canines. — On peut se servir pour extraire ces dents du même davier droit, du modèle représenté figure 74, à mors égaux et simples. Il est bon cependant d'avoir un modèle plus petit pour les incisives latérales. On sait que les racines des incisives et des canines supérieures ont une forme conique, sont *pivotantes*. Il suffira donc, lorsqu'on les aura bien saisies au niveau du collet, de leur imprimer des mouvements alternatifs de rotation pour rompre leurs attaches. Cela fait, un léger effort de traction dans le sens vertical achèvera l'opération.

Petites molaires supérieures. — Pour ces dents, on peut encore se servir du même davier droit que pour les incisives et les canines. Cependant, certaines bouches s'opposent à l'emploi du davier droit avec lequel on ne peut saisir les petites molaires verticalement sans rencontrer la mâchoire inférieure et blesser les lèvres.

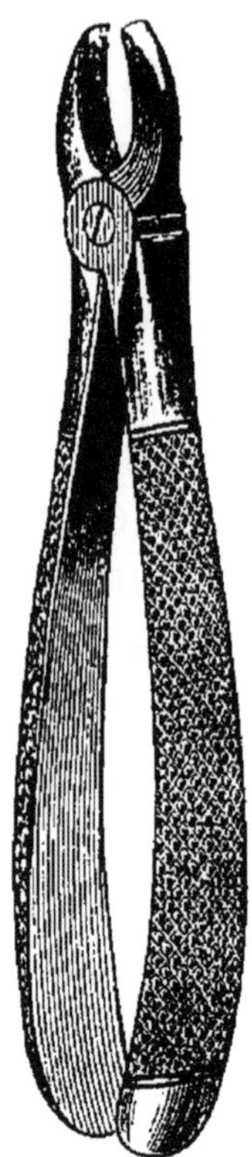

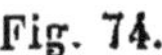

Fig. 74.

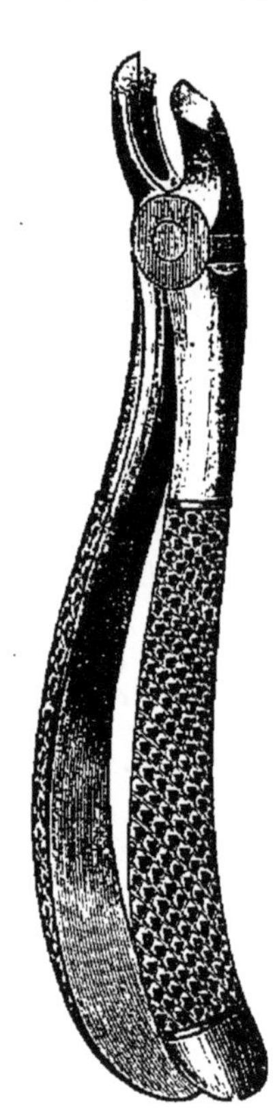

Fig. 75.

Pour ces cas, il est bon d'avoir un davier à mors semblables, mais recourbés à angle sur le manche. On doit se rappeler que le collet et la racine des petites molaires supérieures sont comprimés latéralement ; pour les enlever, il faut tout d'abord les ébranler, une fois saisies, par des mouvements alternatifs de dedans en dehors et inversement, mouvements qui n'ont pour but que de rompre les attaches alvéolaires. Lorsqu'on sent que la dent est devenue mobile, une faible force suffit pour la sortir de l'alvéole. Il faut une grande habitude pour bien arracher ces dents qui se brisent facilement.

Grosses molaires supérieures. — Ces dents ont trois racines, deux externes et une interne; la racine interne est plus longue, plus grosse que les deux autres, et forme avec la couronne un angle très divergent. C'est au point de réunion des trois racines qu'il faut appliquer le davier; il est nécessaire d'avoir deux de ces instruments, un pour le côté droit, un pour le côté gauche. Le mors, pour la surface labiale de la dent, doit porter deux sillons, un antérieur, et l'autre postérieur séparés par une arête, pour s'appliquer aux deux racines externes; le mors destiné à la surface linguale, n'a qu'un sillon plus large s'adaptant à la base de la racine interne. Vu la position des molaires dans la bouche, les mors sont nécessairement recourbés à un certain angle sur la poignée, tandis que celle-ci présente une courbure en sens contraire (fig. 75).

La dent fortement et profondément saisie par la pince est d'abord légèrement ébranlée en dedans pour dégager les racines externes; elle est ensuite ramenée en dehors pour dégager la racine interne; ce dernier mouvement peut être beaucoup plus prononcé, car la lame externe de l'alvéole, très peu résistante, cède très facilement; la dent est alors sortie de l'alvéole par un mouvement oblique en dehors.

Les indications que nous venons de donner s'appliquent également aux deux premières grosses molaires dont la forme est à peu près identique.

Dent de sagesse supérieure. — Cette dent est généralement facile à arracher, car ses trois racines sont souvent confondues en une seule plus ou moins conique et courte. La seule difficulté est de bien saisir cette dent, qui est parfois cachée à la vue, en arrière de la deuxième grosse molaire. Nous conseillons pour cela, l'usage d'un davier à bayonnette (fig. 76) terminé par deux mors droits et simples; la dent bien prise est

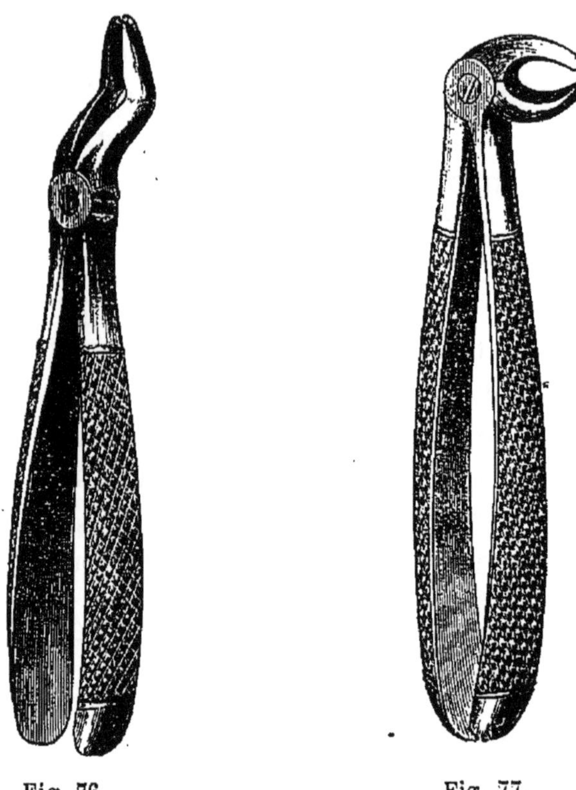

Fig. 76. Fig. 77.

ébranlée en dehors et en dedans et ensuite arrachée sans trop de peine.

Incisives, canines, petites molaires inférieures. — Pour toutes ces dents à une racine, on peut se servir d'un davier unique ou de deux de même forme, l'un plus petit pour les incisives. Les mors simples comme ceux du davier droit, forment avec le manche et suivant son bord, une courbure à angle droit (fig. 77). Lorsque la dent est saisie, on a ainsi, pour agir sur elle, un bras de levier représenté par toute la longueur du manche, c'est-à-dire une très grande force.

Toutes ces dents ont une racine plus ou moins comprimée latéralement; pour les ébranler avec le davier il faut donc, comme pour les petites molaires supérieures, faire des mouvements alternatifs en dehors et en dedans; les petites molaires inférieures ont parfois cependant une racine arrondie, on pourra donc pour elles essayer quelques mouvements de torsion. Il ne faut pas oublier que ces dernières dents se cassent assez facilement.

Grosses molaires inférieures. — On se sert pour enlever ces dents d'un davier de même forme que pour les précédentes, mais plus résistant; en outre, les bords des mors, au lieu d'être simples, présentent deux sillons séparés par une saillie qui doit s'enfoncer entre les deux racines au point où elles rejoignent la couronne. Ainsi profondément prise, la dent ébranlée successivement en dedans et en dehors, d'une main ferme, est sortie de l'alvéole dans une direction verticale. Ces dents sont toujours solidement implantées; il faut donc déployer une grande force pour les extraire, et c'est surtout pour elles que nous insistons sur la forme de davier que nous avons indiquée, et qui est connue sous le nom de davier à *bec de corbin* (fig. 78).

Dent de sagesse inférieure. — L'extraction de la dent de sagesse inférieure réclame l'emploi d'un instrument particulier qui porte le nom de *langue de carpe.* Il se compose (fig. 79) d'une tige d'acier dont l'extrémité en fer de lance, élargie à sa base, est coudée à angle très ouvert, en forme de bayonnette.

La tige est adaptée sur le manche à angle droit, comme la clef de Garengeot. Pour que la langue de carpe soit applicable, il faut que les molaires qui précèdent la dent de sagesse soient intactes; on introduit alors l'extrémité aplatie de l'instrument de dehors en dedans, dans l'intervalle qui sépare la dent de sagesse de la dernière molaire; un mouvement de bascule est

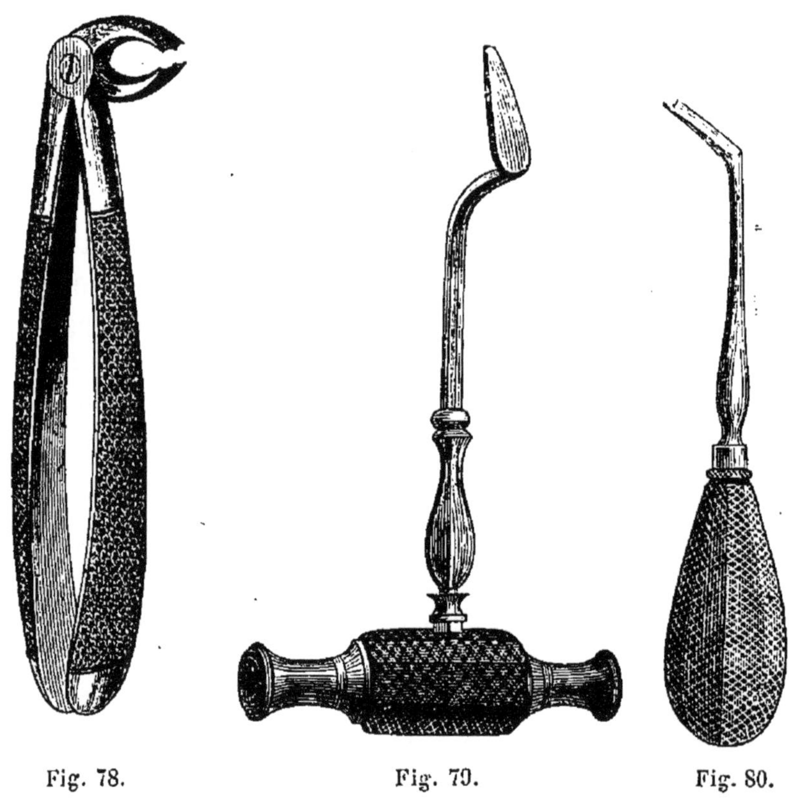

Fig. 78. Fig. 79. Fig. 80.

ensuite exécuté, dans lequel la lame prenant point d'appui sur la molaire par son bord supérieur, agit par son bord inférieur au collet de la dent de sagesse, et la soulève en lui faisant exécuter un mouvement de bas en haut et d'avant en arrière. Ce mouvement est d'ailleurs conforme à la direction normale de l'axe de la dent, dont la racine généralement unique, présente une concavité postérieure, et regardant un peu en haut.

Lorsque la dent de sagesse a perdu une grande partie de sa couronne, on peut encore se servir de la langue de carpe; mais il faut alors l'enfoncer à travers l'alvéole lui-même, entre les racines, et effectuer le même mouvement. Dans le cas de dent incluse, il faut quelquefois aller la chercher ainsi à de grandes profondeurs, et toujours de la même manière.

Si la dent de sagesse est isolée au fond de la bouche, on ne peut faire usage de la langue de carpe ; le davier des grosses molaires, ou même la clef modifiée comme nous l'avons dit, rempliront alors l'office.

Les daviers, dont nous venons de parler longuement sont incontestablement supérieurs à la clef; ils ont sur elle l'évident avantage d'être appropriés exactement à la forme des dents à extraire; en outre, on est moins exposé avec eux, à blesser les parties voisines, à fracturer les alvéoles, car ils agissent dans la direction de l'axe des dents, et il est toujours plus facile de mesurer avec eux la force employée. Pour toutes ces raisons, nous espérons qu'ils feront bientôt abandonner la clef à tous ceux qui ont souci de faire de bonnes opérations, cette dernière étant réservée pour des cas exceptionnels.

Extraction des racines. — Pour l'extraction des racines, il est assez difficile de poser des règles précises. On se servira, tantôt de la clef, tantôt et plus souvent des daviers, tantôt enfin d'un instrument auquel on a donné le nom de *pied de biche* (fig. 80). Ce dernier se compose d'une tige d'acier dont l'extrémité en cuiller forme un angle plus ou moins prononcé avec la tige. Le pied de biche agit à la façon d'un levier simple qui, appliqué au côté d'une racine, la soulève ou la renverse, suivant la direction imprimée par la main de l'opérateur; le pied de biche rend de grands services.

Pour les racines des dents de la mâchoire supérieure, on se servira d'un davier droit ou courbe dont les mors étroits et allongés peuvent aller les saisir jusque dans la profondeur de l'alvéole. Pour les racines de la mâchoire inférieure, un davier comme celui que nous avons décrit pour les dents, mais à mors simples et plus étroits, remplira parfaitement le but dans bien des cas. Il ne faut pas se dissimuler que l'extraction des racines présente parfois les plus grandes difficultés; mais on les surmontera toujours, si on a la notion précise de leur situation, de leur profondeur et de leur résistance.

Quel que soit le genre d'extraction à opérer, et la méthode employée, la mâchoire sur laquelle on opère doit toujours être aussi solidement fixée que possible, pour éviter les déperditions de force, et le glissement des instruments; c'est généralement la main gauche qui joue ce rôle important, pendant qu'opère la main droite. La tête est en même temps appuyée d'aplomb sur le dossier d'un fauteuil et maintenue immobile.

Chez les enfants, on aura quelquefois de grandes difficultés pour leur maintenir la bouche ouverte; on pourra alors employer un écarteur mécanique, si l'on en dispose, ou plus simplement à son défaut, un morceau de bois présentant à chaque extrémité une encoche qui peut recevoir les molaires et que l'on introduit entre ces dents. Un gros bouchon de liège sera parfois suffisant. En tous cas, l'un et l'autre devront être attachés par une ficelle qui pendra en dehors de la bouche, pour qu'ils ne puissent tomber dans la gorge.

Accidents de l'extraction. — L'extraction peut s'accompagner d'un certain nombre d'accidents que le chirurgien le plus prudent ne peut pas toujours prévenir, mais qu'il doit chercher à combattre, lorsqu'ils se produisent.

Fracture de la dent. — Lorsqu'une dent qu'on voulait extraire se brise, la conduite à tenir varie suivant les cas : si la partie non extraite doit déterminer de la douleur, ou amener des abcès, il faut l'enlever ; si au contraire, il ne reste qu'une partie saine de la racine, il est inutile d'en tenter l'ablation, souvent impossible, au moins immédiatement.

Fracture de l'alvéole. — Les esquilles alvéolaires qui résultent d'une extraction pénible, doivent être enlevées immédiatement, car elles peuvent par leur présence déterminer des douleurs prolongées, ou même des abcès et des phlegmons ; leur élimination spontanée est toujours très lente à se faire.

Luxation des dents voisines. — Nous avons déjà dit ailleurs (*luxation des dents*) qu'il faut se hâter de remettre les dents luxées en place, si un pareil accident arrive ; il est rare avec le davier, mais assez fréquent avec la clef dont le crochet glisse facilement sur une dent voisine. Lorsqu'il n'y a pas de trop grands désordres, la dent remise en place se consolide en peu de temps.

Ouverture du sinus. — Si le sinus maxillaire non malade se trouve ouvert accidentellement par l'extraction d'une grosse ou d'une petite molaire, voire même d'une canine dont la racine pénètre dans son intérieur, il n'y a qu'à attendre le résultat de la cicatrisation. La plupart du temps, il n'en résultera rien de fâcheux pour le sinus. Si des accidents survenaient, l'ouverture résultant de l'extraction serait la meilleure voie pour le traitement de l'affection consécutive du sinus.

Hémorrhagie. — L'extraction d'une dent s'accompagne toujours d'un écoulement de sang plus ou moins abondant. Dans certaines circonstances, mais surtout chez des individus prédisposés, comme les hémophiliques, une hémorrhagie grave peut se déclarer, et causer les craintes les plus vives. Alors, il faut intervenir le plus promptement possible et arrêter l'écoulement sanguin.

Le Dr Louis Thomas a signalé les divers moyens proposés dans son traité *Des Opérations d'urgence.* Rappelons ici que ces moyens se rapportent tous au tamponnement de l'alvéole. Celui-ci peut se faire avec de l'amadou ou du coton imbibé de perchlorure de fer et entassé dans l'alvéole qu'il remplit exactement, le tout maintenu par un bouchon que pressent les deux mâchoires.

Il est rare que ce moyen échoue; dans ce cas, on devrait faire, comme le conseille le Dr Magitot, le tamponnement de l'alvéole avec un coin de gutta-percha ramollie et mélangée avec de la charpie, qui se moule exactement dans la cavité. Le tampon se durcit et est maintenu en place par le rapprochement des mâchoires. La cire à cacheter pourrait au besoin jouer le même rôle; avant d'introduire le tampon, on aurait soin de laver l'alvéole à l'alcool ou au chloroforme, qui dissolvent une partie de la substance, et assurent son adhésion aux parois alvéolaires.

§ 19. — ANESTHÉSIE DENTAIRE

L'extraction des dents est une opération assez douloureuse, à laquelle beaucoup de personnes refusent de se soumettre, même en présence des accidents les plus graves et dans les cas les plus pressants. On a donc cherché à supprimer tout ou partie de la douleur, sans employer, sauf dans des cas tout à fait exceptionnels, l'anesthésie générale. C'est dire qu'on a eu recours à l'anesthésie locale. Bien des moyens de l'obtenir ont été essayés tour à tour; bien peu, il faut le dire, ont donné des résultats complètement satisfaisants.

La plupart des praticiens se sont définitivement arrêtés à l'anesthésie locale déterminée par le refroidissement. Malgré les conditions défavorables du milieu buccal, c'est encore jusqu'ici la méthode la plus simple et la plus pratique ; c'est celle que nous décrirons.

On se sert, à cet effet, de l'éther pulvérisé à l'aide de l'appareil Richardson, connu de tous les chirurgiens. On pourrait également employer, et de la même manière le chloroforme, le sulfure de carbone, etc. Le jet d'éther est dirigé du côté de la dent à extraire, à la fois sur la couronne, et autour du collet sur la gencive, de manière à obtenir une zone d'anesthésie assez étendue. On peut supposer que l'insensibilité des parties est suffisante, lorsqu'on voit la gencive devenir pâle et exsangue. C'est le moment d'opérer vivement, en saisissant la dent avec l'instrument qui sera toujours un davier, et jamais la clef de Garengeot, dont l'application demande toujours un certain temps. La douleur ressentie par le patient est très peu vive et même nulle, surtout s'il s'agit d'une dent antérieure, sur laquelle évidemment le refroidissement est beaucoup plus facile à obtenir, que s'il s'agit d'une dent du fond de la bouche.

Pendant la pulvérisation d'éther, on fera si cela est

possible, pencher en avant la tête du patient, de manière que le liquide employé ne vienne pas en tombant dans la gorge provoquer des efforts de toux et des mouvements qui seraient un obstacle à la fois à la production du refroidissement et à l'opération elle-même. Il va sans dire que la langue, les lèvres et les joues seront tenues à distance de la dent à extraire; on pourra au besoin faire usage d'un écarteur des mâchoires.

Les résultats de l'anesthésie locale par le froid sont très variables, suivant les individus. On peut donc croire qu'elle agit quelque peu aussi sur l'imagination des malades. C'est une raison pour ne jamais en refuser le bénéfice à ceux qui la réclament.

FIN

TABLE ANALYTIQUE DES MATIÈRES

FIN DE LA TABLE ANALYTIQUE

TABLE ALPHABÉTIQUE DES MATIÈRES

FIN DE LA TABLE ALPHABÉTIQUE

MOTTEROZ, Adm.-Direct. des Imprimeries réunies, B, Puteaux

www.ingramcontent.com/pod-product-compliance
Ingram Content Group UK Ltd.
Pitfield, Milton Keynes, MK11 3LW, UK
UKHW020320200726
13857UKWH00001B/233